U0270514

上海市胸科医院
临床指导丛书

潘常青 主审

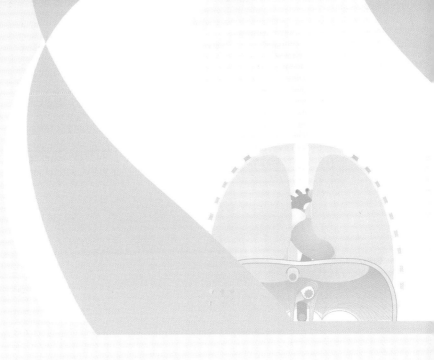

Clinical Handbook of
Perioperative Management
in Esophageal Surgery

食管外科围术期管理
指导手册

李志刚 何 斌 李 锋 主编

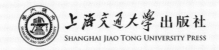

上海交通大学出版社
SHANGHAI JIAO TONG UNIVERSITY PRESS

内容提要

　　本书共分两篇,上篇主要介绍食管癌术前的基础状态评估,涵盖呼吸、循环、神经等系统,内容涉及系统结构和功能,旨在提示术前应对患者的基础状态进行仔细了解,当存在风险因素时应如何去应对,并将术后危害降至最低;下篇主要围绕食管癌术后并发症展开,每章均有详细的诊断、治疗和预后描述。本书可供从事食管外科治疗的胸外科、重症监护科和药剂科医师参考阅读。

图书在版编目(CIP)数据

　　食管外科围术期管理指导手册/李志刚,何斌,李锋主编.—上海:上海交通大学出版社,2023.4
　　ISBN 978-7-313-28432-7

　　Ⅰ.①食…　Ⅱ.①李…②何…③李…　Ⅲ.①食管疾病-外科手术-围手术期-卫生管理-手册　Ⅳ.①R655.4-62

　　中国国家版本馆 CIP 数据核字(2023)第 047703 号

食管外科围术期管理指导手册
SHIGUAN WAIKE WEISHUQI GUANLI ZHIDAO SHOUCE

主　　编:	李志刚　何　斌　李　锋		
出版发行:	上海交通大学出版社	地　　址:	上海市番禺路 951 号
邮政编码:	200030	电　　话:	021-64071208
印　　制:	上海锦佳印刷有限公司	经　　销:	全国新华书店
开　　本:	710mm×1000mm　1/16	印　　张:	19.25
字　　数:	324 千字		
版　　次:	2023 年 4 月第 1 版	印　　次:	2023 年 4 月第 1 次印刷
书　　号:	ISBN 978-7-313-28432-7		
定　　价:	158.00 元		

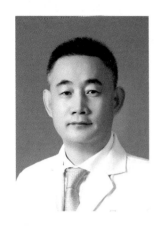

主编简介　　**李志刚**

- 上海市胸科医院胸外科副主任、食管外科主任、教授、博士生导师
- 美国胸外科学会 Graham Fellowship
- 美国胸外科学会（AATS）Active Member
- 上海市优秀学术带头人
- 上海医师协会胸外科分会副会长
- 中国医师协会胸外科分会食管学组副组长
- 中国医学装备协会智能装备技术分会常委
- 中国抗癌协会食管癌专业委员会委员
- 中国医师协会内镜医师分会委员
- 中华医学会胸心血管外科分会食管学组委员
- 中国临床肿瘤学会(CSCO)食管癌专业委员会委员
- 中国医促会胃食管反流多学科分会副主任委员
- 中华消化外科菁英荟食管学组长

　　现任上海市胸科医院胸外科副主任、食管外科主任。2011年获得国际胸外科界最为重要的人才培养计划———美国胸外学会每年1名的Graham Fellow培训机会，在北美最重要的5所胸外科医疗中心进行系统的科研、临床培训。2014年任上海市胸科医院胸外科副主任，2015年兼任食管外科主任，带领科室开展机器人辅助食管癌根治术，累计手术例数全球第一，牵头并完成《机器人辅助食管切除术国际专家共识》的制定。新开展复杂食管外科手术例数及手术种类国内领先，全系列覆盖所有食管外科疾病的治疗。建立了包括消化内镜、胸腔镜 机器人辅助微创外科、放化疗、免疫靶向治疗的食管癌一站式治疗平台。新开发中国磁力环抗反流系统治疗胃食管反流病（GERD）。

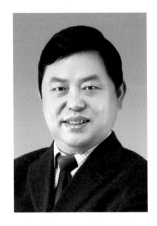

主编简介 **何 斌**

- 上海市胸科医院重症医学科主任、教授、博士生导师
- 中国海协会心脏重症青委会副主任委员
- 中国海协会重症医学专委会副秘书长
- 上海医学会危重病专委会委员
- 上海医学会感染与化疗专委员会委员

现任上海市胸科医院重症医学科主任，先后在Mayo Clinic和Harvard访学。在科研上，始终聚焦心脏重症的基础医工交叉临床转化研究，先后主持国家级基金/人才项目7项，在*Nature Immunology*（IF=31.25）等一区高水平期刊发表论文15篇，授权专利15项；入选上海市人才发展计划和市教委"高峰高原"双百人计划。在教学上，主译/主编教材专著3部，承担上海交通大学研究生的重症医学课程，主持教学改革基金和课程建设8项，荣获上海市教委"优秀青年教师"称号、上海市住院医师规范化培训优秀带教老师和上药杏林育才奖。在临床上，擅长围术期重症患者的救治，因成功抢救新冠肺炎重症患者获得上海市"抗疫纪事"优秀奖；主持10余项多中心临床研究和国家GCP临床试验，担任上海市级医院重症医学与急诊急救（ECMO）培训基地的负责人。

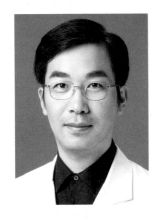

主编简介　　李　锋

- 上海市胸科医院呼吸与危重症医学科副主任、亚专科主任、博士生导师
- 中华医学会呼吸病学会间质性肺病学组委员
- 中国研究型医院学会呼吸专委会间质性肺病多学科诊疗专委会常委
- 上海市医学会呼吸病学会间质性病学组副组长
- 上海市医学会变态反应学会委员
- 上海市呼吸医师协会委员
- 中国呼吸医师协会青年委员
- 中国变态反应医师协会青年委员
- 中国康复医学会呼吸康复分会青年委员
- *Thorax* 杂志中文版间质性肺病专刊副主编

　　现任上海市胸科医院呼吸与危重症医学科副主任、亚专科主任。熟练掌握呼吸内科常见病、多发病的诊断与治疗，以气道疾病（哮喘、慢性阻塞性肺疾病）与间质性肺病（肺纤维化）作为临床主攻方向。积极承担上海交通大学医学院的临床带教、PBL授课、理论授课等教学任务。积极推广气道疾病、间质性肺病、肺移植的继续医学教育工作，已经成功主办四届"Shanghai Chest慢性呼吸病诊治进展论坛"（中英国际会议）。在科研方面，长期从事空气污染物（臭氧、PM2.5）对气道疾病的影响及机制的基础研究。近年来，逐渐开展间质性肺病相关的临床研究。发表SCI收录论文20余篇，中文论文10余篇。先后承担国家自然科学基金、上海市科委、上海市卫健委、上海交通大学等多项科研课题和人才项目。授权实用新型专利6项，发明专利1项。入选上海市浦江人才、上海交通大学晨星青年学者（B类）、上海市呼吸医师协会优秀中青年呼吸医师，上海市呼吸病学会"明日之星"。

编委会名单

主　审
潘常青

主　编
李志刚　何　斌　李　锋

编　委
（按姓氏汉语拼音排序）

常　青	上海市胸科医院呼吸内科
顾海勇	上海市胸科医院胸外科
郭旭峰	上海市胸科医院胸外科
何　斌	上海市胸科医院重症医学科
华　荣	上海市胸科医院胸外科
金　磊	上海市胸科医院重症医学科
金　言	上海市胸科医院药剂科
李　斌	上海市胸科医院胸外科
李春光	上海市胸科医院胸外科
李　锋	上海市胸科医院呼吸内科
李梦楠	上海市胸科医院呼吸内科
李赛琪	上海市胸科医院重症医学科
李忱菲	上海市胸科医院呼吸内科
李志刚	上海市胸科医院胸外科
刘韦卓	上海市胸科医院重症医学科
潘　雁	上海市胸科医院药剂科
沈培明	上海市胸科医院重症医学科
苏　凡	上海市胸科医院重症医学科

沈　轶　　上海市胸科医院重症医学科
苏瑜琛　　上海市胸科医院胸外科
孙益峰　　上海市胸科医院胸外科
闻海妮　　上海市胸科医院药剂科
王颖骅　　上海市胸科医院重症医学科
余开颜　　上海市胸科医院重症医学科
杨　洋　　上海市胸科医院胸外科
殷怡维　　上海市胸科医院药剂科
张　翀　　上海市胸科医院重症医学科
张　海　　上海市胸科医院呼吸内科
张　伸　　上海市胸科医院重症医学科
张倩芸　　上海市胸科医院重症医学科
张　杰　　上海市胸科医院胸外科
郑冠濠　　上海市胸科医院药剂科
祝敏芳　　上海市胸科医院重症医学科

前　言

　　"于无声处闻惊雷",这句话恰恰可以反映食管外科人的心声。在肺外科如火如荼的大规模开展之时,仍执着于食管外科的胸外科医生无疑有一份不一样的情怀和坚持,但正是默默地耕耘后才会有春雷炸裂的响声和痛快之感。

　　食管外科以手术时间长、操作步骤多闻名,但更重要的是术后极易出现并发症,超过 40% 的发生率仍是目前肿瘤外科所有术式之冠。关于食管癌术后并发症的专门书刊并不多见,有的多数也只是综合性教科书中的部分章节,分量和详实度都不够。由已故胸外科前辈 Jean Deslauriers 和 Reza Mehran 合作编写的 *Handbook of Perioperative Care of General Thoracic Surgery* 算是最好的一本,并且由陈克能教授团队翻译成了中文。但我们仍没有一本专门针对食管癌术后并发症的专门之作。食管外科在近几年已经有长足变革,尤其是腔镜外科的发展和普及,一些新的并发症和处理对策都应运而生,这些都需要进行更详细的策略探讨和应对。

　　本书的特色在于专门针对现代食管外科而作,涵盖围术期各个环节的评估和处理。随着患者发病年龄的增加,很多合并的基础疾病都会成为手术患者的常态。如何更安全地进行术前准备也是本书的特色之一。除此之外,本书中对于食管外科术后少见并发症的应对做了非常翔实的描写,其中不乏上海市胸科医院的原创技术。

　　上海市胸科医院自 1957 年建院,就致力于食管外科的工作,在 2015 年建立食管亚专科后,更是在微创、疑难、复杂外科方面再进一步。在长期而艰苦的临床工作过程中,我们对各种术后并发症都有痛苦而清醒的认识,并逐渐积累出一套系统的应对方法,很想能与国内的同道进行分享。

　　谨以此书纪念已逝的上海市胸科医院胸外科的前辈们,是他们让我们身感荣耀。

2023 年 1 月

目 录

下篇　术后并发症

上 篇

术前基础状态评估

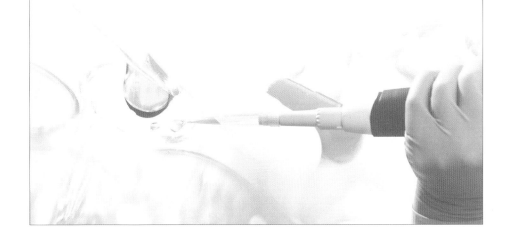

第一章

合并心血管系统疾病的评估和处理

引言

心血管风险是食管外科围术期(perioperative period)最主要的风险之一,并且食管癌(esophageal carcinoma)患者大多有长期吸烟和酗酒等不良生活习惯,心血管并发症也相应较高。因此,术前对患者是否有心绞痛、心肌梗死、恶性心律失常、严重心脏瓣膜疾病、失代偿心力衰竭和外周血管血栓栓塞等病史,需进行仔细的风险评估。重点包括围手术期心血管风险评估、确定需要提前干预的心血管疾病、优化患者术前状态,以及预防可能会出现的术后心血管并发症。

第一节　心血管并发症风险因素评估

预防食管癌患者围手术期心血管风险的基本评估主要集中在以下3个方面。首先,入院病史需要详实采集,尤其是既往心血管疾病诊治和目前口服药物情况。其次,利用心血管分级体系进行术前风险评估。最后,针对患者个体情况进行必要的辅助检查,从而明确患者的心血管功能状态、可能并存的疾病病情及风险因素。

食管癌患者可应用 Goldman 量表(表 1-1-1)进行术前风险评估。对于 Goldman 风险指数 3 级以上的患者,术前需充分评估病情,以及术后密切监测心血管功能。此外,对于高风险患者,需要通过推迟手术和此期间充分的术前准备,改善心血管功能后,可以明显降低麻醉和手术风险性。

表 1－1－1　Goldman 术前心脏风险因素评估

风 险 因 素	评分
年龄＞70 岁	5
心肌梗死＜6 个月	10
出现颈静脉怒张、第三心音等充血性心力衰竭表现	11
主动脉瓣狭窄	3
非窦性心律，术前有房性早搏	7
室性早搏＞5 次/min	7
一般内科情况较差（PO_2＜60 mmHg；PCO_2＞50 mmHg；K^+＜3.0 mmol/L；BUN＞18 mmol/L；Cr＞260 mmol/L；慢性肝病）	3
拟实施开腹或开胸术	3
急诊手术	4

注　1 mmHg = 0.133 kPa。

　　而对于已有明确基础心脏疾病的患者，可以参照美国心脏病学会/美国心脏协会（American College of Cardiology/American Heart Association，ACC/AHA）发布的《非心脏手术患者围手术期心血管评估与管理指南》，针对有活动性心脏病的患者行食管切除属于高危手术，需在改善患者心脏功能后再择期手术治疗食管疾病（表 1－1－2）。

表 1－1－2　围手术期心血管风险的临床预测指标

分级	风 险 因 素
高危（围手术期心脏事件发生率为 10%～15%，其中心源性病死率＞5%）	● 不稳定型冠状动脉综合征：急性（7 天）或近期（1 个月）心肌梗死，不稳定型或严重心绞痛 ● 失代偿性心力衰竭或严重心律失常：重度房室传导阻滞，伴有心脏症状的室性心律失常，心室率不能控制的室上性心律失常严重的瓣膜病
中危（围手术期心脏事件发生率为 3%～10%，其中心源性病死率＜5%）	● 轻、中度心绞痛 ● 心肌梗死病史或 Q 波异常 ● 代偿性心力衰竭或有心力衰竭病史 ● 糖尿病（胰岛素依赖型） ● 慢性肾功能不全
低危（围手术期心脏事件发生率＜3%，其中心源性病死率＜1%）	● 年龄＞70 岁 ● 心电图检查提示左心室肥大、左束支传导阻滞、ST－T 改变 ● 非窦性心律

分级	风险因素
	● 心功能降低（如轻度负重不能上一层楼梯） ● 脑血管意外史 ● 未控制的高血压

（何　毅）

·第二节· 冠状动脉粥样硬化性心脏病

冠状动脉粥样硬化性心脏病简称冠心病（coronary artery heart disease，CHD），是指冠状动脉粥样硬化使其管腔狭窄或阻塞，导致心肌缺血、缺氧而引起的心脏疾病。外科医生在行胸段食管切除过程中，为充分暴露手术视野，需不时地对心脏进行一定程度的推挤和压迫。这些手术操作会造成冠状动脉中不稳定粥样硬化斑块脱落，从而引发急性冠脉综合征。急性冠脉综合征极易引发心功能异常，并诱发一系列严重心脏病变，如心肌梗死、恶性心律失常和心力衰竭等。

一、临床类型和诊断

1. 隐匿性（无症状性）冠心病

患者有冠状动脉粥样硬化，但病变较轻，或病变虽不轻但有较好的侧支循环，辅助检查可以有心肌缺血的表现。这类患者有可能突然转为心绞痛或心肌梗死。

2. 心绞痛

心绞痛（angina pectoris）常位于胸前区及其附近的压榨性疼痛或胸闷感；持续 1～15 min，情绪激动或体力劳累为主要诱发因素；应用硝酸甘油后 1～2 min 内可缓解。典型心绞痛在发作期有心电图 ST-T 改变，或平板运动试验可诱发心绞痛和 ST-T 改变。

1）稳定型心绞痛　是指 60 天内发作频率、持续时间、促发因素或缓解过程不变的心绞痛。

2）不稳定型心绞痛　疼痛较稳定型更严重、时间更长，诱发胸痛的运动量比平时更低,且不一定总能被硝酸甘油缓解。

3. 陈旧性心肌梗死

陈旧性心肌梗死(myocardial infarction)是指发生急性心肌梗死超过 8 周,心肌梗死病灶进入慢性期形成瘢痕而愈合。

陈旧性心肌梗死已经没有急性心肌梗死的临床表现及血清心肌酶学改变,心电图仅有持久不变的异常 Q 波或 QS 波,ST - T 可正常或呈慢性,是心肌梗死后修复而纤维化的一种残留的心电图改变。

因此,为了更确切地知晓患者的冠心病病情,在入院病史询问时就需要针对性地进行,尤其须明确以下 3 个问题:①是否存在心绞痛,并对其严重程度进行评估(表 1 - 2 - 1);②是否发生过心肌梗死,明确最后一次发生心肌梗死的时间;③目前的心脏功能代偿情况。在大致判断患者病情后再安排相应的心电图、平板运动试验、心肌酶谱以及冠状动脉造影检查。

表 1 - 2 - 1　稳定型心绞痛分组(加拿大心血管学会)

分级	严重程度及其影响
Ⅰ级	一般体力活动(如步行上楼)不引起心绞痛,但可发生在费力或长时间用力后
Ⅱ级	体力轻度受限:心绞痛发生于快速步行或上楼、餐后步行或上楼,或者在寒冷、顶风逆行、情绪激动时,或者以正常速度步行达到 3 层楼以上高度或坡度时,能诱发心绞痛
Ⅲ级	日常体力活动明显受限:正常情况下以正常速度步行 500～1 000 m,或者登 2 层楼时即可引起心绞痛,休息后可缓解
Ⅳ级	轻微活动或休息时即可发生心绞痛

二、围手术期风险评估和术前停药策略

冠心病患者围手术期心脏事件的发生风险增加,这些事件包括心肌梗死、不稳定型心绞痛、充血性心力衰竭、严重心律失常及心源性死亡。风险的增加与冠状动脉狭窄的位置和程度有关:左主干病变或 3 支及 3 支以上冠状动脉狭窄超过 70% 的患者,非心脏手术后发生心肌梗死的风险性超过 65%。若患者在非心脏手术前接受过冠状动脉搭桥手术或冠状动脉支架植入术,则围手术期心肌梗死的发生率可降低至 1%。

目前,对于不同类型的围手术期冠心病,也需要采取不同的风险评估和治疗。

1. 稳定型心绞痛

稳定型心绞痛大多是在冠状动脉固有斑块的基础上发现心肌需氧量增加，Ⅰ、Ⅱ级心绞痛患者（表1-2-1）可行食管切除。但同时存在下列因素时，需经系统治疗和评估后再择期行食管手术：①心绞痛分级Ⅱ级以上；②静息状态下心电图持续存在 ST 段下移和 T 波改变；③同时患有未经系统治疗的高血压病；④射血分数＜55％；⑤有频繁的室性早搏。

2. 不稳定型心绞痛

不稳定型心绞痛可能是斑块破裂导致局部栓塞与局部血管反应，导致冠状动脉血流间断性严重降低。此类患者难以接受较大的食管切除手术，并且围手术期急性心肌梗死的发生率较高。因此，手术需推迟实行，并行内科治疗，待心绞痛稳定后再行手术。若食管恶性肿瘤病变较晚，可行诱导放化疗或免疫治疗，根据食管恶性肿瘤诱导治疗效果和冠心病内科治疗效果，决定行外科手术或根治性放化疗。

3. 心肌梗死

既往研究认为，发生心肌梗死后3～6个月内为高危险期，有心肌梗死病史者围手术期易再发心肌梗死，尤其是心肌梗死 3 个月内手术者发生率更高，主张择期手术应推迟至心肌梗死后 6 个月后实施。最近的研究资料却显示，这种机械性推迟手术没有明显的临床获益。尤其随着目前急性心肌梗死溶栓治疗和冠状动脉支架植入的开展，上述择期手术原则已有所改变。ACC/AHA 的指南推荐，急性心肌梗死已行溶栓治疗或者再血管化治疗的患者，若心功能恢复良好，6～8 周后可由高危状态降为中度风险人群（表1-1-2）。

陈旧性心肌梗死患者具有下列风险因素中的 3 个及 3 个以上者，围手术期心血管意外风险较高，暂不宜行食管切除手术：①心绞痛仍存在；②年龄＞70岁；③同时患有糖尿病；④静息心电图上仍有病理 Q 波；⑤需治疗的室性早搏。

4. 术前停药策略

心血管药物应根据患者的临床特征和手术风险进行定制。如果使用的是合适、有效且无禁忌证的心血管药物，可在手术后继续使用。另一方面，在未接受过治疗的患者中，需要在手术前至少 2～3 周开始治疗，以便选择合适的药物剂量。应特别注意平衡出血与血栓形成风险的抗血栓治疗。

1）β受体阻滞剂　可拮抗β肾上腺素，起到降低心率、收缩力、房室传导和心肌需氧量的作用。此外，通过延长舒张期，β受体阻滞剂可能会增加缺血区域的灌注。因此，鉴于已证实β受体阻滞剂对特定心脏疾病（即缺血性心脏病和慢性心力衰竭)有益,明智的做法是为了患者对手术有更好的耐受性和安全性,建议在手术前1～2周开始,在选定患者中实施(如果没有禁忌证)β受体阻滞剂治疗。

2) 他汀类药物　是胆固醇生物合成的有效抑制剂,具有"多效性"作用,如改善内皮功能、增强动脉粥样硬化斑块的稳定性、减少氧化应激和炎症以及抑制血栓形成反应。2014年,《非心脏手术患者围手术期心血管评估与管理指南》建议在有降脂治疗适应证的患者和计划进行血管手术的患者中开始使用他汀类药物。

3) 血管紧张素转换酶抑制剂、血管紧张素受体阻滞剂和其他药物　目前,接受这些药物(如血管紧张素转换酶抑制剂、血管紧张素受体阻滞剂、沙库巴曲缬沙坦、钙通道阻滞剂、α_2激动剂、硝酸盐和利尿剂)治疗的患者应继续使用这些药物。但是,这些药物在手术前2～3周开始慎用,密切监测患者的血压、电解质和肾功能。

5. 抗血栓治疗的术前管理

对于计划进行手术的食管癌患者,必须全面评估患者的动脉粥样硬化血栓形成/出血风险,以便选择关于抗血小板和(或)抗凝最合适的治疗方法。

1) 抗血小板治疗　阿司匹林是一种口服不可逆的抗血小板药物,目前服用该药物作为二级预防的患者不需要停药,但对于出血风险极高的食管癌手术,确实需要在手术前5天停用阿司匹林。但是,根据患者的止血状态,可在术后24～72 h恢复使用阿司匹林。需要注意的是,对于未接受过治疗的患者,不应在手术前使用阿司匹林。应该强调的是,即使在围手术期停用氯吡格雷、普拉格雷或替格瑞洛,继续使用低剂量阿司匹林也会降低支架血栓形成的风险。

2) 双联抗血小板治疗　鉴于二磷酸腺苷和血栓素在增强血小板活化的途径、阿司匹林联合二磷酸腺苷抑制剂(氯吡格雷、普拉格雷和替格瑞洛)的协同作用是冠状动脉支架植入术后治疗的基石。

对需要行食管癌手术的冠状动脉支架治疗患者的围手术期抗血栓治疗管理时,确定患者的血栓形成风险与手术的出血风险,这一点至关重要。应该指出,患者的血栓形成风险是多种因素相互作用的结果:患者的临床特征(即冠状动脉疾病史以及合并症如糖尿病、肾功能障碍、慢性心力衰竭、外周动脉疾病)、冠状动脉解剖状态(多发/长分叉病变、小血管、左主干受累),植入支架的类型(金属裸支架、药物洗脱支架、生物可吸收血管支架)、大小和数量,经皮冠脉介入术(percutaneous coronary intervention,PCI)时间间隔以及早期双联抗血小板停止的潜在不良事件。

3）静脉内可逆性抗血小板药物　可用于临床的可逆静脉内抗血小板药物具有潜在的桥接用途,包括二磷酸腺苷抑制剂(如替罗非班和依替巴肽)。在这方面,虽然双联抗血小板可以治疗出血风险低的不可延期手术,但是在双联抗血小板治疗的被认为支架血栓形成高风险的患者中,应推迟进行出血高风险手术。如果不能推迟,使用静脉内可逆性抗血小板药物的桥接治疗可能是一个有价值的选择。如果是这种情况,应继续使用阿司匹林(上述出血高风险手术除外),同时应停用口服二磷酸腺苷抑制剂(术前 5 天停用氯吡格雷和普拉格雷,以及术前 7 天停用替格瑞洛),在停药后 2～4 天开始使用静脉可逆性抗血小板药物桥接治疗。值得注意的是,坎格瑞洛需要继续使用直到手术前 1～6 h。然后,患者应在手术后 24～48 h 内恢复口服治疗,首选负荷剂量的氯吡格雷。

4）抗凝治疗　对围手术期的管理仍然具有挑战性,主要取决于患者的临床特征(如年龄、体重、胃肠道或颅内出血病史、肝肾功能、药物相互作用等)、手术出血风险(如轻微、低风险和高风险)和所用抗凝剂的类别,包括维生素 K 拮抗剂、非维生素 K 拮抗剂靶向的口服抗凝剂和肝素。

(1) 维生素 K 拮抗剂:是一类口服抗凝药物,可作为维生素 K 的拮抗剂。作用机制是干扰维生素 K 与凝血因子 Ⅱ、Ⅶ、Ⅸ 和 Ⅹ 之间的相互作用。使用维生素 K 拮抗剂的患者计划进行有轻微出血风险的择期手术不需要停止抗凝治疗。然而,明智的做法是将国际标准化比值(international normalized ratio, INR)水平保持在较低的治疗范围内。另一方面,使用维生素 K 拮抗剂的患者计划食管癌择期手术确实需要在手术前 3～5 天停用。

(2) 新型口服抗凝剂(novel oral anti-coagulants, NOACs):即非维生素 K 拮抗剂靶向的口服抗凝剂,包括阿哌沙班、达比加群、利伐沙班和依度沙班。阿哌沙班、依度沙班和利伐沙班抑制 Ⅹa 因子,而达比加群是一种直接的凝血酶抑制剂。所有 NOACs 具有可预测的效果,无须定期进行抗凝监测。2021 年欧洲心律协会(European Heart Rhythm Association,EHRA)发布的《房颤患者 NOACs 应用实践指南》建议:①在最后一次 NOACs 摄入后 12～24 h 可进行的轻微出血风险手术前不要中断 NOACs;②在低出血风险手术前 24～36 h以及如果选择达比加群,则在术前 24～48 h 服用最后一剂阿哌沙班、依度沙班或利伐沙班;③在高出血风险手术前至少 48 h 服用最后一剂阿哌沙班、依度沙班或利伐沙班,如果选择达比加群,则在 48～96 h 前服用。根据止血状态,低出血风险干预后 24 h 和高出血风险干预后 48～72 h 可恢复全剂量 NOACs。

（3）普通肝素和低分子肝素：肝素是多糖片段的异质混合物，临床使用肝素既是预防性的，也是治疗性的。

在具有中高血栓形成风险的手术或者一般因急性/慢性疾病（即心力衰竭、呼吸衰竭、感染等）而无法活动的非手术患者，可以根据情况预防性使用肝素或者低分子肝素。在大多数情况下，为了达到预防目的，通常以每天 1 次的皮下剂量 4 000～5 000 IU（或 2 500～3 000 IU，每天 2 次）使用。预防剂量不需要行凝血监测。

如上所述，在需要维生素 K 拮抗剂的患者中，在术前环境中的治疗性使用被称为"桥接治疗"。出于治疗目的，以 4 000～5 000 IU 的初始剂量推注给药，同时监测活化部分凝血活酶时间（APTT）或抗 Ⅹa 因子水平。每天 2 次（无须监测），肾功能不全患者减半（肌酐清除率＜30 ml/min）。

应该强调的是，鱼精蛋白可用于中和严重出血时的肝素，最常发生在同时使用抗血小板、纤溶酶药物和（或）最近的手术或创伤。

（何　毅）

第三节　心律失常

心律失常（arrhythmia）是食管癌患者中较常见的心脏疾病，患者多是长期患病，对手术的耐受力减低，术中及术后容易发生并发症。术前对已知的心律失常进行必要干预，可以降低围手术期心脏突发事件。

一、临床类型和处理

1. 室性早搏

心室肌纤维自动除极化如果发生于浦肯野纤维下传正常除极化信号到达前就会出现室性早搏。心电图特征为 QRS 波增宽，继发 ST-T 与 QRS 主波方向相反，QRS 波前一般无 P 波。室性早搏一般不允许心房节律。因此，室性早搏后出现第一个心房除极化常被阻断，不能下传到心室，表现为室性早搏后出现一个完全性代偿间歇。2 个室性早搏连续出现称为室性早搏二联律，连续3 个或 3 个以上室性早搏即为室性心动过速。

无症状的室性早搏无须特殊治疗；频发室性早搏，或成对、多源性、RonT等，或由运动负荷所致频率增加时，有导致心室颤动（室颤）的可能，这种心律失常非常危险,应积极给予处理。目前,常用口服药物是小剂量β受体阻滞剂。

2. 阵发性室上性心动过速

起源于希氏束以上的所有快速心律失常都称为阵发性室上性心动过速。心电图表现为波形整齐、狭窄的 QRS 波,心率 160～180 次/min。房室结返折是最常见的原因,其次为预激综合征。临床表现为心悸和呼吸困难,过快的心室率可使心室充盈及心输出量减少,严重者血压下降甚至休克。

阵发性室上性心动过速的治疗包括:①刺激迷走神经法、颈动脉窦刺激法、压迫眼球法;②药物可选用维拉帕米、普罗帕酮和胺碘酮等;③药物控制不佳的患者,可以通过心脏电生理学、检查和射频消融。

3. 心房颤动

心房颤动简称房颤,是食管外科最常见的心律失常。房颤时窦房结失去了正常起搏功能,心电图特点是絮乱、不规则、形态多样的小纤维状波,即心房除极 f 波,室性节律不规律,QRS 波形通常较窄,但如伴有束支传导阻滞或差异性传导,QRS 波也可以增宽。房颤时心房收缩功能受损,心室率增快、心律不齐使心室充盈下降,心输出量降低,同时减少了冠状动脉血流,使得患者出现胸闷和心绞痛。

房颤的治疗原则为控制心室率和防止血栓栓塞。治疗时应首先考虑以下几点:①血流动力学是否稳定;②房颤持续发作时间是否超过 48 h;③房颤是否与预激综合征有关;④是否伴有心肌缺血、心肌病或充血性心力衰竭。

对于心率快、血流动力学不稳定的患者,可紧急行电复律治疗。其指征包括:低血压和重要脏器血流灌注不足。电复律后患者栓塞可能性依然很高,至少需要持续华法林抗凝治疗 1 个月以上。病情稳定的房颤患者,ACC/AHA 的指南推荐为控制心率和长期抗凝。如果心功能尚可,首先应用β受体阻滞剂或钙拮抗剂;既往有心力衰竭病史和运动耐量低的患者选用地高辛。

长期口服华法林患者,食管手术前须停用,使用低分子肝素桥接抗凝。华法林的消除半衰期为 36～42 h,所以停药后至少需要 5 天抗凝作用才能基本消除。停用华法林后,患者需检测凝血功能,其中 INR<1.5 表示出血风险低;如 INR≥1.5,应静脉注射维生素 K(单次 1 mg),并复查 INR。若需急诊手术,而 INR 明显延长,可以给予输注新鲜冰冻血浆(5～8 ml/kg)或凝血酶原复合物(因子Ⅱ、Ⅶ、Ⅸ和Ⅹ浓缩物,或因子Ⅱ、Ⅸ和因子Ⅹ、Ⅶ浓缩物)(50 IU/kg)。

4. 房室传导阻滞

若 P 波存在但未发生心室激动,则为房室传导阻滞。根据阻滞程度,房室传导阻滞可分为Ⅰ、Ⅱ、Ⅲ度。

1）Ⅰ度房室传导阻滞　心电图表现为 P-R 间期>0.2 s。

2）Ⅱ度房室传导阻滞　与希氏束-浦肯野系统病变有关，按 P-R 间期是否延长，分为1型和2型：①Ⅱ度1型房室传导阻滞：心电图仪 P-R 间期逐渐延长，直至一次 P 波被阻滞，其后不出现 QRS 波。②Ⅱ度2型房室传导阻滞：P-R 间期固定（正常或延长），冲动下传突然阻滞，QRS 波成比例脱落。

3）Ⅲ度房室传导阻滞　又称完全性房室传导阻滞，来源于窦房结的 P 波不能下传到心室，心室激动完全由节性心律和室性自主心律来维持。心电图中 P 波与 QRS 波相互分离，心房率大于心室率。

二、围手术期风险评估

心律失常对于血流动力学的影响取决于心律失常的类型和严重程度，同时与有无器质性疾病密切相关。在心律失常中，室性心动过速、心室扑动（室扑）、室颤及完全性房室传导阻滞被认为是致命性的。快速性房颤、阵发性室上性心动过速、病态窦房结综合征伴有明显血流动力学障碍及心功能不全者是手术禁忌。

对于室上性心动过速的患者，如果没有器质性心脏疾病，转复窦律后可考虑手术；若有器质性心脏疾病则需针对病因进行治疗。在急性心肌梗死、心肌缺血、心肌病等器质性心脏中，频繁性室性早搏和复杂性室性早搏极有可能演变为致命性室性心动过速和室颤。心率<100 次/min 的房颤，如心功能正常，一般可以耐受食管手术；若心功能不全，应及时纠正房颤，待心功能恢复后方可手术。Ⅰ度房室传导阻滞一般不需要处理。Ⅱ度及以上的房室传导阻滞患者，如果伴有黑矇、晕厥等临床表现，需采用药物治疗或安置心脏起搏器，择期食管手术须经以上治疗后方可决定，急诊手术须安置心脏临时起搏器。

（何　毅）

·第四节· 心功能不全

心功能不全（cardiac insufficieney）是由于各种原因造成心肌的收缩功能下降，使心脏前向性排血减少，造成血液淤滞在体循环或肺循环产生的症状。随着基础研究和临床研究的深入，心功能不全已不再被认为是单纯的血流动力学障碍，而是由于多种神经体液因子的参与，促使心功能不全持续发展的临床综合征。早期心功能不全没有典型的临床症状,若没有得到及时有效的治疗,会发展成为有症状的心功能不全,即心力衰竭。

重大非心脏手术后心力衰竭的发生率为 1%~6%,如果术前即存在心功能不全,术后心力衰竭的发生率可上升到 6%~25%。围手术期心力衰竭的原因包括术后氧耗增加、充血性心力衰竭或心肌梗死,也可以此 3 种原因并存。目前,食管手术患者若存在急性心力衰竭,需心内科专科治疗,待心功能好转后再择期行食管治疗。因此,对于术前即心功能不全的患者,主要是存在慢性心力衰竭的患者,而评估的重点也就在于应激状态下心功能的检测。

慢性心力衰竭不是原发病,是一个多阶梯的临床综合征,是结构和功能紊乱导致心肌功能不良的结果。慢性心力衰竭常常作为某些疾病的并发症而发生,如冠心病、高血压病、心脏瓣膜病和心肌病等。

一、临床表现和分级

慢性心力衰竭(heart failure)临床最早出现的往往是呼吸性系统的复合症状,呼吸困难逐渐进展,并开始在最小活动量甚至静息状态时发生;当病情进一步恶化,阵发性夜间呼吸困难随之发生,甚至出现端坐呼吸。由于心输出量减少和末梢灌注减少,导致患者进行性疲劳和全身虚弱。典型的临床体征发现依赖于心肌功能障碍的阶段和严重性。颈静脉压升高是右心衰竭最敏感的体征之一;肺部听诊最初可闻及双肺底湿啰音,随着病情进展,可出现心源性肺水肿伴红色泡沫痰和明显的呼吸窘迫体征;心室奔马律可能会出现并提示预后不良。

ACC/AHA 在慢性心力衰竭的诊断和治疗指南中,将其分为 4 个阶段:

1. 阶段 A:前心力衰竭

患者具备心力衰竭的风险因素,但未发展至明显的结构改变,也无临床症状和体征。

2. 阶段 B:前临床心力衰竭

发展至心脏结构改变(如陈旧性心肌梗死、心室肥大),但尚无心力衰竭的临终症状或体征。这一阶段相当于无症状心力衰竭,或 NYHA 心功能Ⅰ级。

3. 阶段 C:临床心力衰竭

过去或现在有心力衰竭的症状或体征,并伴有器质性改变。这一阶段包括 NYHA 心功能Ⅱ、Ⅲ级和部分Ⅳ级患者。

4. 阶段 D:难治性终末期心力衰竭

需要采用特殊的治疗措施。这一阶段包括部分 NYHA 心功能Ⅳ级患者。

二、术前特异性辅助检查

1. 超声心动图检查

超声心动图检查不仅可以判断心肌功能障碍的严重性,而且可以确定原因和主要的病理生理学机制(收缩期或者舒张期功能障碍)。当左心室射血分数<40%时,提示为不良预后和严重心脏意外的预警。

2. 6分钟步行试验

此方法安全、简单、易行,不但能评定患者的运动耐力,还可预测患者的预后。6分钟步行距离<150 m 为重度心力衰竭;150~450 m 为中度心力衰竭;>450 m 为轻度心力衰竭。

3. 血浆脑钠肽测定

慢性心力衰竭包括症状性和无症状性左心室功能障碍,血浆脑钠肽(brain natriuretic peptide,BNP)水平均有升高。BNP<100 pg/ml 时不支持慢性心力衰竭的诊断;BNP 在 100~400 pg/ml 范围内可能存在慢性心力衰竭,但还应考虑其他原因,如肺栓塞、慢性阻塞性肺疾病等;BNP>400 pg/ml 对慢性心力衰竭具有诊断意义。此外,BNP 有助于鉴别心源性和肺源性呼吸困难。

三、围手术期评估和处理

无论对于心脏手术还是非心脏手术,慢性心力衰竭都是重要的风险因素。因此,食管手术患者若存在慢性心力衰竭,需根据慢性心力衰竭的不同阶段采取不同的评估和预处理。参考 ACC/AHA 对慢性心力衰竭的诊断和治疗指南建议,根据慢性心力衰竭各阶段情况预防和逆转,从心肌重塑到低心输出量综合征和心源性休克的处理。

1. 阶段 A

控制风险因素,预防心肌重塑。鼓励患者戒除不良习惯,如吸烟、酗酒等;促进规律锻炼活动;如果体重超重应积极减轻体重。β受体阻滞剂和血管紧张素转化酶抑制剂为心力衰竭的标准治疗方案,特别是在疾病的早期阶段。

2. 阶段 B

延缓和逆转心肌重塑,预防心力衰竭。β受体阻滞剂和血管紧张素转化酶抑制剂适用于心肌缺血后或心功能低下者。血管紧张素受体抑制剂适用于不能耐受血管紧张素转化酶抑制剂者。

3. 阶段 C

改善心力衰竭转归。除了 β 受体阻滞剂和血管紧张素转化酶抑制剂外,应用利尿剂、醛固酮受体拮抗剂(如螺内酯、依普利酮等)和强心苷类药物。非药物治疗手段包括心室起搏器和心脏再同步治疗、内置式自动心复律除颤器、血管重建术等。

4. 阶段 D

特殊干预治疗。应用左心室辅助装置、超滤法或血液透析、心脏移植等。

(何 毅)

第五节 心脏瓣膜疾病

心脏瓣膜疾病(valvular heart disease)是由于瓣膜出现结构和(或)功能异常引起的心脏损害。心脏瓣膜疾病患者行食管手术时,术前对其进行合理评估、有效干预和处理非常重要。

此外,目前上海市胸科医院食管外科部分患者有瓣膜置换或瓣膜成形的治疗史,这些病例在食管外科围手术期的评估和处理,也是本节讨论的重要内容之一。

一、临床类型

1. 二尖瓣狭窄

由于瓣膜狭窄,造成左心房至左心室的血流梗阻,左心房压力升高和血流淤积会进一步反射到肺静脉和毛细血管,长期的肺静脉高压和容量超负荷又会引起肺动脉增生和肥厚,最终导致肺动脉高压和右心室功能不全。

2. 二尖瓣关闭不全

由于异常的二尖瓣结构导致的血流由左心室向左心房逆流,左心房复合加重使得肺静脉和毛细血管压力升高,进而扩张和淤血。同时,左心室舒张期容量包括右心室搏出量和前一次心搏反流入心室的血流,左心室靠扩张和增厚对容量超负荷作出反应,进而晚期引起左心室功能不全。

3. 主动脉瓣狭窄

瓣膜阻塞使左心室压力超负荷,引起左心室壁代偿性增厚、肥大,这种向心性肥大使得左心室舒张期顺应性降低,病情发展最终将致左心室收缩力下降及左心室扩张。重度主动脉瓣狭窄时,由于冠状动脉缺血从而出现心绞痛。主动脉瓣狭窄典型的三联征是心绞痛、晕厥和心力衰竭。

4. 主动脉瓣关闭不全

主动脉血流经关闭不全的主动脉瓣于舒张期逆流入左心室,左心室容量负荷增加使基本的血流动力学改变。慢性主动脉瓣反流可引起左心室向心性肥厚,伴左心室容积增加和压力轻度增加。主动脉瓣严重关闭不全导致大量血液反流,造成左心室收缩力和顺应性下降。

二、围手术期评估和处理

结合本章第一节内容,评估心脏瓣膜疾病患者的心功能情况,主要注意下述两个方面。

1. 合并心力衰竭

心脏瓣膜疾病患者可能合并心功能不全或心力衰竭。当出现心力衰竭时,原则上需要推迟食管手术,首先治疗心力衰竭,待心功能恢复后再考虑手术。

2. 合并心律失常

二尖瓣病变所致的左心房肥大最多见的是心房颤动。瓣膜疾病合并房颤时,心室率很重要,当心室率>100 次/min 时,左心室收缩时间缩短,心输出量减少。因此,二尖瓣病变合并房颤时,需要积极降低心室率。

三、心脏瓣膜置换/成形术后食管外科围手术期处理

上海市胸科医院食管外科至今已经收治过不少曾经行心脏瓣膜置换/成形术的食管癌患者,通过术前翔实的评估和处理,稳定度过手术和术后高危时期。这类患者的围手术期处理要点主要包括以下两点。

1. 心功能评估及处理

对于心功能的评估参照本章第一节内容。此外,主要通过超声心动图检查明确患者左心室收缩和舒张功能、左右心房和心室、是否有三尖瓣反流等。有可能存在右心功能不全的患者,必要时可以借助右心导管或者漂浮导管,明确患者肺动脉压力和右心室功能。考虑存在心功能不全的患者,参照本章第四节内容处理。

2. 围手术期抗凝药物的桥接治疗

一般机械瓣膜置换术后需要终身抗凝,生物瓣膜置换术后只需抗凝 6 个月。目前,国内瓣膜置换患者抗凝治疗药物主要为华法林,并且需要将 INR 维

持在 2.0～3.0 之间。若心功能评估良好，且无其他急诊症状的食管患者，需要通过桥接治疗，使 INR 降至 1.5 以下才能行食管外科手术。

（何　毅）

·第六节· 血栓性疾病

尽管外科技术不断突破、围术期处理的理念持续改进，食管手术仍是术后高并发症的一类特殊的胸外科手术。术后肺栓塞（pulmonary embolism）是由于肺动脉的主干或其分支被各种栓子阻塞而引起的一组疾病或临床综合征的总称，包括肺血栓栓塞（pulmonary thrombotic embolism）、脂肪栓塞综合征、羊水栓塞、空气栓塞及肿瘤栓塞等，其中以肺血栓栓塞最为常见。引起食管癌术后肺血栓栓塞的血栓主要来源于下肢的深静脉血栓（deep vein thrombosis）。栓塞发生后，往往引起一系列血供障碍，最终导致严重的脏器功能障碍。虽然食管外科手术向微创发展，但是社会老龄化、高龄及合并症患者增多、长期卧床、药物或高凝状态等原因引起的围术期深静脉血栓、静脉血栓栓塞、肺栓塞依然是近年来受到广泛关注的并发症。此外，术前抗凝对手术的影响也成为外科和重症医学科关注的方向。

一、流行病学特征和危险因素

全球范围内肺血栓栓塞和深静脉血栓均有很高的发病率。美国静脉血栓栓塞（venous thromboembolism）的发病率约为 1.17/1 000 人年，欧盟六国静脉血栓栓塞每年＞100 万，34% 表现为突发致死性肺血栓栓塞。近年来，我国静脉血栓栓塞、肺血栓栓塞的发生率迅速增加。但是，由于加强了预防和治疗，30 天全因病死率控制在 4.9%～6.6%。急性肺血栓栓塞后的慢性栓塞性肺动脉高压（chronic thromboembolic pulmonary hypertension）发生率为 0.1%～0.9%。食管癌术后静脉血栓栓塞的发生率为 2.9%～13.7%。多项荟萃分析发现，尽管食管微创手术较以往开放手术后肺部并发症减少，然而肺栓塞发生率却无明显统计学差异，围术期病死率为 3.1%～37%。

任何导致静脉血流淤滞、血管内皮损伤和血液高凝状态的因素均为围手术期静脉血栓栓塞的风险因素，称为菲尔绍（Virchow）三要素，分为遗传性和获得性两类（表 1-6-1）。其中高凝状态和易栓症是同义语，指由于体内存在持续性血栓形成刺激因素或天然抗凝机制缺陷，导致体内凝血因子显著增多，活性增强，从而引起血液凝固性增高，使得血栓形成风险增大的一种状态。

表 1-6-1　静脉血栓的常见风险因素

分类	风险因素
遗传性	抗凝血酶缺乏、蛋白S缺乏、蛋白C缺乏、Ⅴ因子 *Leiden* 突变、凝血酶原 *20210*A 基因变异、Ⅻ因子缺乏、纤溶酶原缺乏、纤溶酶原不良血症、血栓调节蛋白异常、纤溶酶原激活物抑制因子过量、非"O"血型
获得性	
高凝状态	高龄、恶性肿瘤、抗磷脂抗体综合征、口服避孕药、妊娠/产褥期、静脉血栓个人史/家族史、肥胖、炎症性肠病、肝素诱导血小板减少症、肾病综合征、真性红细胞增多症及植入人工假体
血管内皮损伤	手术(多见于全髋关节或膝关节置换)、创伤/骨折(多见于髋部骨折和脊髓损伤)、吸烟、高同型半胱氨酸血症、肿瘤静脉内化疗
静脉血流淤滞	长期卧床、长途旅行及居家

年龄＞70 岁、既往糖尿病史、既往心血管或肺血管疾病史、高血压史、肺栓塞史、美国麻醉医师协会(American Society of Anesthesiologists，ASA)评分Ⅲ或Ⅳ级、血浆纤维蛋白原水平、C 反应蛋白水平、病理学为腺癌、盆腔淋巴结阳性、肿瘤Ⅲ或Ⅳ级、术前红细胞压积＜39%、术后急性呼吸窘迫综合征(acute respiratory distress syndrome，ARDS)和辅助放化疗都是食管癌围手术期静脉血栓栓塞的高危因素。另外，食管癌手术同时包括了颈部、胸部和腹部 3 个部分，并且食管手术后较长时间的制动和炎症反应及内皮损伤，使食管癌手术成为术后深静脉血栓、静脉血栓栓塞、肺栓塞的高危手术。

二、诊断方式

1. 深静脉血栓

(1) 超声检查：无创、快速、重复性强，95%以上的近端下肢深静脉血栓(图 1-6-1)可以通过超声检查发现。特别要注意的是，除了下肢深静脉，也不能遗漏颈静脉、锁骨下静脉等上肢深静脉。

(2) 血浆 D-二聚体检测：是交联纤维蛋白在纤溶系统作用下产生的可溶性降解产物，诊断深静脉血栓阳性预测值仅 31%，但阴性预测值高达 98.6%。

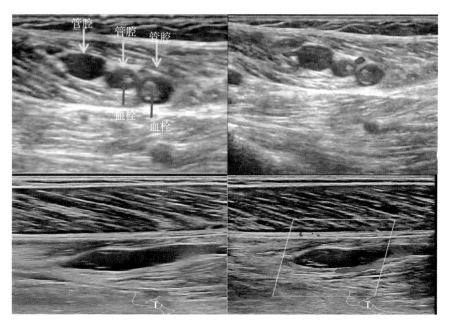

图 1-6-1 下肢深静脉血栓栓塞超声表现

（3）静脉 CT 检查：可显示静脉内充盈缺损，需注射造影剂和 CT 时相。

（4）放射性核素下肢静脉显像：可用于对碘造影剂过敏的患者，常与核素肺通气/灌注显像联合进行。

（5）静脉造影：是诊断深静脉血栓的"金标准"，但是有创检查，应严格掌握适应证。

2. 急、慢性肺动脉栓塞

（1）血浆 D-二聚体检测：血栓形成时，因血栓纤维蛋白溶解导致 D-二聚体浓度升高。D-二聚体对急性肺血栓栓塞的诊断敏感度达 92%～100%。

（2）动脉血气分析：往往表现为低氧血症、低碳酸血症和肺泡-动脉血氧分压（PaO_2）差增大。

（3）血浆肌钙蛋白检测：肌钙蛋白水平升高提示急性肺血栓栓塞患者预后不良。

（4）BNP 和 N-末端脑钠肽前体（NT-proBNP）检测：无心脏基础疾病者如果 BNP 和 NT-proBNP 增高，需考虑肺血栓栓塞，也可以用于评判急性肺血栓栓塞预后。

（5）心电图检查：肺型 P 波、电轴右偏、V_1～V_4 导联的 T 波改变和 ST 段异常、Ⅰ导联 S 波加深、Ⅲ导联 Q/q 波及 T 波倒置、不完全或完全性右束支传导阻滞、顺钟向转位等。心电图检查有助于判断急性肺血栓栓塞。

（6）超声心动图检查：肺动脉主干及大分支栓塞图像少见，但可以通过间接征象评估，如右心扩大、右心室游离壁运动减低、室间隔平直、三尖瓣流速增快、三尖瓣环位移减低、三尖瓣反流增加等右心容量压力负荷增大的表现有助于对急、慢性肺动脉栓塞的间接评价。下肢深静脉、颈静脉、锁骨下静脉血栓的超声图像也有助于深静脉血栓的诊断。

（7）胸部 X 线检查：区域性肺血管纹理变稀、稀疏或消失，肺叶透亮度增加，局部浸润性阴影，出现肺不张、肺动脉段膨隆以及右心扩大征象。

（8）CT 肺动脉造影：直观诊断肺动脉内血栓部位、大小、形态、堵塞程度，对肺血栓栓塞诊断的敏感度和特异度均高。

（9）核素肺通气/灌注检查：典型征象是呈肺段分布的肺灌注缺损，并与通气显像不匹配。

（10）肺动脉造影检查：选择性肺动脉造影是肺血栓栓塞诊断的"金标准"，敏感度为 98%，特性度为 95%～98%。肺动脉造影为创伤性检查，可以同期进行溶栓等治疗。

三、围手术期静脉血栓栓塞的预防措施

目前，尚缺乏专门为食管癌术后预防深静脉血栓和肺栓塞的指南，因此这类疾病的预防和治疗与胸外科术后和腹部盆腔术后相似。患者入院后须先完善静脉血栓栓塞风险评估和出血风险评估，再根据两者不同的风险评估结果采取相应的治疗措施。

1. 静脉血栓栓塞风险评估

外科手术患者静脉血栓栓塞评估，国际上推荐 Caprini 风险评分（表 1-6-2）。

表 1-6-2　手术患者静脉血栓塞风险评估表（Caprini 评分）

评分	风险因素
1分	①年龄 41～60 岁；②小手术；③体重指数＞25 kg/m²；④下肢肿胀；⑤静脉曲张；⑥妊娠或产后；⑦有不明原因的或习惯性流产史；⑧口服避孕药或激素替代疗法；⑨脓毒症（＜1 个月）；⑩严重肺病（包括肺炎，＜1 个月）；⑪肺功能异常；⑫急性心肌梗死；⑬充血性心力衰竭（＜1 个月）；⑭炎性肠病史；⑮卧床

评分	风险因素
2分	①年龄61~74岁；②关节镜手术；③大型开放手术（>45 min）；④腹腔镜手术（>45 min）；⑤恶性肿瘤；⑥卧床>72 h；⑦石膏固定；⑧中央静脉通路
3分	①年龄≥75岁；②静脉血栓塞史；③静脉血栓塞家族史；④凝血因子V Leiden突变；⑤凝血酶原 G20210A 突变；⑥狼疮抗凝物阳性；⑦抗心磷脂抗体阳性；⑧血清同型半胱氨酸升高；⑨肝素诱导的血小板减少症；⑩其他先天性或获得性血栓形成倾向
4分	①脑卒中（<1个月）；②择期关节置换术；③髋、骨盆或下肢骨折；④急性脊髓损伤（<1个月）

2. 出血风险评估

外科住院患者出血风险评估参见表1-6-3。

表1-6-3 外科住院患者出血风险评估表

病因	风险因素
与基础疾病相关	①活动性出血；②3个月内有出血事件；③严重肾或肝衰竭；④血小板计数<50×10⁹/L；⑤未控制的高血压；⑥腰穿、硬膜外或椎管内麻醉术前4 h至术后12 h；⑦同时使用抗凝药、抗血小板治疗或溶栓药物；⑧凝血功能障碍；⑨活动下消化道溃疡；⑩已知但未治疗的出血疾病
与手术相关	①腹部手术：术前贫血/复杂手术（联合手术、分离难度高或超过一个吻合术）；②胰十二指肠切除术：败血症、胰漏、手术部位出血；③肝切除术：原发性肝癌、术前血红蛋白和血小板计数低；④心脏手术：体外循环时间较长；⑤胸部手术：全肺切除术或全肺扩大切除术；⑥开颅手术；⑦脊柱手术或脊柱外伤；⑧游离皮瓣重建手术

3. 预防流程

（1）患者入院后完善静脉血栓栓塞风险评估和出血风险评估。

（2）不同的风险等级推荐使用不同的静脉血栓栓塞预防措施（表1-6-4）。值得注意的是，当患者为中高风险者，但对低分子肝素过敏、发生肝素诱导的血小板减少症或低分子肝素缺乏时，推荐使用磺达肝癸钠，同时使用机械预防措施。

（注：表中④血小板计数 $<50×10^9/L$）

表 1-6-4　胸外科术后患者静脉血栓栓塞预防推荐意见

风险类别	低或中危大出血风险	高危大出血风险
低风险(0~4 分)	早期活动或机械预防	早期活动或机械预防
中风险(5~8 分)	低分子肝素(7~10 天) + 机械预防	机械预防
高风险(≥9 分)	低分子肝素(30 天) + 机械预防	间歇性气动加压装置,一旦大出血风险降低或消失,立即加用药物预防

(3) 预防和治疗:①药物预防。对于静脉血栓栓塞风险高而出血风险低的患者,应考虑药物预防,包括普通肝素、低分子肝素、维生素 K 依赖的口服抗凝药、磺达肝癸钠、阿司匹林等,并动态评估抗凝效果和出血风险。对于孕妇,低分子肝素更安全。抗凝时间为 3~6 个月。②机械预防:包括间歇充气加压泵、分级加压弹力袜和足底静脉泵等(图 1-6-2)。③下腔静脉滤网,用于已有下肢静脉血栓的患者,避免脱落引起肺栓塞。

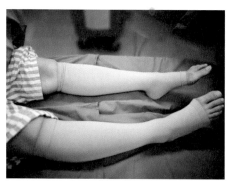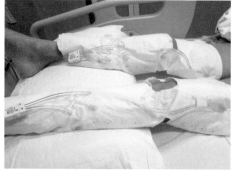

图 1-6-2　加压弹力袜和间歇充气加压泵

4. 预防治疗对手术的影响

围手术期静脉血栓栓塞抗凝治疗对手术的影响仍有争议,尽管许多荟萃分析、随机对照研究做了系统的总结,然而我们认为针对这个问题需要更加个体化的评价。预防血栓和避免出血的关系,主要包括以下 3 个方面:①个体化评价手术时间的影响;②个体化评价手术类型的影响;③患者个体特性的影响,如急慢性肺动脉栓塞病史、高凝状态等。

(王颖骅)

参考文献

［1］ Van D S，Bakal J A，Mcalister F A，et al. Mortality and readmission of patients with heart failure，atrial fibrillation，or coronary artery disease undergoing noncardiac surgery：an analysis of 38 047 patients［J］. Circulation，2011，124(3)：289-296.

［2］ 蔡彬，于冬男，王晟.心血管疾病患者行重大非心脏手术围手术期的心脏危险因素评估体系［J］.国际麻醉学与复苏杂志，2019，40(1)：58-62.

［3］ Puelacher C，Buse G L，Seeberger D，et al. Perioperative myocardial injury after noncardiac surgery incidence，mortality，and characterization［J］. Circulation，2018，137(12)：1221-1232.

［4］ Higuchi S，Kabeya Y，Matsushita K，et al. Perioperative atrial fibrillation in noncardiac surgeries for malignancies and one-year recurrence［J］. Can J Cardiol，2019，35(11)：1449-1456.

［5］ Devereaux P J，Sessler D I. Cardiac complications in patients undergoing major noncardiac surgery［J］. N Engl J Med，2015，373(23)：2258-2269.

［6］ Conen D，Alonso-Coello P，Douketis J，et al. Risk of stroke and other adverse outcomes in patients with perioperative atrial fibrillation 1 year after non-cardiac surgery［J］. Eur Heart J，2020，41(5)：645-651.

［7］ Fleisher L A，Fleischmann K E，Auerbach A D，et al. 2014 ACC/AHA guideline on perioperative cardiovascular evaluation and management of patients undergoing noncardiac surgery：a report of the American College of Cardiology/American Heart Association Task Force on Practice Guidelines［J］. Circulation，2014，130(24)：2215-2245.

［8］ Kristensen S D，Knuuti J，Saraste A，et al. 2014 ESC/ESA Guidelines on non-cardiac surgery：cardiovascular assessment and management-The Joint Task Force on non-cardiac surgery：cardiovascular assessment and management of the European Society of Cardiology(ESC) and the European Society of Anaesthesiology（ESA）［J］. Eur Heart J. 2014，35(35)：2383-2431.

［9］ Vahanian A，Beyersdorf F，Praz F，et al. 2021 ESC/EACTS Guidelines for the management of valvular heart disease［J］. Eur Heart J，2022，43(7)：561-632.

［10］ Magoon R. Makhija N，Das D. Perioperative myocardial injury and infarction following non-cardiac surgery：a review of the eclipsed epidemic［J］. Saudi J Anaesth，2020，14(1)：91-99.

第二章

合并呼吸系统疾病的评估和处理

引言

　　食管外科手术后最常见的并发症是肺部感染。因此，呼吸系统疾病对食管手术的影响是显而易见的。即便是简单的开胸过程也会对肺功能产生损害，这种损害通常要持续 8～12 周。虽然在微创时代这种影响会有所降低，但食管癌往往需要术前的放化疗和免疫治疗，这些治疗都可能对肺功能产生隐形的损害。本章主要阐述食管外科手术前常见呼吸系统疾病的风险评估和处理。

第一节　慢性阻塞性肺疾病

　　慢性阻塞性肺疾病(chronic obstructive pulmonary disease，COPD)简称慢阻肺，是最常见的呼吸系统疾病，也是食管癌患者术前最常见的合并疾病。食管癌术后肺功能状态往往是决定围手术期顺利康复的最关键因素。这是因为一个低氧的机体环境(如控制不良的慢阻肺)非常不利于吻合口的愈合，且可能导致食管手术的吻合口瘘。因此，对于术前肺功能状态，进行恰当的评估，并对高危患者进行预防性干预非常重要。

　　目前认为，肺叶以上肺切除手术对肺功能的基本要求：①第一秒用力呼气量(forced expiratory volume in one second，FEV_1)＞60%预计值，肺一氧化碳弥散量(diffusion capacity for carbon monoxide of lung，DLCO)＞60%预计值；②术

后预计值(predicted postoperative，PPO)FEV$_1$＞800 ml，PPO FEV$_1$＞40%预计值，PPO DLCO＞40%预计值；③运动最大耗氧量(maximum oxygen uptake，VO$_{2\,max}$)＞15 ml/(kg·min)。其中"PPO FEV$_1$＞800 ml，PPO FEV$_1$＞40%预计值，PPO DLCO＞40%预计值"同样适合于食管手术。经典的非肺脏切除胸外科手术，通常建议肺功能FEV$_1$＞800 ml是可以接受的，但这一指标在每一个患者中都会有所不同，尤其是目前非经胸食管癌切除技术的引入，这一指征也大大放开。

一、概述

慢阻肺是我国最常见的呼吸系统疾病，是一种可预防和可治疗的疾病，其疾病特征是持续的呼吸道症状和气流受限，这是由气道和(或)肺泡异常所致，通常由大量接触有害颗粒或气体引起。最近的流行病研究显示，我国慢阻肺的患病率随着年龄的增加而增加，20岁以上患病率为8.6%，40岁以上患病率为13.7%，60岁以上患病率为27%，全国有将近1亿的慢阻肺患者。其最常见的呼吸系统症状包括呼吸困难、咳嗽和(或)咳痰，但这些症状可能被患者忽视。

慢阻肺的主要致病因素是吸烟，其他环境暴露如生物燃料暴露和空气污染也是可能的致病因素。除暴露外，宿主因素(如基因异常、肺部发育异常和衰老)也使个体易于罹患慢阻肺。

慢阻肺患者可能出现呼吸道症状突然恶化的情况，称为慢阻肺急性加重(acute exacerbation of chronic obstructive pulmonary dsease，AE‐COPD)，可导致呼吸衰竭，引发肺性脑病，甚至死亡。

二、诊断和评估

1. 诊断过程

慢阻肺诊断、治疗与预防全球倡议(Global Initiative for Chronic Obstructive Lung Disease，GOLD)指出，任何有呼吸困难、慢性咳嗽或咳痰等症状、反复下呼吸道感染病史和(或)相关致病因素暴露史的患者均应考虑慢阻肺，结合胸部影像学、肺功能检查，需要排除可引起类似症状和气流受限的其他疾病，综合分析确定。肺功能在诊断、评估慢阻肺的过程中是必需的诊断标准：使用支气管舒张剂后FEV$_1$/用力肺活量(forced vital capacity，FVC)＜0.70，证实存在持续性的气流受限。

2. 初始评估

慢阻肺评估的目标是确定气流限制的水平、疾病对患者健康状况的影响以及未来事件(如病情恶化、住院或死亡)的风险,以指导治疗。

为了实现这些目标,慢阻肺的常见评估手段包括以下几点:

1) 气流受限的程度　根据慢阻肺气流受限严重程度分级标准(基于使用支气管舒张剂后的 FEV_1 值)分为 4 级(表 2-1-1)($FEV_1/FVC<0.70$)。

表 2-1-1　气流受限严重程度评估(GOLD)

肺功能分级	气流受限程度	FEV_1 占预测值%
1 级	轻度	≥80%
2 级	中度	50%～79%
3 级	重度	30%～50%
4 级	极重度	<30%

2) 呼吸困难量表　参见表 2-1-2。

表 2-1-2　mMRC 呼吸困难量表*

分级	表现
0 级	仅在费力运动时出现呼吸困难
1 级	平地快步走或步行爬小坡时出现气促
2 级	由于气促,平地行走时比同龄人慢或者需要停下来休息
3 级	在平地走约 100 m 或数分钟后需要停下来喘气
4 级	因严重呼吸困难以至于不能离开家,或者在穿衣服或脱衣服时出现呼吸困难

注　mMRC:改良医学研究理事会(modified Medical Research Council)。

3) 慢阻肺患者自我评估测试问卷　参见表 2-1-3。

表 2-1-3　慢阻肺患者自我评估测试问卷(CAT 评分)*

症　状	评　分						症　状
从不咳嗽	□0	□1	□2	□3	□4	□5	总是咳嗽
一点痰也没有	□0	□1	□2	□3	□4	□5	肺里有很多痰
一点也没有胸闷的感觉	□0	□1	□2	□3	□4	□5	有很重的胸闷感觉
当爬坡或爬一层楼时,并不感到喘不过气来	□0	□1	□2	□3	□4	□5	当爬坡或爬一层楼时,感到非常喘不过气来

症状	评分	症状
在家里的任何活动都不受慢阻肺的影响	□0　□1　□2　□3　□4　□5	在家里的任何活动都受慢阻肺的影响
尽管有肺病，还是有信心外出	□0　□1　□2　□3　□4　□5	因为有肺病，对于外出完全没有信心
睡得好	□0　□1　□2　□3　□4　□5	因为有肺病，睡得不好
精力旺盛	□0　□1　□2　□3　□4　□5	一点精力都没有

注　CAT：慢阻肺评估测试（COPD Assessment Test）。

3. 急性加重的风险

如果患者在过去 1 年中有≥2 次急性加重且有≥1 次住院经历，提示未来风险更高。

4. 合并症情况

慢阻肺患者常伴有慢性疾病，包括心血管疾病、骨骼肌功能障碍、代谢综合征、骨质疏松、抑郁、焦虑和肺癌。这些合并症可独立影响患者的病死率和住院率，应积极治疗。

综上，将患者分为 A、B、C 和 D 其中一类，采取不同的应对策略（图 2-1-1）。

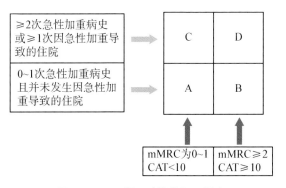

图 2-1-1　慢阻肺的分组工具表

三、初始治疗

慢阻肺患者（非急性加重期）初始治疗方案如下。A 组：1 种支气管舒张剂

（短效或长效）。B 组：1 种长效支气管舒张剂；若患者 CAT＞20 分，可考虑使用抗胆碱能药物＋β_2 受体激动剂联合治疗。C 组：抗胆碱能药物或吸入激素＋β_2 受体激动剂。D 组：根据患者的情况选择抗胆碱能药物或抗胆碱能药物＋β_2 受体激动剂或吸入激素＋β_2 受体激动剂或吸入激素＋抗胆碱能药物＋β_2 受体激动剂。若 CAT＞20 分，推荐首选双支气管舒张剂联合治疗。对于血嗜酸性粒细胞计数≥$300×10$ 个/μl 或合并哮喘的患者首先推荐含吸入激素的联合治疗。

四、围手术期管理

慢阻肺患者 FEV_1＜40%预计值被认为是肺功能低下，不宜进行手术。即使 FEV_1≥40%预计值，如果既往存在反复发作的气胸史，合并潜在呼吸衰竭[动脉血二氧化碳分压（$PaCO_2$）＞45 mmHg（1 mmHg = 0.133 kPa）、动脉血氧分压（$PaCO_2$）＜60 mmHg、肺动脉高压（＞60 mmHg）]、肺心病、近期心力衰竭史，或者合并活动性肺部感染，也不建议立即手术。合并存在的慢阻肺不仅导致吻合口瘘，而且可以导致肺部感染、胸腔积液、气道黏液栓形成、慢阻肺急性加重与 2 型呼吸衰竭加重等。国内的一项研究也指出，合并慢阻肺的食管癌患者在接受经胸食管手术后，主要的并发症依次包括肺部感染、肺不张、机械通气时间延长。同时，术前慢阻肺的气流受限越严重，出现并发症的可能性越高。

1. 术前处理

术前管理的目的是评估肺功能损伤的程度，识别那些可治疗的风险因素，并进行及早干预。

1) 戒烟　是胸外科手术前关键的准备措施。食管癌患者应戒烟 2 周以上，术前新辅助治疗可明显改善患者依从性。

2) 药物治疗　支气管舒张剂的使用参照疾病分组（图 2-1-1）；术前使用支气管舒张剂单药、两联或三联均有利于改善肺功能，减少术后并发症的发生。一般情况下，不推荐使用口服激素。需要说明的是，围手术期使用吸入激素不会增加术后感染的风险或者影响手术切口的愈合。

其他药物：①抗生素，如阿奇霉素或红霉素，可减少急性加重风险，但是也可能导致细菌耐药性增加；②黏液溶解剂和抗氧化剂，如厄多司坦、乙酰半胱氨酸；③磷酸二酯酶 4 抑制剂，可改善肺功能，并减少中度和重度急性加重。最近，有日本学者正在开展一项临床研究，合并慢阻肺的食管癌患者围手术期使用抗胆碱能药物，即术前使用 2 周以上且术后尽早使用，可否改善合并慢阻肺的食管癌患者的术后并发症及预后。

3）肺康复训练 适当开展肺康复训练非常重要，有利于患者术后早期康复，内容包括胸部物理治疗（如咳嗽训练、呼吸训练）、运动锻炼、营养支持、健康教育等。

2. 术中处理

术中管理的目标是维持氧合与通气，尽量减少气道损伤，预防术后并发症。

食管癌合并慢阻肺患者术后死亡的主要原因是术后肺功能下降，呼吸困难，影响患者的预后。近年来，随着微创手术的发展，食管癌手术的创伤得到改善，有利于保护患者术后肺功能。

麻醉药物选择方面，丙泊酚、氯胺酮、可挥发性麻醉药（地氟烷除外）是首选。巴比妥类可能诱导支气管痉挛，宜避免。在麻醉诱导期，对于低氧患者而言，预给氧是必需的。对于严重慢阻肺患者，持续气道正压通气可以提高氧合，减少肺不张。

尽量缩短麻醉诱导期，麻醉时保持平稳，定期膨肺，吸氧浓度不宜过高，肌松剂用量不宜太大，及时处理气道分泌物，避免输血、输液过多引起容量负荷过重。外科手术中操作轻柔，避免对肺组织过度牵拉和机械挫伤；最大限度地减轻对膈肌呼吸功能的影响。

手术中，通气管理应减少动态过度充气、内源性呼气末正压（positive end expiratory pressure，PEEP）和气道陷闭。肺保护通气策略（偏小潮气量 $5\sim10\ ml/kg$、低 PEEP $3\sim5\ cmH_2O$、低呼吸频率、减少吸气时间）可有效地降低机械通气时的气道压力及阻力。同时，要注意及时监测、处理支气管痉挛（给予吸入支气管舒张剂）和自发性 PEEP（给予外源性 PEEP，大约 $5\ mmHg$）的发生。

尽量缩短手术时间，术中保护喉返神经以及术后促进吻合口健康愈合，对于肺功能差的高龄患者非常重要。对于肺功能极度低下，甚至 $FEV_1 < 1\ L$ 的患者，目前推荐使用充气纵隔镜辅助的食管癌切除术，可以有效降低对胸膜腔的干扰，并获得满意的手术效果。

在麻醉结束拔管之前，应该确保肌松药效已经完全代谢，患者体温回暖，氧饱和度正常，血气分析显示 $PaCO_2$ 接近术前水平，继续使用支气管舒张剂可能是有利的。对于高危患者，应该在拔管后序贯使用无创呼吸机辅助通气，减少肺内气体陷闭，避免再次插管。

3. 术后处理

对于重度慢阻肺患者应该密切观察，如血气分析、血常规、炎症指标等，避免术后呼吸衰竭或术后肺部感染,必要时给予无创呼吸机辅助通气。术后镇痛的恰当应用可以改善术后肺功能。可以采用小剂量、多种镇痛药物的联合使用(以减少不良反应)。术后通气不足可能导致低氧血症和高碳酸血症。雾化、吸痰(必要时气管镜吸痰)、气道廓清、胸部物理治疗有助于清理痰栓,预防呼吸机通气失败。效果不佳者,应及早行气管切开。

食管术后康复出院的慢阻肺患者,应该继续使用支气管舒张药物。

(张 海)

·第二节· 支气管哮喘

食管癌合并支气管哮喘(简称哮喘)并不多见,由于哮喘状态的波动性,它并不是绝对的手术禁忌证,但是术中、术后早期哮喘的急性大发作有可能危及患者生命。

一、概述

哮喘(asthma)是一种常见的以可变的(不同程度的)喘息、气短、胸闷和(或)咳嗽,及可变的气流受限为特征的慢性呼吸系统疾病。上述这些症状与气流受限在时间上与程度上存在可变性,通常由于运动、过敏原或激惹原暴露、气候改变或呼吸道病毒所诱发。这些症状与气流受限可以自行逐渐缓解或经药物治疗而缓解。然而,哮喘患者经常会出现急性发作或加重,从而危及生命。

哮喘的流行率因地区而异,其发病率为 1%~18%。最新的流行病学调查显示,我国 20 岁及以上人群哮喘患病率为 4.2%,成人患者总数达 4 570 万。过敏性鼻炎、吸烟、幼年时期肺炎或支气管炎病史、父母有呼吸系统疾病史、低教育程度与哮喘患病风险增加有关。

食管癌合并哮喘将大大增加手术的风险性,同时也影响患者的预后效果,可导致肺部感染、肺不张、低氧血症和全身系统性炎症等。因此,正确的围手术期处理对于提高合并哮喘的食管癌患者手术成功率至关重要。

二、诊断标准

哮喘的诊断标准参见表 2 - 2 - 1。

表 2-2-1 哮喘的诊断标准

特　　征	支持诊断的特征
可变的呼吸系统症状史	
喘息、气短、胸闷和咳嗽	通常有 1 种以上的呼吸道症状(成人,单纯咳嗽很少由哮喘所致)
描述可能因文化和年龄而异	症状随时间变化,程度不同 通常夜间或清晨时症状更严重 症状通常是由运动、大笑、过敏原、冷空气引起 病毒感染常常会诱发发作或加重
确定可变的呼气气流受限	
呼气气流受限	当 FEV_1 降低时,FEV_1/FVC 也降低
有记录的肺功能变化过大(以下至少 1 项测试)	
● 支气管舒张试验阳性	成人:吸入 $200\sim400\,\mu g$ 沙丁胺醇 $10\sim15\,min$ 后,FEV_1 改善率$>12\%$ 且绝对值增加$>200\,ml$(如 FEV_1 改善率$>15\%$ 且绝对值增加$>400\,ml$,准确率更高)
● PEF 日间变异率过大(每天 2 次,连续监测 2 周)	成人:PEF 日间变异率均值$>10\%$
● 抗感染治疗 4 周后,肺功能明显改善	成人:除外呼吸道感染史,抗感染治疗 4 周后,FEV_1 改善率$>12\%$ 且绝对值$>200\,ml$(或 PEF 改善率$>20\%$)
● 运动激发试验阳性	成人:FEV_1 下降$>10\%$,且绝对值下降$>200\,ml$
● 支气管激发试验阳性(通常仅限成人)	在吸入标准剂量组合的醋甲胆碱或组胺后,FEV_1 下降$\geqslant20\%$,或在标准化的过度通气、高渗盐水或甘露醇使用后 FEV_1 下降$\geqslant15\%$
● 2 次就诊之间肺功能差别过大	成人:除外呼吸道感染时,随访期间 FEV_1 变异率$>12\%$ 且绝对值$>200\,ml$

注　FEV_1:第 1 秒用力呼气量;FVC:用力肺活量;PEF:呼气流量峰值(peak expiratory flow)。

三、药物治疗

长期治疗哮喘的药物可分为以下 3 类:

1. 控制性药物

这类药物可用于减少气道炎症,控制症状并降低未来风险,如急性发作和肺功能下降的风险等。对于轻度哮喘患者,可以在出现症状时和运动前按需使用低剂量吸入激素(福莫特罗)进行控制治疗。

2. 缓解性药物

这类药物是提供给所有患者用于按需缓解突发症状(包括哮喘恶化或急性

发作)。它们也被推荐用于短期预防运动引起的支气管收缩。减少并在理想情况下不再需要短效 β_2 受体激动剂缓解治疗既是哮喘管理的重要目标,也是衡量哮喘治疗成功与否的指标。

3. 重症哮喘患者的附加疗法

尽管患者采用了高剂量控制性药物的最优治疗方案(通常是大剂量吸入激素+长效 β_2 受体激动剂)并控制了可改变的风险因素,但仍存在持续的症状和(或)急性发作时,则可以考虑使用这些疗法。

四、初始控制治疗

哮喘治疗采用"step by step"方案,按照不同的阶梯进行治疗(表 2-2-2)。

表 2-2-2 哮喘初始治疗的控制药物和缓解药物

阶梯治疗	判断标准	首选控制药物	其他控制药物	缓解药物
第一步	每月症状<2 次	按需低剂量 ICS	SABA 联合低剂量 ICS	按需 SABA 或 ICS(福莫特罗)
第二步	每月症状≥2 次,但是每天症状<1 次	每日低剂量 ICS	LTRA 或 SABA 联合低剂量 ICS	
第三步	每月大部分天数都有症状,或每周≥1 次因哮喘而夜醒	低剂量 ICS-LABA,或中等剂量 ICS,或低剂量 ICS(福莫特罗)	低剂量 ICS 联合 LTRA	
第四步	每月大部分天数都有症状,或每周≥1 次因哮喘而夜醒或较差的肺功能	中剂量 ICS-LABA,或低剂量 ICS(福莫特罗)联合缓解药	加入噻托溴铵或加入 LTRA	
第五步	有第四步的症状,可能需要短期 OCS	需要进行哮喘表型评估,联合高剂量 ICS-LABA 或叠加治疗(如抗 IgE)	叠加治疗(如抗 IL-5)或低剂量 OCS	

注 ICS:吸入激素;SABA:短效 β_2 受体激动剂;LABA:长效 β_2 受体激动剂;LTRA:白三烯受体拮抗剂;OCS:口服激素。

五、控制水平评估

哮喘治疗需要定期进行控制水平的评估,在保持良好控制并维持 3 个月后,且肺功能达到一定水平,通常可以降级治疗,而不会使哮喘失控(表 2-2-3)。

表 2-2-3 哮喘控制评估表

哮喘症状控制		哮喘控制水平		
在过去 4 周,患者有以下症状:		完全控制	部分控制	未控制
1. 日间哮喘症状>2 次/周	是□否□	全部否	1~2 项否	3~4 项否
2. 至少 1 次因哮喘而夜间醒来	是□否□			
3. 需短效 β 受体激动剂缓解症状的情况>2 次/周	是□否□			
4. 至少 1 次因哮喘导致的活动受限	是□否□			

六、围手术期管理

大多数控制良好的哮喘患者对麻醉和手术的耐受性良好,目前没有证据表明围手术期会增加哮喘风险。接受常规手术的哮喘患者发生围手术期支气管痉挛比例<2%,尤其是坚持常规药物治疗的患者。然而,对于年龄≥50 岁且接受大手术的患者,或病情不稳定的患者而言,围手术期的呼吸不良事件将大大增加。未控制的哮喘患者且伴有当前症状,频繁恶化史或住院史,存在发生围手术期呼吸系统不良事件的风险,包括支气管痉挛、痰液潴留、肺不张、感染和呼吸衰竭,应择期进行手术。

1. 术前评估

1)评估内容 术前评估应作为重点,包括:日常生活活动能力和身体状况,是否存在感染,痰量多少和是否有脓痰,是否存在过敏,触发哮喘发作或恶化的已知因素,药物的使用和有效性,既往手术史和麻醉史,同时存在内科疾病以及肥胖或睡眠呼吸暂停综合征。体格检查时,麻醉师应注意发现是否存在急性支气管痉挛或活动性肺部感染、慢性肺部疾病和右心衰竭的征象。实验室检查:①肺功能评估气流受阻状况;②心电图检查可发现哮喘患者右心房或心室肥厚、电轴右偏和右束支阻滞;③胸部影像学检查有助于排除肺炎或心力衰竭。

2)药物治疗 术前哮喘治疗选择是基于哮喘严重程度(表 2-2-2)。吸入糖皮质激素能够稳定持续性哮喘症状的同时降低哮喘手术患者的发病率和病死率。此外,糖皮质激素如氢化可的松或甲泼尼龙持续注射 5 天是哮喘急性加重的主要治疗方法。糖皮质激素和 β$_2$ 受体激动剂的联合治疗可以改善哮喘患者术前肺功能并降低气管插管后喘息的发生率。为使支气管内纤毛黏液清除率得到最大恢复，哮喘患者应在手术前至少 6～8 周戒烟。在过去 6 个月内曾经使用全身糖皮质激素超过 2 周的患者应考虑有肾上腺抑制的风险，术中需要补充 1～2 mg/kg 的氢化可的松，手术当天每 8 h 及以上静脉注射一次，然后分别逐渐减少和恢复到以前的剂量。

2. 术中管理

应激与哮喘发作密切相关。对于术前焦虑的轻度哮喘患者，可以合理地使用镇静剂。体外研究表明，苯二氮䓬类药物能有效抑制气道收缩，然而由于它对潮气量和每分钟呼气量呈现剂量依赖性，重症哮喘或慢阻肺患者在术前均应避免使用。足够的麻醉深度能够有效预防支气管痉挛，并减少对气管插管的反应。严重支气管痉挛由于无法通气可能会导致致命事件的发生，如不可逆的脑损伤。静脉麻醉剂丙泊酚和氯胺酮具有支气管扩张作用。丙泊酚能够减弱哮喘患者和非哮喘患者的支气管痉挛反应，是血流动力学稳定患者目前首选的诱导剂。氯胺酮则是一种治疗血流动力学不稳定哮喘患者的理想诱导剂，能够在不降低动脉压或全身性血管阻力的前提下，直接舒张平滑肌和扩张支气管。

当采用全身麻醉时，麻醉师必须选择是否使用面罩或喉罩，或气管插管，但需要注意的是，气管插管会引起明显的气道和口咽部刺激。静脉注射利多卡因可以减少气道敏感性；抗胆碱能药物（如阿托品）则能减少气道分泌物。挥发性麻醉药，特别是氟烷、异氟烷和七氟烷能抑制气道反射并舒张支气管平滑肌肉，是全身麻醉的最佳选择。地氟醚会引起哮喘患者的气道刺激和增加气道阻力，应避免使用。此外，气管插管时，要避免使用释放组胺的神经肌肉阻滞剂。术中应尽量减少对哮喘患者的肺部挤压，同时尽量缩短手术时间，输血、输液需适量，以免发生肺水肿及输血反应，诱发哮喘。

根据火箭军总医院在胃食管反流手术中出现哮喘发作的经验，当麻醉后或手术中发生支气管痉挛时，主要表现是气道压增高，达到 40 mmHg 以上。处理措施为正压机械通气，吸气末正压定为 4～6 mmHg，氢化可的松 100 mg、氨茶碱 250 mg 静脉注射，并可吸入七氟烷 3%～8%，用药后 5～10 min 不缓解者重复用药一次或以甲泼尼龙替代氢化可的松。对于数次用药治疗，支气管痉挛仍未解除、气道压在 40 mmHg 以上者，应该继续采用正压机械通气，确保氧合。当手术结束时腹腔压力解除，支气管痉挛可能会随之解除。需要说明的是，麻醉后和手术中发生支气管痉挛的患者在手术结束时均不应立即拔除气管插管，而应该送回重症监护室行呼吸机辅助通气，再酌情拔除气管插管。

3. 术后管理

手术过程是术后治疗的主要决定因素,如果手术顺利,疼痛、恶心和呼吸状态得到良好控制,哮喘患者可以安全出院,不需要进一步的干预,但对于伴有严重的支气管痉挛术中并发症的哮喘患者,术后应特别注意。气道阻塞、喉部痉挛、支气管痉挛、通气不佳和低氧血症是术后主要的紧急事件。如果患者发生紧急事件,考虑给予一段时间机械通气。对于症状稳定的哮喘患者,在紧急事件发生前有必要尽早使用 β_2 受体激动剂如沙丁胺醇。哮喘患者均需清除气道内分泌物,保持气道通畅,避免呼吸道感染,可预防性使用止吐药、胃动力药和抗酸剂。术后镇痛能够阻断调节疼痛的传入通路,有助于维持呼吸肌肉功能。此外,术后控制痰液量、尽早进行肺康复和鼓励咳痰对于预防并发症也是必要的。如果术后患者哮喘状态恶化,应该升级使用哮喘控制药物。

(李　锋　李忱菲)

·第三节· 间质性肺病

许多食管癌患者会合并间质性肺病(interstitial lung disease,ILD),因为两者都与吸烟密切相关。食管癌术后进行放化疗,即便对肺实质进行最小的照射也会诱发或加重 ILD。

食管癌患者治疗选择有限。传统开胸手术和单肺通气对于合并 ILD 患者来说是非常具有挑战性的,术后呼吸并发症的风险很高,ILD 急性加重是术后病死率和长期生存率低下的重要风险因素。放疗通常是此类患者的禁忌证,很可能会引起 ILD 急性加重。

肥胖、吸烟史、外科医生经验、手术时间和单肺通气时间以及术后吻合口瘘的发生是急性肺损伤(acute lung injury,ALI)的风险因素。食管切除术前给予糖皮质激素有助于预防术后 ALI 和呼吸衰竭。中性粒细胞弹性蛋白酶选择性抑制剂西维来司他钠也有助于减少术后 ALI。

一、病理生理学特征

ILD 是一组以肺泡单位的炎症和间质纤维化为基本病变的异质性非肿瘤和非感染性肺部疾病的总称,又称弥漫性实质性肺病。病变累及肺组织全部,包括肺间质和肺实质;病变部位是肺泡壁和肺泡腔;病变特征主要是炎症和纤维化。按病变形式、程度和分布不同，可分为不同类型的间质性肺炎。

能够引起 ILD 的病因十分广泛，按其病因类型大致包括特发性、理化因素、免疫性和药物性等。

ILD 大体上可分为以下五大类：

（1）特发性间质性肺炎，包括特发性肺纤维化、特发性非特异性间质性肺炎和不能分类的特发性间质性肺炎等。

（2）与环境或职业暴露有关 ILD，包括因吸入无机物而导致的肺尘埃沉着病及吸入有机颗粒相关的过敏性肺炎。

（3）结缔组织病相关 ILD，如类风湿关节炎、系统性硬化症、特发性炎性肌病和原发性干燥综合征等相关性 ILD。

（4）药物或辐射引起的 ILD。

（5）少见病因相关的 ILD（如结节病、朗格汉斯细胞肉芽肿、嗜酸性粒细胞性肺炎、淋巴管平滑肌瘤病和肺泡蛋白沉积症）等。

其中，在临床实践中最常见的 ILD 是特发性间质性肺炎，如特发性肺纤维化以及风湿免疫病相关的间质性肺病。

二、临床表现及诊断

1. 临床表现

ILD 患者以咳嗽、咳痰、活动性呼吸困难为主要表现，可伴有消瘦、乏力、发热等全身症状。

2. 体征

呼吸急促、发绀、双肺中下部可闻及 Velcro 啰音（连续、音调高的爆裂音）且有杵状指（趾），其中 Velcro 啰音最具特征性。

3. 临床诊断

（1）患者出现逐渐加重的气喘、咳嗽，查体可见杵状指，双肺闻及爆裂音，下肺明显。

（2）胸部影像学检查：胸部 X 线片可见双肺弥漫性阴影；胸部 CT 检查早期可见广泛浸润影，胸膜下不规则线条网格样改变，晚期可以出现蜂窝肺改变、牵拉性支气管扩张。

（3）肺功能检查显示限制性通气功能障碍，弥散功能下降。

（4）通过支气管镜肺活检或外科手术肺活检行病理学检查，是诊断该病的重要手段。

4. 病因学诊断

对于 ILD 患者而言,进行病因学诊断非常重要且困难。首先是询问病史,详细了解患者过去的环境/职业暴露史、吸烟史、用药史,甚至包括胃食管反流史,其次是完善有关风湿免疫指标,除了临床上常用风湿免疫指标筛查,还应该考虑到各种结缔组织病的特异性血清标志物,如特发性肌炎抗体谱、系统性硬化症抗体谱。通常,只有在排除已知病因的基础上,才能诊断为特发性间质性肺炎。当前,以呼吸内科、风湿免疫科、放射科、病理科为基础构建的多学科会诊模式已经成为诊断 ILD 的常见方法。

三、处理原则

1. 分型治疗原则

ILD 的治疗策略,从疾病进程、疾病行为来看,需要分型治疗。

1) 稳定型　病程发展相对较慢,在 6～10 年内逐渐发展,应该密切临床随访,必要时给予干预治疗。

2) 进行型(或进展型)　病程发展较快,在 2 年内出现肺功能指标的明显下降,必要时给予干预。

3) 快速进展型　更有少数患者在短期内(1 年内)快速发展,肺功能及症状恶化,如果不得到及时干预,患者会很快死亡。

2. 去除常见病因

常见病因包括:①戒烟;②避免抗原暴露;③避免职业暴露;④停用可能导致 ILD 的药物;⑤积极治疗胃食管反流病;⑥积极治疗结缔组织病。

3. 药物治疗

1) 抗纤维化治疗　吡非尼酮和尼达尼布是目前被批准用于治疗特发性肺纤维化的药物。两种药物都能够通过降低成纤维细胞的迁移、分化和活化等途径来实现抑制肺纤维化进展,减缓肺功能下降。两种药物均有一定程度的抗感染、抗氧化作用,同时有大量的临床试验证据,目前均被扩展用于治疗具有进行型纤维化表型的间质性肺病。N-乙酰半胱氨酸也有较弱的抗纤维化作用。

2) 激素治疗　既往研究显示,糖皮质激素往往是被广泛用于除特发性肺纤维化外的 ILD 的一线治疗,但其有效性仍缺乏有力证据支持。除非出现急性加重,对于稳定型或者部分进展型患者,原则上不建议使用激素。但临床工作中,应该根据患者病因、病情活动性、合并症和胸部影像学炎症和纤维化的严重程度等综合因素决定。必要时,为控制原发或系统性疾病,可考虑酌情选用激素治疗。

3)免疫抑制剂 包括硫唑嘌呤、环磷酰胺、氨甲蝶呤、吗替麦考酚酯,主要适用于风湿免疫病相关的ILD的治疗。

4)干细胞移植 在治疗肺纤维化疾病方面仍处于Ⅰ期临床阶段,已发表的研究结果显示干细胞移植治疗纤维化性肺疾病,如特发性肺纤维化、肺尘埃沉着病(尘肺)、放射性肺炎等具有良好的安全性。

4. 支持治疗

1)增强免疫力 注射肺炎疫苗、流感疫苗、口服细菌溶解产物(如泛福舒、白葡奈瑟菌片等)、免疫调节剂(如胸腺肽、匹多莫德等)

2)家庭氧疗 适用于低氧血症患者,患者指脉氧饱和度<88%。

3)肺康复 可以短期改善运动耐力,提高生活质量,包括营养支持、科普教育、精神/心理支持、缓解症状、上肢运动、下肢运动和呼吸肌锻炼等。

5. 肺功能检查

在肺功能的常规检查中,国内外学者在抉择胸部手术时,对最大通气量(maximal voluntary ventilation,MVV)的意义较重视,以MVV来分析手术的风险性,认为MVV>70%预计值者手术无禁忌。目前认为MVV<50%预计值应尽量保守治疗或避免手术。

食管癌手术在患者的胸部进行,手术涉及胸壁、胸膜、纵隔、气管支气管和肺等,可直接减损肺的生理学功能,从而影响右心功能。虽然食管癌手术不需切除肺组织,但也涉及肺外的其他组织。在肺功能的手术评价中MVV和第一秒用力呼气量(FEV_1)意义较大。食管癌患者术前接受肺功能检查是必要的。

四、治疗结局及展望

在呼吸系统疾病中,ILD仍是诊断和治疗疑点最多、难度最大的一类疾病,随着对ILD的临床、放射、病理、生物标志物的不断深入了解,对于诊治该疾病已有较为完整的指南。

手术是食管癌的治疗方法之一。了解患者术前肺功能情况,有助于确定手术的适应证,也关系到手术的安全性,且涉及疗效及患者术后生活质量的评价。治疗食管癌合并ILD的最佳方案很难确定,尚需要通过更多的病例来明确治疗选择。可以选择经充气纵隔镜食管切除术,并给予甲泼尼龙和西维来司他钠以减轻手术压力。食管癌合并呼吸系统疾病的适当治疗应根据患者目前的身体状况和疾病进展程度,针对患者个体量身定制治疗计划。

(李梦楠)

·第四节· 免疫检查点抑制剂相关肺炎

一、概述

食管癌是一种具有高度侵袭性的食管恶性肿瘤。免疫检查点抑制剂(immune checkpoint inhibitors)治疗作为新兴治疗手段,已成为晚期不可切除食管癌的标准治疗方法。目前,国内批准用于晚期食管癌免疫治疗的免疫检查点抑制剂药物有帕博利珠单抗、纳武利尤单抗和国产 PD‐1 抑制剂(卡瑞利珠单抗),它们可以与化疗联合用于一线治疗,也可以作为二线治疗方案单独使用。此外,纳武利尤单抗还可以用于 R0 切除的食管癌患者的术后辅助治疗。

免疫检查点抑制剂治疗为食管癌患者带来疗效的同时,也出现了越来越多的治疗相关不良反应,称为免疫相关不良事件(immune-related adverse events,irAE)。IrAE 几乎影响所有的器官系统,其中免疫治疗相关肺毒性中最常见的就是免疫检查点抑制剂相关肺炎(checkpoint inhibitor pneumonitis,CIP)。

CIP 是一种由免疫检查点抑制剂引起的临床、影像学和病理学表现各异的肺损伤,是引起免疫检查点抑制剂相关死亡的重要原因之一。目前的临床研究结果显示,食管癌免疫治疗的 CIP 发生率为 3.1%～6%,其中 3 级及以上的 CIP 发生率＜1.2%。2019 年,我国制定了《免疫检查点抑制剂相关肺炎诊治专家共识》,为 CIP 的诊治提供了一定的参考。

CIP 缺乏典型的临床症状,部分患者在发病时可无症状。通常 CIP 可表现为新发或加重的呼吸困难、咳嗽、胸痛、发热及乏力等。CIP 常见的体征缺乏特异性,可出现呼吸频率增快、口唇发绀、肺部可闻及湿啰音或 Velcro 啰音等。目前,对于有新发呼吸系统症状的患者推荐行胸部 CT 检查,了解肺部病情。CIP 的影像学表现多样,可表现为双肺野散在或弥漫性磨玻璃影、斑片状实变影、小叶间隔增厚、网格影、牵拉性支气管扩张及纤维条索影等。

二、诊断标准和分级

1. 诊断标准

同时符合下面 3 个条件即可诊断 CIP：①免疫检查点抑制剂用药史；②新出现的肺部阴影；③除外肺部感染、肺部肿瘤进展、其他原因引起的间质性肺病（ILD）、肺血管炎、肺栓塞及肺水肿等。

2. 严重程度分级

CIP 严重程度分级参见表 2-4-1。

表 2-4-1　CIP 严重程度分级

分级	临床症状	影像学特征
1 级	无症状	病变局限于 1 个肺叶或<25%的肺脏受累
2 级	新发的呼吸困难、咳嗽、胸痛等，或原有症状加重，影响工具性日常生活活动	病变累及多于 1 个肺叶或 25%～50%的肺脏受累
3 级	症状严重，生活自理能力受限	病变累及>50%的肺脏，未累及全肺
4 级	有危及生命的呼吸系统症状，需要呼吸支持治疗	病变累及全肺

注　当 CIP 临床症状与影像学分级不一致时，以两者中较高级别为 CIP 严重程度等级。

三、治疗

CIP 治疗应根据患者的严重程度分级给予相应的处理，具体的处理方法参见表 2-4-2。

表 2-4-2　CIP 的分级治疗

分级	治疗
1 级	● 暂停免疫检查点抑制剂治疗 ● 对症支持治疗 ● 3～4 周后影像学评估，无变化或好转则密切随访并回恢复治疗；如病情进展升级治疗 ● 如果不能排除合并感染，建议加用抗感染治疗 ● 患者症状缓解且肺部影像学检查证实病情痊愈，可考虑重新使用免疫检查点抑制剂治疗

分级	治疗
2 级	• 暂停免疫检查点抑制剂治疗 • 住院治疗 • 积极氧疗，必要时使用高流量或无创通气；平喘等对症治疗 • 激素治疗：甲泼尼龙 1～2 mg/(kg·d)，先静脉给药，改善后口服，激素治疗至症状及影像学改善后逐渐减量，疗程＞6 周 • 激素治疗 48～72 h，若无改善，按 3～4 级治疗 • 不能排除感染者考虑经验性抗感染治疗 • 患者症状缓解且肺部影像学检查证实病情痊愈，个体化权衡利弊，评估能否再次使用免疫检查点抑制剂治疗
3～4 级	• 永久停用免疫检查点抑制剂治疗 • 住院治疗，如病情需要可入住重症监护室 • 积极进行氧疗，保证氧合状态；必要时使用呼吸机辅助通气或体外膜肺氧合治疗；平喘等对症治疗 • 激素治疗：静脉中至大量激素，如甲泼尼龙 2～4 mg/(kg·d)，激素治疗至症状及影像学改善后逐渐减量，疗程＞8 周 • 激素治疗 48 h 无缓解考虑加用免疫球蛋白和(或)免疫抑制剂(TNF‐α 抑制剂、吗替麦考酚酯等)治疗 • 经验性抗感染

四、预后

大多数轻度及中度 CIP 患者预后良好，对激素反应不佳的患者预后较差。曾发生重度 CIP 的患者可考虑永久停用免疫检查点抑制剂，发生中度 CIP 且得到缓解或治愈的患者应充分权衡利弊，再决定是否继续进行免疫治疗。

对于食管癌合并 CIP 的患者，应根据每个患者的不同情况，制订不同的治疗计划，从而争取使每个患者获得最大生存获益。

（常 青）

·第五节· 肺手术后食管切除术

一、概述

食管切除术后的患者中，术后肺部并发症的发生率达 15%～40%；主要原因包括：食管手术创伤较大，需行胸、腹腔手术以及颈部手术，肺、支气管神经和淋巴循环遭到破坏，继发于喉返神经损伤的患者导致排痰不畅。虽然麻醉技术，微创技术，术前、术后护理较前显著改善，胸部手术后肺部并发症仍然很见。微创手术虽可以显著降低围术期肺部相关并发症，但 Luketich 及同事报道的 222 例患者中，肺部相关并发症仍高达 18.5%（其中肺炎占 7.7%，胸腔积液占 6.3%，肺不张占 4.5%）。因此，行食管癌根治术前应进行全面的肺部评估，特别是肺切除术的患者，谨慎评估肺手术后对肺功能的影响，以降低术后并发症的风险，取得更好的围手术期疗效。

二、术前肺功能评估

肺功能评估主要包括肺容积评估、肺通气功能评估和肺换气功能评估等。肺容积是指在静息状态下，测定一次呼吸所出现的气量变化，不受时间限制，理论上具有静态解剖学意义，反映肺泡的含气量，包括基础肺容积和基础肺容量。基础肺容积包括以下 4 项指标：潮气量（tidal volume）、补吸气量（inspiratory reserve volume）、补呼气量（expiratory reserve volume）、残气量（residual volume，RV）。基础肺容量包括：深吸气量、肺活量（vital capacity，VC）、功能残气量、肺总容量。其中，肺活量是常用的诊断价值较高的指标。肺通气功能检查是肺功能检查中最重要的指标之一。肺通气功能指单位时间内随呼吸运动进出肺的气量和流速，包含气流在气道里通过时的流速及其影响因素，常用的评估肺通气功能的指标有用力肺活量（FVC）、第一秒用力呼气量（FEV_1）、1 秒率（$FEV_1/FVC\%$）、最大自主通气量（MVV）等。肺换气指肺内有效的气体交换，受通气量和血流量影响，肺弥散功能是肺换气功能的重要部分，肺一氧化碳弥散量（DLCO）是常用来评估肺弥散功能的指标。

一般认为安全手术的术前肺功能要求：VC＞50%预计值，FEV_1＞65%预计值或＞1 L，RV/TLC＞50%，MVV＞60%。弥散功能：DLCO 可作为预计术后风险的独立风险因素。建议如果 DLCO＜60%，不论其余肺指标如何，应避免做较大范围的胸外科手术。对于需要行胸部手术游离食管的患者，亦应遵循以上筛选标准。

三、肺手术后行食管手术的策略

肺手术对术后肺功能的影响不仅与肺组织的切除多少有关，也与手术本身引起的胸壁力学改变有关。肺手术按手术路径可分为微创手术和开放手术。

根据肺组织切除的多少,可以分为亚肺叶切除、肺叶切除以及全肺切除。大多数文献认为,在所有肺叶切除的患者中,肺活量在术后立即急剧下降,直到术后6～8周才恢复正常,开胸手术尤其明显。进一步的研究认为,肺功能在手术后3个月内逐渐恢复,之后保持稳定,除疼痛因素外,胸壁肌肉基本愈合良好,各方面情况趋于稳定,身体素质恢复。在肺叶切除术后,随着同侧剩余肺组织的膨胀代偿,肺功能水平逐渐升高,肺组织的膨胀作用从一定程度上可以弥补部分肺叶切除术后对肺功能的损失,胸廓肋间改变、胸膜机化填充、纵隔偏移及膈肌的抬高都起到一定的作用。

肺楔形切除由于切除的肺组织较少,对肺功能的短期和长期肺功能的影响较小。肺段切除术同样比肺叶切除术具有肺功能保留优势。从理论上讲,在肺功能保留方面,肺段切除术应该优于肺叶切除术。但相比于肺段切除术,肺叶切除术拥有更好的术后残余肺扩张,这可能导致两种手术方式的术后长期肺功能差别不大。

肺切除术后对肺功能的影响是多方面的,对于肺切除术后需进一步行食管切除且重建的患者,首先应考虑肺手术后肺功能的恢复是否能够耐受开胸或微创手术,可以参考既往胸部手术肺功能的标准。其次,应考虑既往手术方式对本次手术径路的影响。手术时机一般建议选择在肺手术后3个月后,患者肺功能趋于稳定。除考虑肺功能是否耐受外,还应考虑术侧单肺通气以及人工气胸对患者呼吸、循环的影响。对于术前肺功能在可耐受开胸手术的指标范围内,即使非手术侧单肺叶也能维持术中氧供的需要,既往肺手术不能承担单肺通气功能或既往全肺切除的患者,可考虑既往手术侧入路或经纵隔路径食管切除。

(孙益峰)

·第六节· 气道食管瘘

一、概述

气道食管瘘(tracheoesophageal fistula)是非常复杂的一类气道消化道异常交通性疾病状态。其致病原因多样,病理解剖学状态繁多,但其核心的病理生理学特点主要包括以下两点:①呼吸道误吸,并致不同程度肺炎;②患者无法正常经口进食,导致营养不良。在进行外科修复时应尽量将以上两点纠正至正常水平,保证术后更加顺利的恢复。

二、分类

根据是否曾行食管癌手术,可以分为气管食管原位瘘和食管癌切除术后胸胃气管瘘两种。气管食管原位瘘多数源于纵隔区域、气管、食管放化疗后并发症或肿瘤自然坏死,医源性的气管插管源性气管食管瘘也很常见,其次是憩室源性的气管食管瘘。食管癌切除术后胸胃气通瘘多数源于食管癌术后的吻合口瘘,或晚期吻合钉摩擦引起。由于胃分泌物会直接进入气道,食管癌切除术后胸胃气通瘘的吸入性肺炎会更严重。

根据消化道和气道是否直接对穿连通,可将气管食管瘘分为对穿型和下行型(Z 形),对穿型的吸入性肺炎会更为严重,下行型往往多见于食管癌术后吻合口瘘的消化液下行至纵隔造成,症状往往较轻。

三、呼吸道准备

气管食管瘘进行外科手术前务必使肺内情况得到良好控制,尤其是不能有明显症状性肺炎存在,如白细胞计数升高、间断发热、大量浓痰、恶病质明显等。痰培养阳性并不代表不能接受手术,因为此类患者均有长时间的抗生素使用病史,机会性感染常见。之所以要控制活动性肺部感染,主要是气道修复后肺部感染是缝合口瘘失败的最主要风险因素。控制术前肺部感染应注意以下几点:

(1)对于有明显肺部感染,同时瘘口大(直径>1 cm)、接近隆突区域的患者,建议行气管直接临时隔绝,这是临时控制误吸的最佳方法,在预计 2 个月内的修复手术时间内,金属覆膜的 Y 型支架是安全可靠的。食管支架因为移位常见、封堵不严,容易产生出血、气道阻塞等恶性并发症,并不被推荐。对于直径<5 mm 的气管食管瘘,如果肺炎症状不严重,可以考虑不做暂时性气道隔绝。

(2)应绝对避免经口进食,即便已经行气管支架封堵,经口进食仍然会有误吸的风险,鼻空肠或空肠造瘘是最佳的营养通路。

(3)抗感染治疗应以控制误吸为先,然后再根据药敏进行有效、适度的抗生素治疗。在误吸控制较佳时,有效的肺部体疗应优于抗生素使用。

四、营养准备

1. 标准营养评价标准

传统的术前营养评估主要依据体重改变、计算体重指数(body mass

index，BMI）、血清蛋白等营养生化指标，以及测量皮下脂肪厚度。但每一种方法均过于单一，应将各种因素综合考虑。目前，有很多术前营养评分体系，可以根据实际情况酌情选用。

严重营养不良是推迟手术的重要信号，如体重每 6 个月下降 10%～15%，BMI$<$18.5 kg/m^2，主观全面营养评分为 C，或者血清白蛋白$<$30 g/L。

2. 营养给予途径

气管食管瘘的营养支持是持续的，因为多数情况下患者无法经口进食。因此，肠内营养是一个系统、长期的过程。在控制好肺炎后，应确保患者有一个良好的身体条件去接受外科手术。这个条件因人而异，但应避免在严重营养不良的情况下开展手术。

对于长期不能进食的患者，全肠内营养是不得已的选择，但是用鼻肠管好，还是采用外科造瘘更佳仍有争议。造瘘引起的消化液外渗会造成患者明显的不适，而鼻肠管也有影响社交、增加误吸风险和鼻部不适的问题。综合考虑，认真细致的胃肠造瘘是首选，尤其是考虑间隔 1 个月以上的营养准备。胃镜下的经皮胃造瘘已被广泛使用。

气管食管瘘患者是否需要经常的静脉营养支持尚无定论，但每 2 周 1 次的血清学检查是必要的，如果出现白蛋白水平$<$30 g/L，或者有明显的体力和体重下降，都应考虑必要的静脉营养补充。

五、最佳身体准备目标

一个即将接受气管食管瘘修复重建的患者应具备以下条件：①没有活动性肺部感染症状至少 4 周以上；②肺功能以活动耐量为标准，平路行走超过 30 min；③无明显的营养不良状态，且在手术前入院营养支持治疗 1 周以上。

（李志刚）

参考文献

［1］Hagens E R C，Reijntjes M A，Anderegg M C J，et al. Risk factors and consequences of anastomotic leakage after esophagectomy for Cancer［J］. Ann Thorac Surg，2021，112(1)：255-263.

［2］Jiao W J，Wang T Y，Gong M，et al. Pulmonary complications in patients with chronic obstructive pulmonary disease following transthoracic esophagectomy［J］. World J Gastroenterol，2006，12(16)：2505-2509.

［3］ Okamura A，Watanabe M，Kitazono S，et al. The design of and rationale for the Effect of Perioperative Inhaled Tiotropium for Patients with Chronic Obstructive Pulmonary Disease in Esophageal Cancer Surgery（EPITOPE）：an open-label，randomized，parallel-group study［J］. Eur Surg Res，2020,61(4－5):123－129.

［4］ Khetarpal R，Bali K，Chatrath V，et al. Anesthetic considerations in the patients of chronic obstructive pulmonary disease undergoing laparoscopic surgeries［J］. Anesth Essays Res，2016,10(1):7－12.

［5］ Kang Y K，Boku N，Satoh T，et al. Nivolumab in patients with advanced gastric or gastro-oesophageal junction cancer refractory to，or intolerant of，at least two previous chemotherapy regimens（ONO－4538－12，ATTRACTION－2）：a randomised，double-blind，placebo-controlled，phase 3 trial［J］. Lancet，2017,390(10111):2461－2471.

［6］ Luo H，Lu J，Bai Y，et al. Effect of camrelizumab vs placebo added to chemotherapy on survival and progression-free survival in patients with advanced or metastatic esophageal squamous cell carcinoma：the ESCORT－1st randomized clinical trial［J］. JAMA，2021,326(10):916－925.

［7］ American Thoracic S，European Respiratory S. American Thoracic Society/European Respiratory Society International Multidisciplinary Consensus Classification of the Idiopathic Interstitial Pneumonias. This joint statement of the American Thoracic Society（ATS），and the European Respiratory Society（ERS）was adopted by the ATS board of directors，June 2001 and by the ERS Executive Committee，June 2001［J］. Am J Respir Crit Care Med，2002,165(2):277－304.

［8］ Tandon S，Batchelor A，Bullock R，et al. Peri-operative risk factors for acute lung injury after elective oesophagectomy［J］. Br J Anaesth，2001,86(5):633－638.

［9］ Huang K，Yang T，Xu J，et al. Prevalence，risk factors，and management of asthma in China：a national cross-sectional study［J］. Lancet，2019,394(10196):407－418.

［10］ Sun J M，Shen L，Shah M A，et al. Pembrolizumab plus chemotherapy versus chemotherapy alone for first-line treatment of advanced oesophageal cancer（KEYNOTE－590）：a randomised，placebo-controlled，phase 3 study［J］. Lancet，2021,398(10302):759－771.

［11］ Nishino M，Sholl L M，Hodi F S，et al. Anti-PD－1－Related Pneumonitis during Cancer Immunotherapy［J］. N Engl J Med，2015,373(3):288－290.

［12］ 容宇，郝雁冰.微创食管癌根治术与传统根治术治疗合并 COPD 的食管癌患者术后肺功能比较[J].中华普外科手术学杂志(电子版),2020,14(4):392－395.

［13］ 吴熹,朱亚彬,李旭东,等.合并慢性阻塞性肺疾病的食管癌病人围手术期处理[J].中华胸心血管外科杂志,2000,16(5):280－282.

［14］ 隋波,田雷,马玉恒,等.胃食管反流病患者手术治疗中的麻醉应对措施[J].临床误诊误治,2010,23(4):321－323.

第三章

合并神经系统疾病的评估和处理

引言

　　大多数食管癌患者有长期吸烟和酗酒的生活习惯,如同心血管疾病一样,许多食管癌患者术前就合并有脑卒中疾病。脑卒中通常指一组突发的、可致神经系统损害的疾病。约85%的脑卒中是由于突然出现的全脑或部分脑组织血流不足所造成,其余15%的脑卒中为脑组织出血和脑组织周围间隙出血。围手术期脑卒中是手术、麻醉的严重并发症之一,且会明显延长手术患者的住院时间,影响手术患者的预后。因此,对术前已有脑卒中病史的食管恶性肿瘤患者,如何预防和减少围手术期脑卒中的发生具有十分重要意义。

第一节　缺血性脑卒中

一、临床表现

　　缺血性脑卒中(ischemic stroke)是由于氧气和葡萄糖供应不足引起大脑发生的一系列损害事件。其后果的严重程度取决于血流减少、缺氧或低血糖的程度及持续时间,从而决定大脑病变是短暂性脑缺血发作,或是只局限在部分较脆弱的神经元出现不可逆损伤,或是涉及广泛脑梗死。根据上海市胸科医院食管癌患者的治疗经验,常见缺血性脑卒中病变主要包括以下两类。

1. 短暂性脑缺血发作

短暂性脑缺血发作(transient ischemic attack,TIA)是颈动脉或椎-基底动脉系统发生短暂血液供应不足,引起局灶性脑缺血,导致突发的、短暂性、可逆性神经功能障碍。发作持续的时间通常在几分钟,或者十几分钟内完全恢复,很少超过 24 h。如果 TIA 持续时间>2 h,可在磁共振成像(magnetic resonance imaging,MRI)上出现病灶表现。

颈动脉系统的 TIA 最常见症状为单侧偏瘫、偏身感觉障碍、失语和单侧眼视力障碍等;椎-基底动脉系统的 TIA 主要表现为一过性眩晕、眼震、站立或步态不稳。

2. 局灶性脑缺血

局灶性脑缺血通常是由于颅内外血管栓塞或血栓形成后,对应供血区的血流量出现不同程度的降低所造成。脑缺血时间持续 5 min 可导致高敏神经元的不可逆损伤,缺血时间越长,引起永久性损伤的可能性越大。若脑缺血持续 6 h 以上,则会造成受累血管供血区域脑组织梗死。闭塞血管和对应的临床表现参见表 3-1-1。

表 3-1-1　缺血性脑卒中的临床表现

闭塞血管	临床表现
颈动脉	同侧盲(可变);大脑主动脉综合征(见下述)
大脑中动脉	对侧偏瘫、感觉缺失;表达性失语(优势半球),感觉缺失及空间定向障碍(非优势半球);对侧下方象限盲
大脑前动脉	对侧偏瘫、感觉缺失
大脑后动脉	对侧同向偏盲或上象限盲;记忆缺失
基底动脉	对侧偏瘫、感觉丧失
椎动脉或小脑后下动脉	同侧脸部感觉消失、共济失调、对侧偏瘫、感觉缺失
小脑上动脉	共济失调步态,恶心、眩晕、头痛,并进展至同侧偏身共济失调;对侧偏瘫;嗜睡

二、术前评估

1. 病史

充分了解患者的原发病情和治疗情况,尤其注意近期是否有新发的特异性症状,从而对患者的整体状况和手术耐受程度做出最基础的判断。神经系统常见的特异性症状包括：头痛、感觉异常、眩晕、抽搐、视力障碍、失语、瘫痪和意识丧失等。

2. 体格检查

神经系统体格检查可以揭示脑卒中病变大小和位置。专业神经系统体格检查包括一般检查、意思障碍、精神状态、高级皮质功能、脑神经、运动神经、系统感觉、腱反射、脑膜刺激征以及自主神经系统功能。

3. 辅助检查

术前需结合计算机断层扫描（computed tomography，CT）、磁共振成像（magnetic resonance imaging，MRI）、磁共振血管成像（magnetic resonance angiography，MRA）、数字减影血管造影（digital subtraction angiography，DSA）、脑电图等辅助检查，进行神经功能和病灶的诊断。

4. 手术风险评估

对于缺血性脑卒中患者食管手术风险和麻醉耐受评估，目前多采用美国麻醉医师协会（ASA）制订的分级标准（表 3-1-2）。ASA 3 级患者对接受麻醉存在一定的风险，麻醉前需做好充分准备，麻醉药物的选择应十分慎重，麻醉中需采取相关的监测措施，对麻醉中和麻醉后可能出现的并发症采取相关措施积极预防。ASA 4～6 级患者手术风险较大，不建议行食管手术。

表 3-1-2 ASA 评分

分级	临床表现	围手术期病死率（%）
1 级	无器质性、生化或心理疾病的健康人（不包括年龄＜2个月或＞80 岁者）	0.06～0.08
2 级	有轻度全身疾病，对日常生活无严重影响，对麻醉和手术无影响	0.27～0.40
3 级	严重的全身疾病限制正常活动，显著影响日常生活，对麻醉和手术很可能有影响	1.82～4.30
4 级	有严重疾病，威胁生命或需要强化治疗，日常活动严重受限，对麻醉和手术有重要影响	7.80～23.0
5 级	危重患者，手术与否将在 24 h 内死亡	9.40～50.7
6 级	确证为脑死亡，其器官拟用于器官移植手术	

三、围手术期处理要点

对于偶发 TIA 的食管恶性肿瘤患者，术前可以通过口服小剂量阿司匹林治疗和预防围术期脑卒中。对于频发 TIA、近期有脑梗死风险者,需有针对性地个体化诊治和用药,待脑缺血症状好转并稳定后再行食管手术。

对于局灶性脑缺血后 3 周内属于脑梗死急性期,应以恢复神经功能缺损为主,不宜进行择期手术。患病后 3 周至 3 个月内,属于脑梗死恢复期,如果患者神经功能完全恢复,生命体征平稳,可以进行择期手术;若患者仍遗留有神经功能缺损,建议继续康复治疗,使脑梗死遗留症状最大限度地恢复,3 个月后再进行择期手术。

大部分脑缺血患者伴有高血压病和心肌缺血疾病,除按高血压病患者处理外,对伴有心肌疾病或心肌梗死病史而长期服用洋地黄、利尿剂、抗心律失常药物、抗凝药等多种药物的患者,需同期评估其心功能和药物间的不良反应。

·第二节· 出血性脑卒中

一、临床表现

出血性脑卒中(hemorrhagic stroke)可分为弥漫性(出血进入蛛网膜下腔或脑室系统)和局灶性(脑实质出血)。蛛网膜下腔出血通常是由浅表动脉破裂(如动脉瘤、血管畸形)出血进入蛛网膜下腔所致,脑实质出血常见于高血压所致脑实质内动脉出血。

蛛网膜下腔出血典型症状是发展迅猛的严重头痛,可伴有颈部僵硬。急性蛛网膜下腔出血刺激脑膜,颈部僵硬和畏光可能需几个小时后才出现。眼底镜检查可发现局限而鲜红的视网膜前出血,即玻璃体下出血。此外,继发的血管痉挛也可引起局灶性神经功能障碍。

脑实质出血和缺血性脑卒中对脑结构的损害相同,这是神经功能异常的基础,随意两者产生的神经系统异常一致(表 3 - 1 - 1)。由于脑内出血的好发部位不同于缺血性脑卒中,神经功能丧失的特征性表现多见于脑内出血。当发生持续出血,血肿会增大;而血管闭塞后,缺血损害的大小常不改变。

二、围手术期处理要点

出血性脑卒中十分凶险,30 天病死率可达 30%～50%。超过 30 天的幸存者,1 年内再次出血的概率高达 25%。因此,1 年内出现过出血性脑卒中的食管恶性肿瘤患者,不建议择期行根治性手术,推荐行联合免疫治疗的根治性放化疗。

(何 毅)

参考文献

[1] 中华医学会神经病学分会,中华医学会神经病学分会脑血管病学组.中国急性缺血性脑卒中诊治指南 2018[J].中华神经科杂志,2018,51(9):666-682.

[2] 中华医学会神经病学分会,中华医学会神经病学分会脑血管病学组.中国急性缺血性脑卒中诊治指南 2014[J].中华神经科杂志,2015,48(4):246-257.

[3] Steiner T, Al-Shahi Salman R, Beer R, et al. European Stroke Organisation (ESO) guidelines for the management of spontaneous intracerebral hemorrhage [J]. Int J Stroke, 2014,9(7):840-855.

[4] Powers W J, Rabinstein A A, Ackerson T, et al. 2018 Guidelines for the early management of patients with acute ischemic stroke: a guideline for healthcare professionals from the American Heart Association/American Stroke Association [J]. Stroke, 2018,49(3):e46-e110.

[5] Wang W, Jiang B, Sun H, et al. Prevalence, incidence, and mortality of stroke in China: results from a nationwide population-based survey of 480 687 adults [J]. Circulation, 2017,135(8):759-771.

第四章

合并肝肾疾病的评估和处理

引言

　　肝脏和肾脏是人体重要的脏器,在维持体内正常生理活动中发挥重要作用。各种原因导致的肝胆系统和肾脏功能不同程度损伤时,机体会发生复杂的病理生理学改变,患者会逐渐出现低蛋白血症、凝血功能障碍、激素灭活障碍、糖耐量异常等,进而导致异常出血、血钠潴留、组织间隙蓄积,并可并发急性和慢性肾功能不全、肝肾综合征、肝肺综合征等多脏器损害,导致围手术期患者死亡。因此,合并有肝肾功能不全的食管癌患者术前需充分考虑肝肾功能障碍引起的病理生理学变化及手术本身可能对肝肾功能的影响,认真做好术前评估和准备,减少围手术期并发症和提高患者的生存质量。

第一节　肝胆疾病

　　肝脏具有十分重要的生理功能,几乎所有的血浆蛋白和凝血因子均在肝脏内合成。此外,肝脏还具有解毒、免疫和维持机体能量代谢等重要功能。对于术前伴有肝功能不全的患者行食管癌手术,一旦术后肝功能进一步恶化甚至出现肝衰竭,从而造成术后早期死亡。因此,术前必须对肝功能的损害程度和代偿能力做充分的估计,并在术前给予保肝治疗,以增加对手术的耐受力。

一、术前评估

1. 肝脏合成功能

肝脏是人体新陈代谢最重要的脏器，几乎参与各方面的蛋白质代谢，肝脏能合成大部分血浆蛋白、酶蛋白及凝血因子。但是，绝大多数食管癌患者就诊时处于吞咽困难状态，亦会造成血白蛋白、脂蛋白等指标低于正常值。这需要进一步与肝脏合成功能鉴别。

1）白蛋白和前白蛋白　血浆白蛋白半衰期较长，约 20 天，故白蛋白不是反映急性肝损伤的敏感指标。对于慢性肝病和严重肝损害患者而言，则有助于估计肝损害程度及其预后。血浆前白蛋白主要在肝脏合成，且半衰期短，是反映肝脏蛋白合成能力的敏感指标，也是术前评价肝脏储备功能很有价值的指标。

2）脂质和脂蛋白　脂质和脂蛋白虽然不是肝脏损害的敏感指标，但在肝细胞损害时，血清胆固醇酯降低，且与肝脏的损害程度呈正比。慢性肝脏疾病时，脂蛋白降低，且其水平与转氨酶、胆红素呈负相关。

3）血浆凝血因子及凝血酶原时间的测定　血液内凝血因子大多都在肝内合成，当肝功能受损时凝血因子合成减少，且其生理学活性也有不同程度的减低，临床上可出现出血倾向。

2. 胆红素代谢功能测定

1）血清胆红素测定　血清总胆红素由结合胆红素和非结合胆红素组成，组成值<17 μmol/L，其中结合胆红素<3.4 μmol/L，总胆红素>51.3 μmol/L 时，临床上出现黄疸，提示肝功能障碍。

2）尿胆红素及尿胆原测定　正常人尿液中胆红素为阴性，肝细胞病变及胆道受阻时，尿胆红素试验呈阳性反应。尿胆红素会较黄疸出现更早，是肝胆疾病早期诊断方法。溶血性黄疸及肝细胞病变时，尿胆原含量增加，可呈现阳性或强阳性反应，胆道受阻时出现梗阻性黄疸，尿胆原减少甚至消失，尿胆原呈阴性反应。

3. 血清肝酶测定

主要指谷丙转氨酶（glutamic-pyruvic transaminase，GPT）和谷草转氨酶（glutamic-oxaloacetic transaminase，GOT）。GPT 是最敏感的肝功能损伤指标，只要有 1% 的肝细胞损伤，GPT 就会升高。而肝细胞大量损伤时，才会引起 GOT 升高。若患者出现急性肝功能损伤引起 GOT 和 GPT 同时升高，原则上不宜行食管手术，予以保肝和降酶等处理后，择期再行手术治疗。

4. 肝脏储备功能分级

当评估肝胆疾病患者的手术风险性时,还可以用积分法将肝功能进行分级,其中应用最广泛的是肝功能 Child-Pugh 分级(表 4-1-1)。按该表累计分值,A 级 5～6 分,肝功能有较强代偿能力,手术风险度小;B 级 7～9 分,肝功能有一定的代偿能力,手术风险度中度;C 级为 10～15 分,肝功能失代偿,手术风险度大。

表 4-1-1　肝功能 Child-Pugh 分级

临床生化指标	Child-Pugh 分级		
	1 分	2 分	3 分
肝性脑病	无	1～2	3～4
腹水	无	轻度	中、重度
总胆红(μmol/L)	<34	34～51	>51
白蛋白(g/L)	>35	28～35	<28
凝血酶原时间延长(s)	<4	4～6	>6

二、手术风险评估

对伴有肝功能不全的食管癌患者,术前评估主要包括肝功能和整体手术耐受程度的评估。对患者全身状况的评估,多采用 ASA 制定的分级标准。ASA 3 级患者对接受麻醉存在一定的风险,麻醉前需做好充分准备,麻醉药物的选择应十分慎重,麻醉中需采取相关的监测措施,对麻醉中和麻醉后可能出现的并发症要采取相关措施积极预防。ASA 分级 1、2 级患者一般可耐受食管手术,3 级患者器官功能虽在代偿范围内,但风险较大,麻醉前尽可能做好充分准备(表 3-1-2)。并建议分期行手术治疗食管,一期行肿瘤切除,二期行消化道重建,可以一定程度上降低术后并发症。对于 ASA 4～6 级患者手术风险较大,不建议行食管手术。

三、术前特殊准备

对于术前合并有肝脏疾病食管癌的患者,术前充分评估肝功能后,需要进一步给予保肝为主的术前准备。

1. 加强营养支持

可给予高蛋白质、高糖类、低脂肪饮食,补充多种维生素。对于进食困难的食管癌患者,可以通过静脉营养支持。尤其要加强对于糖类的补充,不仅供给热量,还可增加糖原储备,有利于防止糖原异生和减少体内蛋白质的消耗。

2. 改善凝血功能

可以静脉注射维生素 K_1,或输入新鲜血浆补充凝血因子。

3. 补充白蛋白

如果总蛋白<45 g/L,白蛋白<25 g/L 或白蛋白、球蛋白比例倒置,术前准备要积极,必要时应输入适量血浆或白蛋白。

4. 补充红细胞

必要时可以多次少量输血,争取血红蛋白≥120 g/L,红细胞计数达到 3×10^{12}/L。

5. 腹水

对有腹水的患者,待对症治疗腹水消退后稳定 2 周再进行手术治疗。必要时于术前 24～48 h 内行腹腔穿刺,放出适量腹水,以改善呼吸功能,但量不宜过多。

·第二节· 肾脏疾病

肾功能不全(renal insufficiency)是一种严重影响手术预后的常见疾病。对于术前即伴有肾功能不全的食管癌患者,需要早期发现并及时处理,可以有效降低手术风险和术后并发症。尤其目前,血液透析治疗技术已然非常成熟,尿毒症和慢性肾功能不全不是食管癌患者的绝对手术禁忌证。

一、临床常见疾病

1. 急性肾小球肾炎

急性肾小球肾炎是急性起病,并以血尿、蛋白尿、高血压、水肿、肾小球滤过率降低为特点的肾小球疾病。急性肾小球肾炎大多数为急性球菌感染1～3周后,因变态反应而引起双侧肾弥漫性的肾小球损害。

2. 肾病综合征

肾病综合征不是一组独立的疾病,而是在许多疾病过程中损伤了肾小球毛细血管滤过膜的通透性而发生的一个综合症状。典型表现为大量蛋白尿、低蛋白血症、高脂血症及水肿。原发性肾病综合征是原始病变发生在肾小球的疾病,急性肾小球肾炎、急进性肾小球肾炎、慢性肾小球肾炎及肾小球肾病都可在疾病过程中出现肾病综合征。继发性肾病综合征在我国以系统性红斑狼疮、糖尿病和过敏性紫癜为常见。

3. 肾盂肾炎

肾盂肾炎多由细菌感染引起,一般伴有下尿路感染。根据临床病程,肾盂肾炎可分为急性肾盂肾炎和慢性肾盂肾炎。慢性肾盂肾炎是导致慢性肾功能不全的重要原因。肾盂肾炎的临床表现主要为尿路刺激征。

4. 急性肾衰竭

急性肾衰竭是指任何原因引起的急性肾功能损害,使肾单位丧失调节功能,不能维持体内电解质平衡和排泄代谢产物,导致高血钾、代谢酸中毒及急性尿毒症。进行性血尿素氮和血肌酐升高是诊断急性肾衰竭的可靠依据。急性肾衰竭多数是可逆的。

5. 慢性肾衰竭

慢性肾衰竭是在各种慢性肾脏病基础上,由于肾单位逐渐受损,缓慢出现的肾功能减退以致不可逆的肾衰竭。慢性肾衰竭是指肾脏结构和功能受损并持续 3 个月及以上,在此基础上血、尿成分异常,肾功能各项典型试验异常或肾小球滤过率<60 ml/min 并持续 3 个月以上,即可认为肾功能减退。

二、肾脏功能评估

1. 肾小球滤过功能的评估

肾小球功能异常主要表现为肾小球滤过率(正常成人约为 125 ml/min)降低和肾小球滤过膜通透性改变。肾小球滤过功能是临床上了解肾功能的重要指标之一。肾小球滤过与许多代谢产物排泄有重要关系,肾脏疾病过程中或多或少都会影响肾小球的形态或功能,从而导致代谢产物滤过减少并在血中潴留,严重者可产生许多临床症状。临床上可通过检查肾小球滤过情况判定肾小球是否有病变及其程度,同时还可通过系列性的动态检查,判定疾病的发展过程和对治疗等的反应,以及作为估计预后的重要依据。

1) 血中含氮代谢物的测定 血肌酐是反映肾功能的主要初始指标,血肌酐升高说明肾功能恶化。但是血肌酐在正常值范围内小幅度波动时,即可提示肾小球滤过率有较大变化;只有当肾小球滤过率下降到正常人的 1/3 时,血肌酐水平才会明显上升;血肌酐超过正常水平时,肾小球滤过率实际已降低约50%。血尿素氮对围术期肾功能的判断意义不大,对存在脱水、应用利尿剂和胃肠道出血时，即使肾功能正常，尿素氮也会升高。

2）内生肌酐清除率　是推测肾储备功能的最佳指标，正常值为 $80\sim120\,\mathrm{ml/min}$，可以用以下公式计算：肌酐清除率 = [（140 - 年龄）× 体重（kg）]/[0.818×血肌酐（$\mu\mathrm{mol/L}$）]，女性上述结果乘以 0.85。在外源性肌酐摄入恒定的情况下，肌酐清除率能够真实地反映肾小球的滤过功能。

2. 肾小管功能评估

肾小管功能异常可由于缺血、缺氧及肾毒物等的作用而引起上皮细胞变性坏死、功能异常，也可由于醛固酮和抗利尿激素等体被调节因素的变动而导致功能改变。肾小管各段的结构与功能各异，受损时出现的功能异常也不同。

1）肾小管葡萄糖最大重吸收量（tubular maximal glucose reabsorptive capacity，TMG）　正常血糖经过血液循环从肾小球全部滤过后，在近端小管被全部重吸收，因此用 TMG 代表肾小管的最大重吸收功能。正常人 TMG 为 $(340\pm18)\,\mathrm{mg/min}$。当血糖>$8.9\,\mathrm{mmol/L}$ 时，尿中葡萄糖即呈阳性，该数值称为肾糖阈。当血糖低于肾糖阈而尿糖呈阳性时，表示近端小管重吸收葡萄糖的能力下降，称为肾性糖尿。

2）尿浓缩能力测定　正常人 24 h 尿比重为 $1.015\sim1.030$，如每次尿比重均固定于 1.010，说明肾小管浓缩功能差。尿比重<1.010，尿渗透压<$350\,\mathrm{mmol/L}$，尿渗透压/血浆渗透压<1.1，自由水清除率>-1 ml/min，被认为是肾小管功能的敏感指标。自由水清除率升高而接近 0，是一个较肌酐清除率和尿钠排泄分数异常更早出现的指标。但单独测定自由水清除率无较大意义，自由水清除率增高接近于 0，而肌酐清除率急剧降低才提示急性肾衰竭。

3）肾小管酸化功能测定　临床上，常用碳酸氢根负荷试验，正常肾脏滤过氢离子的 $80\%\sim85\%$ 被近端小管重吸收，$10\%\sim15\%$ 由远端小管重吸收，尿中几乎无 HCO_3^- 排出。具体做法为根据患者酸中毒的情况口服或滴注碳酸氢钠直至酸中毒被纠正，计算如下：尿中排出的 HCO_3^- 量（%）= 尿每分钟排出的 HCO_3^- 量×血肌酐/尿每分钟排出的肌酐×血 HCO_3^- 量。正常值为 0；当Ⅰ型肾小管性酸中毒时，该值<5%；Ⅱ型肾小管性酸中毒时，该值>15%。

3. 肾血流量测定

肾血流量在临床上一般不作为常规检查要求，但也是肾功能的一个重要指标，特别是通过肾小球滤过率测定，可以计算出滤过分数，这对了解许多生理和病理生理学情况有重要意义，通常采用对氨马尿酸测定肾血流量。

三、围手术期评估和处理

1. 术前调整治疗策略

（1）尿常规检查发现异常者（如血尿、蛋白尿或脓尿者），应进一步追问病史并检查，如询问有无多尿、烦渴或尿少、水肿等。必要时请专科医师会诊，协助诊治，改善肾功能。

（2）肾脏疾病急性期的患者除非急诊手术，择期手术应延期。如此类患者行急诊手术，需注意保护肾功能，防止肾功能恶化而发生急性肾衰竭。

（3）急性肾小球肾炎的病程经过及预后较好，绝大多数患者 6～12 个月临床症状消失，实验室指标可恢复正常，可行择期手术。

（4）肾病综合征病程较长，治疗比较复杂。主要有糖皮质激素治疗，当无效时可应用细胞毒性药物或环抱霉素 A。其他的对症治疗为纠正低蛋白血症，消除水肿，降低血脂以及改善高凝状态。注意此类患者长期激素治疗的不良反应。

（5）纠正贫血和低蛋白血症。慢性肾脏疾病时由于红细胞生成素减少及红细胞寿命缩短，术前应用红细胞生成素治疗；由于蛋白由尿丢失，患者易发生低蛋白血症，见于肾病综合征、肝肾综合征患者。

2. 围手术期肾保护

（1）维持足够的肾灌注，避免肾脏低灌注，任何心肌抑制和（或）血管扩张而致低血压时，均将导致肾灌注下降，血管升压素上升，肾小球滤过率下降；低氧、二氧化碳蓄积或呕吐，有使肾灌注下降至无法恢复的可能，应注意避免；对低血容量和心力衰竭要通过及时的监测加以防止。小剂量多巴胺的肾保护作用近来引起了争议，维持血压的重点应放在血容量的维持上。

（2）维持足够的尿量，尿量维持在 1～2 ml（kg·h）为佳。在补液充分、体循环血压足够稳定而少尿时，可以谨慎使用呋塞米或甘露醇。呋塞米首剂量 20～40 mg 静脉注射，如少尿伴有血肌酐升高可在 1 h 内静脉输注 250 mg；甘露醇可按 0.5～1 g/kg 静脉输注。但甘露醇禁用于肾衰竭无尿的患者，否则易导致血容量骤增和心脏超负荷而发作心力衰竭。

（3）输液过量是肾衰竭患者的大忌，易诱发急性呼吸窘迫综合征（ARDS），甚至多脏器功能衰竭。在维持灌注的前提下施行欠量补充则较适宜，但要防止欠量过度，因灌注不足和低氧极易诱发肾小管坏死。液体的选择应个体化，根据病情做出个别调整，忌固定程式输液。

3. 长期血液透析患者的术前评估

（1）确诊慢性肾衰竭患者，通常需再择期手术前 24～48 h 进行一次血液透析，调整水、电解质和酸碱平衡；术后推迟 1～2 天再行透析治疗，防止肝素引起创面出血。

（2）若需要在手术当天行血液透析的患者，应采用无肝素血液透析；若需要使用肝素，术前需要鱼精蛋白逆转肝素的作用。

（3）血钾浓度＞5.0 mmol/L 称为高血钾症，血钾浓度＞7.0 mmol/L 必须立即行血液透析纠正。但目前血钾浓度在 5.0～7.0 mmol/L 之间的患者，尚未有明确的围手术期治疗方案，手术可接受的血钾浓度往往取决于手术是否紧迫。对于行长期血液透析的患者，虽然对高血钾症的耐受有所提高，但是仍须密切监测心电图。

（4）液体超负荷也是术前须行血液透析的又一指标。对于须行急诊手术治疗的患者，液体超负荷与拖延手术须仔细权衡，若在手术间期接受大量液体，术后会出现血容量过多和肺水肿，若术中失血过多又极易引起低血压，这亦会引发诸多并发症。

（5）术前评估重点应注重：①血液透析的方式、频率和最后一次透析的时间；②日常的摄入量，以及日常尿量；③血钾浓度和心电图状态；④判断术前的容量状态，是液体超负荷还是容量不足；⑤术前凝血功能状态。

（何　毅）

参考文献

[1] Vilstrup H，Amodio P，Bajaj J，et al. Hepatic encephalopathy in chronic liver disease：2014 Practice Guideline by the American Association for the Study of Liver Diseases and the European Association for the Study of the Liver [J]. Hepatology，2014,60(2)：715-735.

[2] EASL Clinical Practical Guidelines on the management of acute（fulminant）liver failure [J]. J Hepatol，2017,66(5)：1047-1081.

[3] 中华医学会感染病学分会肝衰竭与人工肝学组，中华医学会肝病学分会重型肝病与人工肝学组.肝衰竭诊治指南（2018 年版）[J].临床肝胆病杂志，2019,35(1)：38-44.

[4] EASL. EASL Clinical Practice Guidelines on nutrition in chronic liver disease [J]. J Hepatol，2019,70(1)：172-193.

[5] Ikizler T A，Burrowes J D，Byham-Gray L D，et al. KDOQI Clinical Practice Guideline for Nutrition in CKD：2020 Update [J]. Am J Kidney Dis，2020,76(3

Suppl 1):S1 - S107.

[6] Chen T K, Knicely D H, Grams M E. Chronic kidney disease diagnosis and management: a review [J]. JAMA, 2019,322(13):1294 - 1304.

[7] Blanc K, Zaimi R, Dechartres A, et al. Early acute respiratory distress syndrome after pneumonectomy: Presentation, management, and short- and long-term outcomes [J]. J Thorac Cardiovasc Surg, 2018,156(4):1706 - 1714.

[8] Howells P, Thickett D, Knox C, et al. The impact of the acute respiratory distress syndrome on outcome after oesophagectomy [J]. Br J Anaesth, 2016,117(3):375 - 381.

[9] Tandon S, Batchelor A, Bullock R, et al. Peri-operative risk factors for acute lung injury after elective oesophagectomy [J]. Br J Anaesth, 2001,86(5):633 - 638.

第五章

合并内分泌系统疾病的评估和处理

引言

　　内分泌系统疾病是由于其功能状况的变化,激素分泌失调而导致脏器功能异常。对于食管手术影响最严重也是最常见的内分泌系统疾病是糖尿病(diabetes mellitus)和甲状腺功能异常,本章主要阐述上述两种疾病在围术期的评估和管理。

第一节　围手术期血糖管理

　　随着糖尿病患病率的上升,因各种原因需要接受手术的糖尿病患者越来越多。围手术期血糖异常以高血糖为主,主要包括已确诊的糖尿病患者、未被诊断的糖尿病患者以及发生应激性高血糖的患者。针对食管癌患者,围手术期血糖异常(包括高血糖、低血糖和血糖波动)是手术结局较差的独立风险因素,可增加与手术相关的病死率、感染和伤口不愈合、心脑血管事件、吻合口瘘以及移植物缺血坏死等并发症的发生率,从而延长患者的住院时间,影响其术后恢复。因此,围手术期采用合理策略进行血糖控制对使手术顺利进行和围手术期快速恢复至关重要。本节针对食管癌患者术前、术中及术后的血糖管理控制逐一进行阐述。

一、术前血糖管理

1. 既往史回顾

患者入院后需要详细了解以下信息:既往是否伴有糖尿病;糖尿病类型;如

何进行管理(生活方式改变和药物治疗);当前血糖控制情况和相关并发症(如肾病、神经病变、视网膜病变、心血管疾病等)。如果正在使用降糖药物,必须了解方案和药物依从性。

针对所有食管癌患者筛查空腹或随机血糖(伴有糖尿病者检测空腹和餐后2 h 血糖)。若血糖浓度≥7.8 mmol/L,则患者将被安排接受糖化血红蛋白检测且手术;对于血糖浓度<7.8 mmol/L 的患者,则进行常规手术准备。

2. 糖化血红蛋白

糖化血红蛋白反映采血前 3 个月的平均血糖水平,可用于评价长期的血糖控制效果,预测围术期高血糖的风险。糖化血红蛋白升高是围术期病死率和并发症发生率的独立风险因素。建议糖尿病患者术前 4~6 周内检测糖化血红蛋白。糖化血红蛋白≤7%提示血糖控制满意,围手术期风险较低。基于现有文献,对于糖化血红蛋白>10%的食管癌患者,推迟择期手术是合理的。但是,急诊手术不应延迟以达到目标糖化血红蛋白,而重点应放在优化围手术期血糖控制上。因此,建议获得术前糖化血红蛋白检测结果,以评估血糖控制并识别未确诊糖尿病的患者。

3. 口服降糖药物和非胰岛素注射剂

在围手术期口服降糖药物和非胰岛素注射剂的安全性和疗效值得关注。例如,禁食状态下二甲双胍可导致发生乳酸酸中毒和低血糖风险。目前,建议在手术前 3 天保持正常饮食以及口服降糖药物,手术前一晚监测末梢血糖,若血糖浓度≥10 mmol/L,需给予皮下注射胰岛素治疗,之后每小时复测直至血糖浓度恢复正常;若出现低血糖需给予口服葡萄糖。手术当天,建议暂停口服药物,每 2 h 监测末梢血糖,根据结果给予皮下注射胰岛素治疗。此外,钠葡萄糖连接传递因子- 2(sodium glucose-linked transporter,SGLT - 2)抑制剂由于在空腹状态下使用存在酮症酸中毒风险。因此,应在术前至少 24 h 暂停。

4. 胰岛素治疗

入院前使用皮下注射胰岛素的糖尿病患者,胰岛素剂量包括控制基础代谢空腹血糖和控制餐后血糖两部分。手术当日停止使用控制餐后血糖的短效或速效胰岛素类似物,保留使用控制基础血糖的中长效胰岛素并适当减量(手术当日早晨长效和中效胰岛素剂量各减少约 20%和 50%)以减少低血糖风险,手术前一晚也减量可进一步降低风险(图 5 - 1 - 1)。

(1)对于超长效胰岛素,由于其半衰期较长,需要内分泌科医生会诊指导,建议在术前 3 天减少剂量。

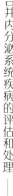

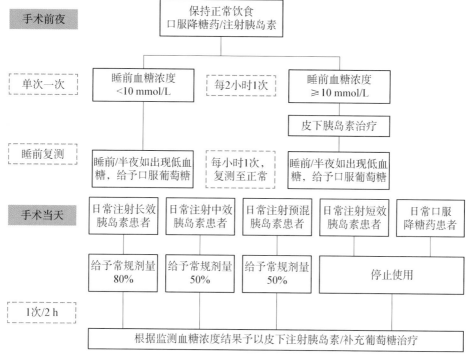

图 5-1-1 术前患者血糖监测和管理策略

（2）对于长效胰岛素，通常在手术前一晚给药，并在手术当天早晨降低20%。对于中效胰岛素，通常在手术前一晚给药，并在手术当天早晨降低50%。

（3）对于接受预混胰岛素的患者，最好在手术前一晚接受长效胰岛素，而不是其预混制剂。

（4）糖尿病患者的手术最好安排在清晨或日间尽早进行，以尽量减少血糖对患者和手术的影响。对于早晨无法进行手术的患者，建议每2h一次持续监测血糖水平，立即发现和治疗低血糖和代谢禁食引起的疾病。建议检查术前血糖水平，低血糖（血糖浓度＜3.9mmol/L）治疗采用葡萄糖片/凝胶或静脉葡萄糖溶液。在重度高血糖（血糖浓度＞13.9mmol/L）或代谢代偿（糖尿病酮症酸中毒或高血糖高渗综合征）的情况下，为了更好地控制血糖，应谨慎推迟手术数小时。

二、术中血糖管理

1. 基本要求

在食管癌根治术中，手术时间较长，可能涉及血流动力学波动、大量液体转移。因此,对于术中血气分析监测血糖浓度>10 mmol/L 的患者,应通过静脉输注胰岛素进行管理,并每小时监测一次血糖浓度。食管癌根治术中常规应补充葡萄糖,目前多采用双通道方法,即一通道给予生理盐水 + 短效胰岛素持续静脉输入(或泵入);或胰岛素泵皮下胰岛素基础量持续输入,另一通道给予静脉葡萄糖营养支持。

2. 麻醉与术中血糖管理

术中麻醉和药物的选择在糖尿病患者中具有重要意义。选择适当的麻醉剂可以减少血糖水平和血压的波动,以及预防术中和术后并发症。例如,乙醚可引起高血糖、胰岛素抵抗以及升高血中乳酸和酮体水平;硫喷妥钠也有急性升高血糖的作用;大量的利多卡因可以出现低血糖;现代吸入式麻醉药影响较小,三氟溴氯乙烷(氟烷)和恩氟烷(安氟醚)在糖尿病患者中可安全使用。研究表明,全身麻醉联合硬膜外麻醉更有利于在手术期间维持稳定的血糖水平和血流动力学。全身麻醉联合硬膜外麻醉可降低和更好地控制糖尿病患者的术中血糖水平。某些药物可通过直接影响胰岛素的分泌或间接影响其他代谢激素的分泌而影响体内葡萄糖的代谢,如依托咪酯可抑制肾上腺皮质醇的合成,影响机体对应激的反应。阿片类药物通过抑制交叉感知反射来抑制应激反应。对于麻醉医师而言,了解糖尿病患者的病情、用药和血糖控制情况,对于控制麻醉深度、减轻应激反应、确保合理使用激素(如地塞米松、氢化可的松、甲泼尼龙等)和含葡萄糖溶液、积极监测并解决血糖水平变化尤为重要。

3. 术中胰岛素的应用

术中血糖控制目标值为 5.5~10 mmol/L,对于术中采用哪种方式维持血糖一直存在争议。为达到血糖控制目标,术中未用胰岛素时一般输注无糖液体。而对术前禁食超过 48 h 的糖尿病患者、手术时间过长(>3 h)者、加用胰岛素的术中患者,在血糖浓度<13.9 mmol/L 的前提下,输注含糖液体可以提供胰岛素作用的底物,减少蛋白质和脂肪分解,减少酮体合成和酸中毒风险。

对于血糖浓度<4.4 mmol/L 患者,需要每 30 min 监测 1 次血糖,同时予以静脉输注至少 100 ml 5% 葡萄糖水溶液(5% dextrose in water solution,D5W)或者 50 ml 10%葡萄糖水溶液(D10W);对于血糖在目标范围内的患者,需每 2 h 对血糖进行持续监测;对于血糖浓度>10 mmol/L 的患者,予以静脉输注胰岛素治疗(图 5 - 1 - 2)。

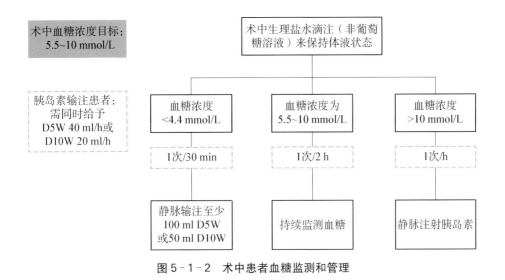

图 5-1-2　术中患者血糖监测和管理

三、术后血糖管理

患者手术结束后至麻醉苏醒室,医师有必要仔细回顾患者术中血糖管理情况,并通过静脉或皮下胰岛素继续密切监测血糖。食管术后患者短期内无法经口进食,术后第 1、第 2 天采用静脉营养,首选基础胰岛素加校正胰岛素。而在给予肠内营养后,胰岛素方案应包括基础、营养和校正成分。

1. 基础性胰岛素

当患者未进食(肠内营养)时,可以长效胰岛素给药,加入静脉营养内,每日一次。

2. 营养性胰岛素

营养性胰岛素也称餐时或餐时胰岛素,使用速效或短效胰岛素可帮助控制与肠内营养摄入相关的高血糖。

3. 纠正性胰岛素

纠正性胰岛素用于通过速效或短效胰岛素抵消高于目标的高血糖。当除营养胰岛素外给予校正胰岛素时,将相同制剂合并为单次给药。

四、积极防治风险因素

严重高血糖(特别是酮症酸中毒或高渗血症)应通过后监测血糖水平获悉,处理与整个围手术期的管理策略相同。对于术后患者发生高血糖(血糖浓度＞16.5 mmol/L)的情况,需要对是否出现酮症进行系统研究。在无酮症的情况下,应迅速添加超快速胰岛素类似物和良好的水合作用。当存在酮症的情况下,在怀疑酮症酸中毒的初始阶段即应呼叫值班医生,并开始给予超快速胰岛素类似物(同时应考虑是否转移至重症监护室)。

五、静脉泵注胰岛素

术中持续静脉泵注胰岛素者,建议术后继续泵注胰岛素,要求每 1～2 h 监测一次血糖。一旦这些患者的血流动力学稳定无须血管加压药,血糖控制最佳且变异性极小,在过去 6～8 h 内输注速率稳定,则从连续静脉输注转换为长效或中效皮下注射胰岛素。由于静脉注射胰岛素的半衰期极短,且长效/中效胰岛素的起效时间延迟。因此,静脉和皮下注射胰岛素必须重叠 2～3 h。开始全胃肠外营养(total parenteral nutrition,TPN)时需要大剂量胰岛素维持血糖,推荐静脉输注胰岛素,营养液剂量稳定后也可在 TPN 中直接加入短效/速效胰岛素。已用胰岛素的患者,TPN 意外中断≥1 h 需要输入含糖液体以避免发生低血糖。

六、低血糖的预防处理

对于非糖尿病患者,低血糖的诊断标准为血糖浓度＜2.8 mmol/L,而糖尿病患者只要血糖浓度≤3.9 mmol/L 就属低血糖范畴。中度低血糖(血糖浓度为 2.3～3.9 mmol/L),特别是严重低血糖(血糖浓度＜2.2 mmol/L)的发生可大大增加围手术期患者的病死率。

低血糖的临床表现:可表现为心悸、发抖、紧张、心慌、易怒、焦虑等交感神经兴奋的症状,也可表现为神志改变、眩晕、反应迟钝、认知障碍、昏迷等中枢神经症状。不同患者在发生低血糖时的感觉不同。因此,在患者感觉有任何不适时,建议立即监测血糖,避免低血糖的发生。

当血糖浓度≤3.9 mmol/L,应停止胰岛素的静脉输注,同时给予 75～100 ml 20%的葡萄糖溶液静脉滴注 10～15 min 后监测血糖,直至血糖浓度≥4.0 mmol/L。当血糖浓度≥4.0 mmol/L 后应重新开始胰岛素的静脉输注,并给予 10%葡萄糖 100 ml/h[胰岛素静脉输注的停用一般不超过 20 min,因静脉使用的胰岛素半衰期很短(7～8 min),尽早重启胰岛素的使用可降低酮症发生的风险]。

七、加强营养支持,尽早恢复肠内营养

营养支持是食管癌围手术期处理的重要组成部分。与肠外营养相比,肠内营养对血糖代谢的影响较小。肠内营养可作为围手术期血糖异常患者营养支持的首选方法。早期肠内营养有助于减轻胰岛素抵抗,更有利于高血糖的控制。对于围手术期患者,只要内环境稳定,术后 24～48 h 即可实施肠内营养,糖尿病患者可选用糖尿病适用型肠内营养制剂。病情平稳的普通病房患者可以过渡到皮下注射胰岛素控制血糖。如果使用中长效胰岛素,应在停用静脉胰岛素前 2～3 h 注射,短效或速效胰岛素在停用静脉前 1～2 h 注射,避免在夜间加用。

·第二节· 甲状腺功能异常

由于甲状腺激素对全身的多种作用,甲状腺功能异常的影响是多方面的,可使外科手术和术后恢复变得复杂化。因此,尽管常规筛查并不适用于在没有疑似指标的患者中检测甲状腺疾病,但在接受手术的患者中,识别、诊断和优化既往存在甲状腺疾病是围手术期的重要考虑因素。因此,对于伴有甲状腺功能异常的患者,在食管癌围手术期采用合理策略对甲状腺功能进行控制,使手术顺利进行,降低围手术期不良事件发生,对促进患者的术后恢复至关重要。

一、甲状腺功能减退(hypothyroidism)

1. 术前筛选

对于无甲状腺功能异常病史的患者,不建议进行常规术前甲状腺功能检查。除非有理由根据不明原因的体重变化、心悸、震颤或排便习惯、皮肤、毛发或眼睛变化等症状怀疑甲状腺疾病。此外,当体检或其他检查证实存在眼球突出、甲状腺肿、反射异常、毛发或皮肤异常或心动过速或心动过缓时,应检查促甲状腺素水平。

对于接受过术前治疗的患者,由于放疗、化疗以及免疫抑制剂对于甲状腺系统可能存在的影响,要充分考虑存在甲状腺功能异常的可能。

对于既往有甲状腺疾病病史的患者,包括甲状腺功能减退接受或未接受治疗的患者、曾行甲状腺手术或放射性碘治疗的患者以及其他可能导致甲状

腺疾病的情况,应在术前评估中纳入甲状腺功能检测,以确定治疗的充分性,并确保术前优化甲状腺治疗。在较大甲状腺肿的患者中,应仔细评估气道(如需要,应包括成像检查),需要与麻醉团队沟通以便制订安全保护气道的适当计划。

2. 并发症

甲状腺功能减退患者发生冠状动脉事件的风险增加,包括心输出量减少(减少幅度高达 30%～50%)、术中低血压、心动过缓,可观察到心电图上的非特异性 ST 改变和低电压,较少见的是尖端扭转型室性心动过速。此外,甲状腺激素缺乏可引起外周血管阻力增加,导致心脏后负荷增加,并通过舒张压升高和收缩压降低导致脉压降低。

在严重的甲状腺功能减退中,低氧通气驱动可被大大抑制,即使在低肺泡氧张力下,每分通气量也几乎不增加。高碳酸血症的通气驱动也常严重受损。尽管这些效应的确切机制尚不清楚,其中一个与呼吸功能受损病因有关的因素是呼吸肌无力,可能使得围手术期管理变得复杂,因为这可能是肺炎和肺不张的易感因素,也可能对手术结局产生不利影响或使术后拔管出现问题。

由于胃肠蠕动减弱,最常见的表现是甲状腺功能减退患者术后便秘,增加肠梗阻的可能性。考虑到术后疼痛管理方案通常使用促进便秘的阿片类药物,这是一个更值得关注的问题。

甲状腺功能减退患者手术的一种罕见但最可怕的并发症是黏液性水肿昏迷,这种疾病的病死率高达 80%。黏液性水肿昏迷表现为精神状态改变,可表现为昏迷或癫痫发作,并有低体温、心动过缓、低钠血症、心力衰竭和低通气等。通常与手术、感染、冷暴露和给予镇静剂等促发因素有关。

3. 术前注意事项

与甲状腺功能减退相关的病理生理学变化通常在甲状腺激素替代治疗后可逆。因此,与其面临急性失代偿的风险,最好推迟择期手术,直至甲状腺激素充分治疗达到甲状腺功能正常。一般选择左甲状腺素的全替代剂量通常为 $1.6\,\mu g/(kg \cdot d)$,一旦促甲状腺素值恢复正常即可手术。如果患者在手术当天禁食,由于其半衰期较长(约为 7 天),患者可能会错过当天左甲状腺素的剂量。如果患者术后不能口服药物,可能会在几天内漏服。但是,如果 5 天后仍无法肠内给药,则应以口服剂量的 60%～80% 的剂量静脉注射左甲状腺素。

对于颈段食管癌患者,多数可能需要行咽喉全食管切除术,对于联合甲状腺叶切除术患者,甲状腺及甲状旁腺功能减退是大多数患者的特定并发症。由于发声功能丧失,患者常难以报告与内分泌并发症相关的症状。因此,术前需全面评估甲状腺 B 超检查结果以及甲状腺功能和电解质水平。

4. 围手术期管理

甲状腺功能减退分为轻度(亚临床甲状腺功能减退)、中度[促甲状腺素水平升高和总甲状腺素水平轻度降低(5 mg/L)]或重度(黏液性水肿昏迷、重度症状或游离甲状腺素水平<5 ng/L)。未经治疗或治疗不充分的轻度/亚临床甲状腺功能减退患者可安全接受手术,不需要延迟手术。术前应开始使用左甲状腺素,并应提高对术后轻微并发症可能性的认识。对于临床甲状腺功能正常的甲状腺功能减退患者,可在术后安全停用甲状腺激素补充剂数次,直至患者能够口服药物。

对于重度甲状腺功能减退患者,非急诊手术应推迟到甲状腺功能减退治疗后。如果需要行急诊手术,应尽快使甲状腺激素水平恢复正常,使用静脉左甲状腺素负荷剂量 200～500 μg,随后每天静脉注射 50～100 μg。如果怀疑黏液性水肿昏迷,应考虑同时给予静脉碘甲腺原氨酸。如果怀疑并发肾上腺功能不全,糖皮质激素应在甲状腺激素之前或与甲状腺激素一起以应激剂量给药。

二、甲状腺功能亢进(hyperthyroidism)

1. 围手术期并发症

甲状腺功能亢进的围手术期风险涉及多个器官系统,特别值得关注的是继发于高动力循环状态的心血管并发症。血管舒张、全身血管阻力降低和肾素-血管紧张素-醛固酮系统改变,可导致水钠潴留导致心输出量增加 50%～300%,使患者易发生高输出量性心力衰竭,可促发或加重心肌缺血症状。在临床和亚临床甲亢患者中,房颤的发生率可达 10%～20%。此外,与严重甲状腺功能亢进相关的分解代谢状态有关并发症包括低白蛋白血症、高热、低钠血症、高钙血症和肌病伴全身和呼吸肌无力,是增加手术风险及不利于术后恢复的全身性影响。

甲状腺危象是甲状腺功能亢进引起的最危险的围手术期并发症,常发生在术中或术后 48 h。甲状腺危象的病死率为 10%～75%,必须在重症监护环境中对患者进行监测,以体温过高、心动过速和精神状态改变为特征表现,最终可能导致心血管虚脱和死亡。由于该疾病如果不及时治疗病死率较高,且完全依靠临床诊断(实验室数据的支持),因此在确诊前通常需根据经验进行治疗。甲状腺危象的治疗包括:①大剂量应用抗甲状腺药物(如丙硫氧嘧啶),抑制甲状腺激素合成;②应用β受体阻滞剂控制目标心率<90次/min;③控制感染,纠正心律失常;④积极保护重要脏器,预防功能失代偿,控制体温,纠正心力衰竭,保护肝肾功能等。

2. 术前心血管状态的优化

由于存在有诱发甲状腺危象的风险,对于以心动过速、意识模糊、发热、胃肠道主诉为特征的显性甲状腺功能亢进患者应始终推迟择期手术。在轻度或亚临床疾病患者中,术前β受体阻滞剂治疗被认为是足够的。对于需要急诊手术的显性甲状腺功能亢进患者,必须密切监测心脏状态。如果有心肺疾病的证据或患者的血流动力学不稳定,则适合在围手术期放置动脉管路或中心静脉压监测仪。应优化心脏状态,受体阻滞剂最常用于此目的。不能耐受β受体阻滞剂的患者应使用钙通道阻滞剂。这些药物应滴定至心率<80次/min,因为它们降低交感神经活性。利血平和胍乙啶都可考虑用于禁用β受体阻滞剂和钙通道阻滞剂的患者。

3. 手术推迟时机

对于因甲状腺功能亢进未得到控制而计划接受限期食管癌手术的患者,应推迟其外科手术,接受稳定的药物治疗方案直至患者甲状腺功能正常,以降低其发生甲状腺危象的风险。亚临床甲状腺功能亢进患者(无症状且游离甲状腺素正常)可进行手术。应在围手术期继续对已治疗的甲状腺功能亢进患者进行药物治疗。如果时间允许,术前安全滴定剂量时,甲状腺功能亢进患者可考虑术前3天开始使用β受体阻滞剂。此外,麻醉医师可根据需要在术中使用短效β受体阻滞剂。

4. 急诊或急诊手术中的处理

需要急诊手术的重度甲状腺功能亢进患者,必须使用有创心血管监测器械进行密切的围手术期监测,给予β受体阻滞剂、抗甲状腺药物和糖皮质激素进行前驱用药。首选β受体阻滞剂包括普萘洛尔(可在手术期间静脉使用,并抑制转化为活性甲状腺激素)或艾司洛尔滴注(由于其为短效药物,允许快速滴定)。抗甲状腺药物甲巯咪唑和丙硫氧嘧啶可减少甲状腺激素合成。当迫切需要快速稳定甲状腺毒症时,可考虑在抗甲状腺药物给药后1 h给予碘剂,以阻断碘的有机化并减少甲状腺激素的合成。此外,应给予应激剂量的糖皮质激素以解决肾上腺储备功能低下,并阻断 T_4 向 T_3 转换。标准方案是手术当天每8 h静脉注射100 mg氢化可的松,3天内逐渐减量。

(杨　洋)

参考文献

[1] Sudhakaran S，Surani S R. Guidelines for perioperative management of the diabetic patient [J]. Surg Res Pract，2015，2015：284063.

[2] Sreedharan R，Abdelmalak B. Diabetes mellitus：preoperative concerns and evaluation [J]. Anesthesiol Clin，2018，36(4)：581 - 597.

[3] Sheehy A M，Gabbay R A. An overview of preoperative glucose evaluation，management，and perioperative impact [J]. J Diabetes Sci Technol，2009，3(6)：1261 - 1269.

[4] Simha V，Shah P. Perioperative glucose control in patients with diabetes undergoing elective surgery [J]. JAMA，2019，321(4)：399 - 400.

[5] Duggan E W，Carlson K，Umpierrez G E. Perioperative hyperglycemia management：an update [J]. Anesthesiology，2017，126(3)：547 - 560.

[6] Himes C P，Ganesh R，Wight E C，et al. Perioperative evaluation and management of endocrine disorders [J]. Mayo Clin Proc，2020，95(12)：2760 - 2774.

[7] Schiff R L，Welsh G A. Perioperative evaluation and management of the patient with endocrine dysfunction [J]. Med Clin North Am，2003，87(1)：175 - 192.

[8] Graham G W，Unger B P，Coursin D B. Perioperative management of selected endocrine disorders [J]. Int Anesthesiol Clin，2000，38(4)：31 - 67.

[9] Wang L，Gao P，Zhang M，et al. Prevalence and ethnic pattern of diabetes and prediabetes in China in 2013[J]. JAMA，2017，317(24)：2515 - 2523.

术后并发症

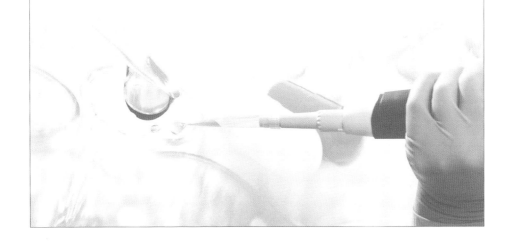

第六章

食管术后循环系统并发症

引言

  食管癌是胸外科常见的肿瘤疾病，手术是有效的治疗方法。尽管手术器械不断更新，医务人员的手术水平也在突飞猛进，但食管癌切除术仍是一种高风险的手术，具有较高的病死率和并发症发病率。随着人口老龄化加剧，食管癌合并心血管疾病的患者呈逐年上升趋势，出现围手术期的心房颤动（简称房颤）、心肌梗死、血栓栓塞和心源性死亡的发生率较高。本章结合相关最新指南和食管外科围手术期治疗经验，对术后出现循环系统并发症的发病机制、临床表现、诊断和治疗进行讨论。

第一节　心房颤动

  虽然微创食管癌手术较传统开放手术在减小创伤上有着明显的优势，但术后房颤仍是食管癌切除术后常见并发症之一。《2020 年欧洲心脏病学会（European Society of Cardiology，ESC）房颤管理指南》中指出，术后房颤被定义为术后出现的围术期新发房颤，常发生于术后第 2～4 天并达到高峰，心脏手术后发生率为 20%～50%，普胸外科手术后的总体发生率为 10%～30%，而食管癌术后的发生率并未被细分。大部分术后房颤最终可以自行终止，且多无明显症状，但术后房颤的出现与未来 5 年内房颤复发的风险呈现 4～5 倍的相关性。加拿大心血管学会（Canadian Cardiovascular Society，CCS）联合加拿大心律学会(Canadian Heart Rhythm Society，CHRS)也发布了《2020 年 CCS/CHRS 综合指南：心房颤动的管理》。该版指南指出术后房颤可能是短暂的，且会导致患者住院时间的增加和医疗费用的上升，术后房颤的发作与上述结果存在独立相关性。2021 年 4 月，英国国家卫生与临床优化研究所(National Institute for Health and Care Excellence，NICE)也颁布了最新一期的房颤管理指南，和其他类似指南一样也提到并简明归纳了关于术后房颤的预防及治疗等方案，值得围手术期参考及借鉴。

一、分类

2020 年，ESC 发布了最新一版房颤管理指南。此版本较以往发布的指南有重大突破，将房颤分类更新为以下 5 类(表 6-1-1)，并提出建议废除"孤立性房颤""瓣膜/非瓣膜性房颤""慢房颤"等术语。此外，《2020 CCS/CHRS 综合指南：心房颤动的管理》根据房颤的临床模式、房颤的病理生理学、瓣膜和非瓣膜性房颤均进行了分类。在实际临床中 ESC 指南的分类应用相对广泛，本中心参照《2020 年 ESC 房颤管理指南》进行分类。

表 6-1-1　房颤的分类

分　类	定　义
新发房颤	首次被诊断为房颤，不考虑房颤持续时间或相关症状是否存在以及其严重程度
阵发性房颤	在发作后 7 天内自行终止或接受干预而终止的房颤
持续性房颤	持续超过 7 天的房颤，包括≥7 天后因转复(药物或电转复)终止发作的房颤
长期持续性房颤	持续房颤>12 个月，当决定采取节律控制策略时
永久性房颤*	已被患者和医生所接受的房颤，且不再进一步尝试恢复或维持窦性心律

注　*：永久性房颤指的是患者和医生的治疗态度，而不是房颤固有的病理生理学属性，该术语不应用于抗心律失常药物治疗或房颤消融的节律控制策略。如果采用节律控制策略，心律失常将被重新归类为"长期持续性房颤"。

二、术后房颤与食管切除术的关联

1. 发病率

术后房颤是食管癌切除术后最常见并发症之一。有研究显示超过 20% 的食管癌患者在手术后出现房颤。聚焦微创食管癌手术,国外也有研究表明术后房颤的发生率在 10%～30%。更多的文献表明,食管术后房颤常发生于术后的 2～4 天内。

2. 风险因素

食管术后房颤患者的风险因素与患者术前的基础状态、疾病分期、术中情况、术后病情变化均有一定关系。

一项针对不同胸部肿瘤切除手术与术后房颤的相关性前瞻性研究显示,共有 2 588 名患者纳入该研究(全面评估了肺、食管、胸壁、纵隔肿瘤切除术后,房颤发生的风险大小),术后房颤的总体发病率为 12.3%($n = 319$),肿瘤类型包括原发性肺癌、肺转移瘤、食管癌、胸内转移瘤、良性肺肿块、其他纵隔肿瘤、间皮瘤和胸壁肿瘤。上述研究结果显示,食管癌切除术与术后房颤存在着显著相关性($OR = 2.95$;$95\% \ CI$:1.55～5.62)。除手术术式外,术中输血($OR = 1.39$;$95\% \ CI$:0.98～1.98)、年龄≥70 岁($OR = 5.30$;$95\% \ CI$:3.28～8.59)、外周血管疾病史($OR = 1.65$;$95\% \ CI$:0.93～2.92)也是并发术后房颤的高危因素。

另一项针对食管切除术后房颤的风险因素及相关并发症的荟萃分析共涉及 53 项研究的 9 807 名患者,结果显示术后房颤的发生率为 16.5%,大多数食管切除术采用微创腔镜 Ivor Lewis 技术(63.2%)和经裂孔食管切除术(10.8%),TNM 分级以 Ⅱ 期或 Ⅲ 期为主。此项研究结果提示冠心病和高血压与术后房颤相关,而糖尿病、吸烟和慢性阻塞性肺疾病与术后房颤无关。同时,术后炎症作为心肌细胞异常电活动的触发因素可能起着决定性的作用。

2015 年,国外学者 Toufektzian 等众多前瞻性研究结果提示,术前脑钠肽(brain natriuretic peptide,BNP)和氨基末端脑钠肽前体(NT-proBNP)的升高与胸外科术后房颤的发生存在着统计学上的差异,提示存在发生术后房颤的风险。国内有学者就胸外科术后房颤的风险因素进行研究,总体术后房颤的发生率为 22%,男性、开胸手术、术前 B 型利钠肽超过 59 pg/ml 被认为是与术后房颤相关的独立风险因素。国内还有其他学者进一步研究发现:高龄、心脏支架术后或有心绞痛病史、术前 B 型利钠肽≥100 ng/ml、开放手术、术中输血、淋巴结与心包粘连也是导致食管癌术后房颤增加的风险因素。

因此,明确食管癌切除术与术后房颤发生的关联性,在临床治疗方面有重大意义。考虑到术后房颤是一种可预防及治疗的心律失常,通过确定术后房颤的风险因素并予以干预和纠正能够改善患者的预后。

三、诊断评估、预防及管理

1. 诊断评估

《2020 年 ESC 房颤管理指南》的亮点便是提出了"4S‐AF"评估策略,是对房颤患者进行系统性评估的新方案。我们认为对于食管癌术后房颤患者也应当聚焦于此,并应注重脑卒中的评估。"4S‐AF"方案包括脑卒中风险(stroke risk)、症状严重性(symptom severity)、房颤负荷(severity of AF burden)和房颤的基质严重性(substrate severity)。该指南提出:对于房颤患者都要考虑结构化表征,如"4S‐AF"方案,从而简化对不同医疗水平下房颤患者的评估,告知患者治疗决策,推动对房颤患者的最优化管理。

目前,就栓塞风险的评估主要参照"CHA2DS2‐VASc"评分(表 6‐1‐2),其中 S2 和 A2 分别代表既往有血栓栓塞病史和年龄≥75 岁。这两项因素可成倍增加患者血栓栓塞的风险,是房颤患者血栓栓塞的主要风险因素,所以这两项的评分各为 2 分。而 A、H、C、D、Sc、V 则分别代表年龄>65 岁、高血压、心力衰竭、糖尿病、女性和血管疾病等,血管疾病是指心肌梗死、复合型主动脉斑块以及外周动脉疾病,这几项分别代表 1 分。最高评分为 9 分,CHA2DS2‐VASc 评分≥2 分者需口服抗凝药物;评分为 1 分者,口服抗凝药物或不进行抗栓治疗均可;无风险因素,即评分 0 分者无须抗栓治疗。

表 6‐1‐2　CHA2DS2‐VASc 评分

危险因素	分值
充血性心力衰竭/心功能不全	1
高血压	1
年龄≥75 岁	2
糖尿病	1
脑卒中/TIA/血栓史	2
血管病变	1
年龄 65～74 岁	1
性别(女性)	1
总分值	9

2. 预防

《2020 年 ESC 房颤管理指南》中指出,术前在心脏和非心脏手术中使用受体阻滞剂(如普萘洛尔、卡维地洛＋N－乙酰半胱氨酸)与术后房颤发生率降低相关,但与主要不良事件如死亡、脑卒中或急性肾损伤无关。同时,该指南还指出β受体阻滞剂不作为非心脏术后患者预防房颤的药物,而是作为术后房颤的治疗药物来使用。胺碘酮则是预防围手术期房颤最常用的药物。胺碘酮(口服或静脉注射)和β受体阻滞剂在减少术后房颤方面同样有效,但它们的联合使用比单独使用β受体阻滞剂更好。《2020年CCS/CHRS房颤管理指南》中也指出,β受体阻滞剂治疗降低了心脏和非心脏手术的患者术后房颤的发生率,而术后30天的全因别死亡率不受β受体阻滞剂使用的影响。建议在心脏或非心脏手术前接受β受体阻滞剂的患者,在没有禁忌证的情况下术后继续接受β受体阻滞剂治疗。

此外,术前充分了解患者既往史,针对可能导致术后房颤的脏器完善充分的检查,有助于对患者的评估以及有针对性地进行预防。

3. 管理

《2020年ESC房颤管理指南》提出了房颤患者管理的"ABC"整体路径,"A"指抗凝/避免卒中(anticoagulation/avoid stroke),"B"指更好的症状管理(better symptom management),"C"指心血管和共病优化(cardiovascular and comorbidity optimization)。该路径简化了不同医疗水平和不同专业间房颤患者的综合护理。与常规护理相比,ABC路径管理已被证实能够显著降低全因死亡、脑卒中、大出血、心血管死亡风险,降低心血管事件发生率及健康相关费用,我们认为这样的管理路径也适合食管术后房颤患者。

另外,食管术后房颤患者具体管理及治疗步骤可以遵循《2020年ESC房颤管理指南》,主要分为:①术前对血流动力学优化;②术后房颤的药物预防;③术后优化液体平衡、氧合和疼痛控制,继续术前药物预防;④对术后房颤发作时的处置(包括紧急复律、全身抗凝、心率和节律的控制、抗心律失常药物的使用等)。

四、房颤的复律

1. 药物复律

药物复律是以降低心率,控制节律,改善症状,尽早复律为目的。常用的治疗房颤的药物分类有β受体阻滞剂、非二氢吡啶钙通道拮抗剂、洋地黄类药物以及胺碘酮等。《2020年ESC房颤管理指南》指出,胺碘酮被推荐用于所有房颤患者的长期节律控制,包括射血分数降低的心力衰竭患者。在接受索他洛尔治疗的房颤患者中，建议密切监测 Q-T 间期、血清钾水平、肌酐和其他心律失常的风险因素。在使用氟卡尼长期控制心律的房颤患者中，应考虑同时使用房室结阻滞药物（如能耐受）。在密切监测 Q-T 间期、血清钾水平、肌酐及其他心律失常风险因素的情况下，左室功能正常或缺血性心脏病患者可考虑将索他洛尔作为长期节律控制药物（Ⅱb，A）。

本中心重症医学科常规使用艾司洛尔和胺碘酮治疗食管及大部分胸心外科手术后的房颤，经过临床观察符合《2020 年 ESC 房颤管理指南》中提出的两者联合使用比单独使用 β 受体阻滞剂更好，相应的研究仍在进行中。

2. 电复律

食管术后房颤患者很少需要进行电复律治疗，本中心大部分患者经药物复律后好转。《2020 年 ESC 房颤管理指南》指出，房颤的急诊治疗取决于临床症状，对于血流动力学紊乱或左心功能进行性恶化的患者应该行急诊同步电复律。电复律前需要充分衡量患者血栓栓塞的风险。该指南特别强调患有病态窦房结综合征、房室传导阻滞或 Q-Tc 间期延长（>500 ms）的患者，不应当尝试药物复律，除非已经考虑致心律失常和心动过缓的风险。为达到尽早复律成功，直流同步电复律时可将最初的能量选择为 100 J。对于近期初发房颤的患者，使用 100 J 能量电转复可以转复成窦性心律，但是目前普遍推荐的起始能量为 200 J 甚至更高。对于心律失常时间不确定、体重较大、有慢阻肺及肺气肿的患者，可以考虑进一步加大能量选择（300～360 J）。当首次电转复不成功时可以重复进行电转复，有可能在相同的能量下，第 2 次或第 3 次转复就可以成功。《2020 年 ESC 房颤管理指南》指出，对于有症状的房颤患者，推荐房颤（电复律或药物复律）作为心律控制治疗的一部分。考虑到血栓栓塞风险后，仅对血流动力学稳定的患者进行房颤药物转复。在电复律前应考虑使用胺碘酮、氟卡奈德、伊布利特或普罗帕酮的预治疗，以促进电转复的成功。

（何 斌 金 磊）

第二节 心肌梗死

围手术期急性心肌梗死是指在有/无冠状动脉明显狭窄的基础上，由于手术相关的各种因素所诱发导致的急性心肌梗死的一系列表现。

一、诊断

术前可以通过详细的采集病史和体格检查来诊断患者心肌缺血,同时结合其他诊断方法对诊断结果进行确认。一些生化指标(如肌酸激酶、肌酸激酶心肌亚型、肌钙蛋白 I 和 T 以及肌球蛋白)的升高对诊断的敏感度高,但是特异度不高,但这些指标的升高程度可以提示预后。术后早期,主要依赖于血流动力学状态、心电图改变、超声心动图检查结果以及生化指标来排除心肌缺血和心肌梗死。

根据 ESC 的指南,心肌梗死定义为血清心脏标志物的值升高超过诊断标准以及伴有急性缺血性心脏病表现的所有患者。按照世界卫生组织的诊断标准,对于食管癌手术患者围手术期急性心肌梗死诊断要求至少符合下列两个条件。

1. 缺血性胸痛

围手术期急性心肌梗死胸痛发生率比较低,且疼痛通常会被镇痛药和麻醉药物所掩盖。

2. 心电图动态改变

心电图在 50% 伴有心肌梗死的食管癌患者中有诊断价值,40% 的患者心电图异常但无诊断意义,10% 的患者心电图正常。重症医学科常规监测 ST 段导联趋势与 12 导联心电图相比,在高危术后患者中仅有 3% 的患者检测出存在心肌缺血。大多数心肌缺血患者,心电图异常发生在 $V_2 \sim V_4$ 导联,并不在监测导联。大多数患者缺血发生在麻醉过程中、手术快结束以及术后 24 h 后,占 40%～70%;多数患者没有胸痛表现,表现为持续 ST 段的压低,之前经常会有心率增快,长时间 ST 段压低的患者通常肌钙蛋白会增加。术后患者立即做心电图以及术后 2 天做心电图意义最大。伴有冠心病的食管癌患者手术后出现低氧血症、明显呼吸困难和心律失常者,应及时做心肌酶谱和心电图检查,有助于发现围手术期急性心肌梗死。因此,在怀疑或具有冠心病且拟行高危食管癌手术的患者,ACC/ESC 的指南建议手术后立即和术后 2 日内行心电图检查作为参照。

3. 血清心脏标志物水平升高

肌酸激酶(creatine kinase-MB,CK - MB)在非外科手术患者中特异度为 100%,敏感度为 77%～92%;在外科手术患者中,CK - MB 特异度为 80%～95%,敏感度为 60%～75%。肌钙蛋白 T 和 I 特异度高,但是在心肌梗死的早期敏感度低,容易导致围手术期心肌梗死漏诊。当肌钙蛋白升高时间不太清楚时，早期标志物肌红蛋白或 CK‑MB 可以表明肌钙蛋白的升高是否是因为新的缺血事件所导致。心脏标志物检测用于高危患者以及具有临床症状、缺血心电图改变或血流动力学有障碍患者。

4. 冠状动脉造影

冠状动脉造影主要用来确认冠状动脉功能是否正常。如果存在功能障碍，在进行诊断性检查的同时，就可以通过血管成形的方式来挽救冠状动脉。

二、治疗

1. 药物治疗

如果患者血压稳定，如平均动脉压＞70 mmHg，可予患者舌下或静脉给予硝酸甘油，或者两种方式同时给药。医生需要详细了解每位患者的术前基础血压，方便对血压进行管理，要保证患者的血压高低值范围不超出基础血压的15%。每项治疗开始后，都要连续追踪心电图变化，以了解是否改善或加重。

如果患者存在心动过速，在已知左心功能没有受损的情况下，尽早使用β受体阻滞剂，如美托洛尔 5 mg 缓慢静脉推注 10 min 以上或 25 mg 口服，或者阿替洛尔 25 mg 口服。目标是在不引起低血压条件下，将患者的心率控制在50～60 次/min。β受体阻滞剂还可以降低恶性心律失常的发生率。

与氯吡格雷相比，普拉格雷和替格瑞洛可降低急性冠脉综合征患者的缺血事件和病死率，并且是由指南推荐的。临床上常用的有效的 P2Y12 抑制剂，包括普拉格雷、替格瑞洛和氯吡格雷，推荐在经皮冠脉介入术之前或最迟在经皮冠脉介入术介入治疗时服用。普拉格雷的推荐剂量是 20 mg 负荷剂量和 3.75 mg维持剂量（每日 1 次，口服）。替格瑞洛推荐剂量是 180 mg 口服负荷剂量和90 mg 维持剂量，每天 2 次。指南推荐所有患者在直接经皮冠脉介入术期间除抗血小板治疗外，还应进行抗凝治疗。建议常规使用肝素，剂量应遵循经皮冠脉介入术的标准建议（即初始推注 70～100 IU/kg），维持部分凝血酶原时间 2 倍于参考值。目的在于减少冠状动脉内血栓范围和限制暴露斑块破裂范围的扩大。

对于 ST 段抬高型心肌梗死患者，症状出现后的 12 h 内可考虑在直接经皮冠脉介入术前静脉注射尼可地尔，以防止冠状动脉微血管损伤。在血流缓慢或无复流的情况下，可考虑冠状动脉内注射尼可地尔。

另外，还需要使用阿片类药物缓解疼痛，来降低耗氧量。常用的方法包括静脉推注吗啡 1～4 mg 或每 5 min 静脉推注 25 μg 芬太尼（共 4 剂），监测呼吸情况，警惕呼吸抑制的发生。

2. 介入治疗

1）主动脉内囊反搏　对于因机械并发症而导致血流动力学不稳定/心源性休克的患者,应考虑主动脉内球囊泵送。对于出现顽固性休克的患者,可在选定的机构考虑短期机械支持。指南建议该技术用于低心输出量状态、难治性低血压、已接受药物治疗但缺血型胸痛复发、有产生大面积心肌坏死潜在风险、多形性室速或难治性肺淤血等,通过增加舒张期血压来增加冠状动脉血流,还可通过降低体循环后负荷以降低左室搏动做功。

2）紧急再灌注治疗　急性心肌梗死患者使用溶栓治疗适合于发病后 12 h 内患者,已行手术者因严重出血风险而不适用,直接急诊冠状动脉支架治疗可降低心肌梗死患者的病死率,且治疗效果优于溶栓治疗,应作为再灌注治疗首选,出现大量出血的风险比较小。如果患者必须行食管癌切除术且冠心病也相当严重,若经过检查认为该患者有做冠状动脉旁路手术的指征,应先做旁路手术来解除冠状动脉供血不足,然后再切除肿瘤。此外,应考虑用血管内超声评估严重程度和优化治疗未保护的左侧主要病变。术后光学相干断层扫描技术评估,包括存在剥离程度、支架贴合不完全程度以及血栓突出的存在,并可能有助于在长期随访中减少心血管不良事件。

三、本中心治疗经验

（1）食管癌术后进行合理抗感染治疗、呼吸机支持,无禁忌证的情况下尽早抗凝及抗血小板治疗。

（2）严格控制出入量,保证有效循环血量,特别是对高危患者,需要动态监测心电图、心肌酶、心率和血压。

（3）由于手术疼痛的存在,患者心肌梗死的临床表现并不是很典型,较少会出现心绞痛,诊断主要是靠心肌酶谱与心电图的动态观察,可以对患者及时诊断和治疗。一旦诊断为心肌梗死,应积极治疗,尽早抗血小板和稳定斑块的治疗,防止梗死面积扩大。

（4）即使完善围手术期管理,一些食管癌患者仍会发生围手术期急性心肌梗死,处理围手术期急性心肌梗死的最佳方法是预防,预防策略应基于患者术前心脏风险及行食管癌手术风险的评估。

（5）围手术期急性心肌梗死的治疗应遵循内、外科医师、麻醉科医师和重症监护等多学科人员所提供的综合处理意见。

（沈培明）

深静脉血栓及急性肺栓塞

深静脉血栓(deep vein thrombosis，DVT)形成是食管恶性肿瘤患者最常发生的术后严重挑战之一，这可能会导致肺栓塞(pulmonary embolism，PE)或其他静脉血栓栓塞(venous thrombo-embolism，VTE)事件。VTE 是一种严重威胁癌症患者生活质量和生存状况的常见疾病，在接受外科手术和新辅助放化疗的恶性肿瘤患者中尤为突出。对于接受食管癌手术的患者而言，已被证实是发生 VTE 的高危人群，术后 VTE 发生率较高。

VTE 包括 DVT 和 PE，两者密切相关，是 VTE 在不同阶段的不同表现形式，临床初始表现可能是 DVT、PE 或两者皆有的症状。由于深静脉系统血栓引起的肺血管床栓塞的临床表现不特异，因而常常难以诊断。

本节主要介绍食管肿瘤术后患者发生 DVT 及急性 PE 的诊疗策略。

一、临床表现

1. 急性 DVT 的临床表现

1）患肢肿胀　是 DVT 最常见的症状。患肢组织张力高，呈非凹陷性水肿，皮肤泛红，皮温较健侧高。肿胀严重者，皮肤可出现水疱。随着血栓部位的不同，肿胀部位也有差异。髂-股静脉血栓患者，整个患侧肢体肿胀明显；而小腿静脉丛血栓患者，肿胀仅局限在小腿。

2）疼痛和压痛　血栓在静脉内引起炎症反应和血栓堵塞静脉引起的下肢静脉回流受阻，可使患肢局部产生持续性疼痛，直立时疼痛加重。压痛主要局限在静脉血栓产生炎症反应的部位。

3）浅静脉曲张　属于代偿性反应。

4）PE　血栓脱落可引起 PE。急性 PE 可严重威胁生命，需急诊就医抢救。

2. 急性 PE 的临床分型及表现

1）临床分型　主要依据患者的血流动力学状况、心肌损伤标志物水平和右心室功能 3 个方面进行综合评估确定。急性 PE 患者合并血流动力学不稳定为高危，血流动力学稳定但合并右心室功能不全和(或)心肌损伤标志物水平升高为中危，而血流动力学稳定且无右心室功能不全和心肌损伤标志物水平升高为低危。

2) 临床表现　PE 的临床表现与栓塞的大小、数量、分布及患者的心肺功能储备情况有关。常因肺动脉血栓栓塞的部位不同而明显不同：①小面积 PE（栓塞面积<20%）可无明显症状，或仅有发热、短暂气急、胸背疼痛、咳嗽、咯血、心悸、多汗或血压下降等不典型症状；②大块或多发性 PE（栓塞面积>50%），可出现典型的呼吸困难、胸痛、咯血和（或）循环衰竭三联征；③猝死型 PE：术后短期内发生大面积 PE，常发生猝死。其在食管手术患者中多表现为术后 7 天内下床活动后突发的呼吸困难、晕厥甚至心搏骤停（表 6 - 3 - 1）。

表 6 - 3 - 1　急性肺栓塞(PE)的临床表现

项目	临床表现
症状	①呼吸困难及气促（80%～90%）；②胸膜炎性胸痛（40%～70%）；③晕厥（11%～20%）；④烦躁不安、惊恐甚至濒死感（15%～55%）；⑤咳嗽（20%～56%）；⑥咯血（11%～30%）；⑦心悸（10%～32%）；⑧低血压和（或）休克（1%～5%）；⑨猝死（<1%）
体征	①呼吸急促（52%）；②哮鸣音（5%～9%）或细湿啰音（18%～51%）；③血管杂音；④发绀（11%～35%）；⑤发热（24%～43%），但多为低热，少数患者可有中度以上的发热（11%）；⑥颈静脉充盈或搏动（12%～20%）；⑦心动过速（28%～40%）；⑧血压变化，血压下降甚至休克；⑨胸腔积液体征（24%～30%）；⑩肺动脉瓣区第二心音亢进（$P_2 > A_2$）或分裂（23%～42%）；⑪三尖瓣区收缩期杂音

对于接受食管手术的患者，任何微小的可疑栓塞表现都应该密切监测和评估。许多食管癌术后发生的 PE 并未被及时诊断，PE 的症状和体征常与术后伤口疼痛、术后吸收热、术后感染等并发症重叠，如果没有客观的检查，无法以症状和体征来诊断 PE。

《胸部恶性肿瘤围术期静脉血栓栓塞症预防中国专家共识（2018 版）》指出，患者术后出现以下几种临床表现应高度警惕 PE 的存在：①自主呼吸时，低氧血症进一步恶化；②具有慢性肺部病变和已知二氧化碳潴留的患者，出现呼吸困难和低氧血症加重，$PaCO_2$ 下降；③不明原因的发热；④在血流动力学监测期间，肺动脉压和中心静脉压突然升高。

二、辅助检查

疑诊 VTE 患者的常规且非特异性诊断检查有动脉血气分析、心电图、胸部 X 线片，可以辅助判断基本发生的可能性，了解疾病的严重程度和其他疾病的相关信息。

1. 动脉血气分析

动脉血气以评估患者肺泡-动脉氧分压差异,但多达 40% 的急性 PE 患者可以不表现为低氧血症(即低动脉血氧分压,或低血氧饱和度),不能单以动脉血气分析结果对 PE 进行排除。

2. 心电图检查

经典的 PE 心电图表现为 S1Q3T3(V_1 导联的 S 波,V_3 导联的 Q 波,以及 V_3 导联的 T 波倒立)和右束支传导阻滞,但在大多数 PE 患者中并不会出现,临床更常表现为窦性心动过速、非特异性 ST 段和 T 波改变。需要注意的是,右心室张力增加的表现(如电轴右偏及右心室肥大)提示可能存在潜在 PE。

3. 胸部 X 线片检查

1) 经典的韦斯特马克(Westermark)征 约见于 2% 的 PE 患者,在 X 线平片上敏感度较低,但特异度高达 92%,其在较大肺动脉分支被栓塞或者广泛的小动脉栓塞而引起肺循环障碍时在胸片上才有明显的改变。X 线片表现:较大面积 PE 时,肺门血管呈"截断"改变,栓塞近侧肺血管扩张增粗,远端突然消失,远端肺野周围呈不对称透亮度、纹理稀疏。

2) Palla 征 即 PE 患者右下肺动脉的远端直径明显扩大,也是 PE 中罕见但很重要的表现。最有意义的测量点位于上腔静脉角以及其远端 1 cm 处,PE 患者测量结果分别为 17 cm 和 15 cm。约 1/4 的患者右侧肺动脉降段明显扩张表现为"香肠样"改变,这是一个非常特异性的表现(图 6-3-1)。

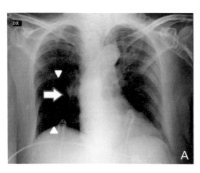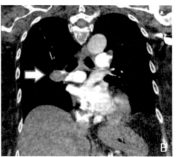

图 6-3-1　急性 PE 的 X 线片 Palla 征和血管造影表现

注　A. 两个白色三角形之间的区域和明显扩张的右降肺动脉,呈"香肠样"(Palla 征);B. 急诊 CT 血管造影显示右肺动脉内有大面积 PE,与急性 PE 一致。

X 线片检查不能用于诊断或排除 PE,但有助于临床医师迅速地排除其他诊断，当出现以上征象时应进一步评估 PE 可能。

4. 血浆 D-二聚体

血浆 D-二聚体水平可以作为 DVT 和 PE 诊断的排除标准。其作为诊断急性 DVT 的灵敏度高（＞99%），血浆 D-二聚体水平高于 $500\,\mu g/L$（酶联免疫吸附试验法）有重要参考价值，其阴性预测值高达 98.6%。在临床实践中，D-二聚体检测并不推荐用于癌症患者或手术患者急性 PE 的诊断。但 D-二聚体阴性也被认为对排除急性 PE 有较高的价值。通常 D-二聚体低于 $500\,\mu g/L$者可基本排除急性 PE。经过年龄校正后的 D-二聚体阈值（阈值：50 岁以上者年龄×$10\,\mu g/L$）在老年患者中应用更准确。对于疑诊 VTE 的食管癌术后患者均应进行该项检查。

5. 心脏血清生物标志物

心脏血清生物标志物（如肌钙蛋白、BNP 和 NT-proBNP）对 PE 的诊断准确率较低。但可能在急性 PE 患者中具有一定的预后价值（如标志物水平升高提示心肌损伤严重、心功能失代偿或死亡风险增加）。其阴性预测意义可能对评估患者的预后更有价值，但根据这一单项指标决定并不可靠。

6. 多普勒超声检查

由于多普勒超声检查便于开展，四肢超声检查、心脏超声和经食管超声心动图检查经常作为疑诊患者首选检查措施，前者可以判断 DVT 的存在，后两者可以检测右心功能的变化，间接提示有无 PE 存在，尤其是经食管超声心动图检查可以更好地发现中心型血栓，尤其是对血流动力学不稳定的患者。

大多数 PE 来源于下肢 DVT，而静脉加压超声未发现 DVT 并不能除外 PE。在食管肿瘤患者中，DVT 还可以发生在患者下肢静脉以外的部位。带有中心静脉导管的患者，尤其是肿瘤患者，上肢 DVT 的风险明显增加，上肢 DVT 也能够导致 PE。对高危患者术前、术后均应进行下肢静脉多普勒超声检查（图 6-3-2）。

按照 Wells-DVT 评估量表，可将患有 DVT 的临床可能性分为非常可能（≥2 分）和可能性很小（＜2 分）。如连续 2 次超声检查均为阴性，对于可能性很小（＜2 分）的患者可以排除诊断，对于非常可能（≥2 分）的患者，建议进一步行螺旋 CT 静脉成像以明确诊断。

对于疑似急性 PE 的患者，常使用简化 Wells-PE 评分量表，将临床可能性分为非常可能（≥2 分）和可能性很小（＜2 分）。超声心动图检查可以发现右心血栓或活动的栓塞。存在 PE 的超声心动图间接征象包括右心室的扩张和运

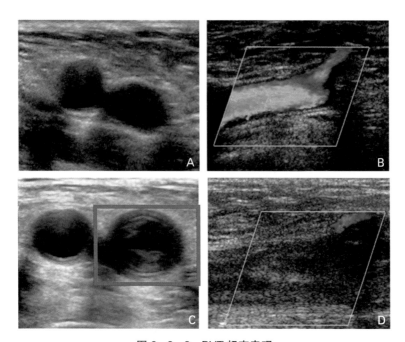

图 6-3-2　DVT 超声表现

注　红色框:下肢股静脉内见血液留滞,管腔堵塞,提示 DVT。

动功能减退、RV/LV 直径比增加、三尖瓣反流、房间隔矛盾运动、室间隔偏向左心室、麦康奈尔(McConnell)征(即右心室游离壁的运动减退并伴有心尖部运动正常)、三尖瓣环收缩期位移减低以及肺动脉的扩张。

对于疑诊急性 PE 且血流动力学稳定的患者而言,除非在超声检查时发现血栓,否则超声心动图检查出现上述任何一项异常并不能确诊 PE,同样超声心动图检查未发现异常征象并不能排除 PE。而血流动力学不稳定患者的超声心动图检查未发现右心功能不全的征象,几乎可以除外急性 PE。这是基于超声心动图检查能够很好地协助鉴别评估低血压的其他病因(如心脏压塞、心脏瓣膜病、左心室功能不全、主动脉夹层和血容量不足)。

对于 CT 或肺通气灌注扫描不能明确诊断的 PE,且下肢静脉加压超声结果阴性的患者,如果患者的心肺功能储备尚可,可以暂不给予抗凝治疗,并定期复查静脉加压超声检查。

对于通过其他方式确诊为 PE 的患者,超声心动图检查可以用于评估患者的心肺功能储备并作为右心功能不全的证据。超声心动图检查还能提供一系列与肺血流动力学相关的独立参数,并能够识别死亡高风险 PE 患者,可能有助于选取合适的患者进行溶栓或导管下碎栓治疗。

7. CT 肺动脉造影

CT 肺动脉造影（computed tomographic pulmonary angiography，CTPA）是疑诊 PE 患者进行评估的最常见和最重要的诊断方式，对 PE 的诊断特异度＞95%，阴性预测值很高，是诊断 PE 的"金标准"（图 6-3-3）。CTPA 的优势在于能够给出更多确切的诊断结果，同时鉴别其他或合并的诊断（如主动脉夹层、肺炎及恶性肿瘤）。CTPA 还能用于评估是否存在右心室功能不全。建议症状出现后 24 h 内完成。

研究数据表明，如果 PE 预测风险和 CT 结果一致则无须进一步检查；当临床预测 PE 可能性与 CT 检查结果不一致时，应进一步检查。

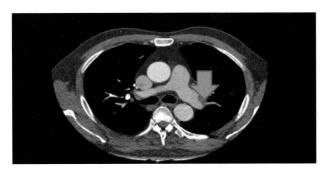

图 6-3-3 典型 PE 的 CTPA 表现
注 箭头内管腔内充盈缺损。

8. 核素通气/灌注显像

通气灌注扫描结果对于胸片正常患者的诊断帮助最大，但食管癌患者术后的异常胸片极为常见，最终常提示非确诊性的结果。患者如有 CTPA 的禁忌证（如对造影剂过敏、妊娠、肾衰竭等）或 CTPA 成像结果不佳等情况，可考虑该检查替代。

9. 肺血管造影

肺静脉造影准确性高，可以有效判断有无血栓、血栓部位、范围、形成时间和侧支循环情况，还常被用来鉴定其他方法的诊断加重。但在重症患者中并不适用，因为造影本身可能加重病变。

肺动脉造影被认为是诊断 PE 的"金标准"，属于侵入性检查。临床中常首先考虑 CTPA 等无创性检查，但对于临床高度疑诊的巨大 PE，且溶栓药物或抗凝药物禁忌的患者,仍建议直接行肺动脉造影,并做好干预准备,将大大减少检查所需的时间和费用。此外,在经右心进行肺血管造影过程中获取的血流动力学数据,也能对患者的治疗提供帮助。

10. MRI 静脉成像

MRI 静脉成像能准确显示髂、股、腘静脉血栓,但不能较准确显示小腿静脉血栓。其优势是无须使用造影剂。

三、预防

目前,对于接受食管手术的 VTE 患者的预防和治疗方法缺乏专门的指南。美国国家综合癌症网络建议所有成年癌症住院患者在无禁忌证的情况下接受抗凝治疗,并贯穿整个住院期间。积极恰当的预防可改善手术患者的预后并降低病死率。对于食管癌术后患者,尤其是 VTE 高风险患者,胸外科相关指南建议术后同时采用基本预防、机械预防和药物预防。

1. 基本预防

1) 健康教育 接受食管手术的患者应接受 VTE 的风险教育。建议患者改善生活方式,包括戒烟戒酒、控制血糖或血脂等。

2) 尽早下地活动 鼓励患者尽早下地活动,可防止血栓形成,并降低血栓形成的风险。

3) 腿部运动 患者主动抬腿运动有助于预防 DVT 形成,是最简单、安全、有效的方式。但对于食管重症患者,甚至需要入住重症医学科的重症患者,建议使用机械性辅助装置。

4) 避免脱水 围手术期 VTE 与脱水状态密切相关。因此,应密切关注患者术后出入量情况。

2. 机械预防

机械预防也称物理预防,包括入院时的足部推力装置、梯度压力弹力袜、间歇性气动加压装置和神经肌肉电刺激,直到患者可下地活动或患者出院(图6-3-4)。机械预防一般不建议作为单一预防措施。

3. 药物预防

1) 药物预防的时机和持续时间 指南推荐对于食管恶性肿瘤患者的抗凝预防应在术前开始(术前12 h),术后12 h 再次给予。术后抗凝预防应维持7~10 天。对于极高危患者(包括术后残留肿瘤、肥胖或有 VTE 病史的患者),应延长至术后30 天。

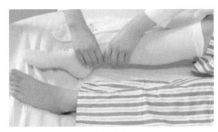
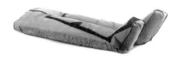
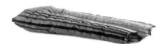

梯度压力弹力袜（GCS）　　　间歇性气动加压装置（IPC）

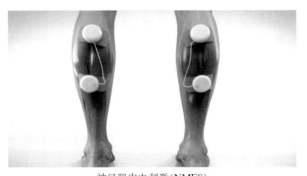

神经肌肉电刺激（NMES）

图 6-3-4　常见的物理预防措施

2）推荐预防药物　低分子量肝素（low molecular weight heparin）已被建议为癌症患者首选的术后抗凝剂，对于中高危 VTE 和低出血风险的术后患者推荐皮下注射低分子量肝素或皮下注射低剂量普通肝素（unfractionated heparin）预防 VTE 形成。对于不能使用低分子量肝素或普通肝素的患者，可考虑使用磺达肝癸钠。

因食管术后患者可能早期进行肠内营养支持，与华法林发生相互作用，增加或降低华法林的抗凝作用。因此，目前暂不推荐维生素 K 拮抗剂用于食管肿瘤患者围术期 VTE 预防。

3）禁忌证　药物预防禁忌证参见表 6-3-2。

表 6-3-2　药物预防 VTE 的绝对禁忌证和相对禁忌证

绝对禁忌证	相对禁忌证
● 近期活动性出血和凝血障碍	● 既往颅内出血
● 骨筋膜间室隔综合征	● 有消化道出血史
● 严重颅脑外伤或急性脊髓损伤	● 急性颅内损害或肿物

（续表）

绝对禁忌证	相对禁忌证
● 血小板计数低于 $20 \times 10^9/L$ ● 肝素诱导的血小板减少症 ● 孕妇	● 急性出血史 ● 血小板计数降至 $(20 \sim 100) \times 10^9/L$ ● 类风湿或视网膜病变

注 肝素诱导的血小板减少症禁用肝素和低分子肝素；孕妇禁用华法林。

4）注意事项 由于肝素类抗凝药物的分子量、单位、剂量及活性不同，在预防过程中建议同类药物只能使用一种。对于存在肝肾损害的患者，应谨慎调整剂量。严重肾损害患者不建议使用低分子量肝素和磺达肝癸钠。出血是最严重的药物并发症，围手术期应评估大出血的危险因素（表 6-3-3）。

表 6-3-3 大出血的高危因素

一般的危险因素	特有的危险因素
● 活动性出血	● 腹部手术（男性、术前血红蛋白<130 g/L、恶性肿瘤、复杂手术定义为 2 种或 2 种以上的手术、困难解剖，或吻合不止 1 次）
● 既往大出血	● 术前 3 天内使用氯吡格雷
● 已知的，但未经治疗的出血疾病	● 胸外科手术（全肺切除或扩展切除）
● 严重肾衰竭或肝衰竭	
● 血小板减少症	
● 急性脑卒中	
● 未控制的系统性高血压	
● 术前 4 h 或术后 12 h 内进行腰椎穿刺、硬膜外麻醉或脊髓麻醉	
● 同时使用抗凝剂、抗血小板治疗或溶栓药物	

注 有以上任何一次危险因素都属于大出血的高风险。

使用改良 Caprini 评估量表对食管术后患者进行风险分层，评估强调动态性，术后即刻和病情发生变化时或治疗方案改变等，都要再次评估（表 6-3-4）。

表 6-3-4　手术患者 VTE 风险评估表(Caprini 评分表)

评分	VTE 风险因素
1 分	①年龄 41~60 岁;②小手术;③体重指数>25 kg/m^2;④下肢肿胀;⑤静脉曲张;⑥妊娠或产后;⑦有不明原因的或习惯性流产史;⑧口服避孕药或激素替代治疗;⑨严重中毒症(<1 个月);⑩严重肺病,包括肺炎(<1 个月);⑪肺功能异常;⑫急性心肌梗死;⑬充血性心力衰竭(<1 个月);⑭炎性肠病史;⑮卧床
2 分	①年龄 61~74 岁;②关节镜手术;③大型开放手术(>45 min);④腹腔镜手术(>45 min);⑤恶性肿瘤;⑥卧床>72 h;⑦石膏固定;⑧中央静脉通路
3 分	①年龄≥75 岁;②VTE 史;③VTE 家族史;④凝血因子 V 莱登突变;⑤凝血酶原 G20210A 突变;⑥狼疮抗凝物阳性;⑦抗心磷脂抗体阳性;⑧血清同型半胱氨酸升高;⑨肝素诱导的血小板减少症;⑩其他先天性或获得性血栓形成倾向
5 分	①脑卒中(<1 个月);②择期关节置换术;③髋、骨盆或下肢骨折;④急性脊髓损伤(<1 个月)

不同的风险等级推荐使用不同的 VTE 预防措施(表 6-3-5)。值得注意的是,当患者为中高风险,但对低分子量肝素过敏、发生肝素诱导的血小板减少症或低分子量肝素缺乏时,推荐使用磺达肝癸钠,同时使用机械性预防措施。

表 6-3-5　胸外科手术后患者 VTE 预防推荐意见

| 风险类别 | 大出血 | |
	低风险或中风险	高风险
低风险(0~4 分)	早期活动或机械性预防	
中风险(5~8 分)	低分子量肝素 7~10 天+机械性预防	机械性预防
高风险(≥9 分)	低分子量肝素 30 天+机械性预防	间歇性气动加压装置,一旦大出血风险降低或消失,立即加用药物预防

四、治疗

1. 治疗目的和原则

临床医师制订 PE 治疗决策时,应根据患者的血流动力学状态、右心功能不全/心肌损伤的程度、出血风险、预后、患者的选择以及其他可能影响治疗安全性和有效性的患者个体因素。

如果确诊检查无法快速完成,对于非高出血风险的患者应该在临床疑诊

PE 且未确诊前，即迅速开始经验性抗凝。确诊 PE 的患者抗凝应该迅速达到治疗水平，抗凝治疗应在适当的监测下进行，排除 PE 的患者停止药物抗凝，并进行静脉血栓栓塞的预防。

2. 复苏支持治疗

对于尚未进入重症医学科的高风险食管癌术后患者应尽早实施密切监测，中度风险的次大面积 PE 患者，可能会因此获益。患有 PE 且伴休克的患者病情恶化甚至死亡的风险明显升高，特别是在发生休克后的几个小时内，存在 PE 相关血流动力学不稳定的患者，应该迅速接受复苏治疗，并考虑溶栓治疗。

1）容量管理　针对右心功能不全进行恰当的容量复苏，以及降低 PE 相关的右心前负荷，可以改善心输出量。然而，容量复苏时右心室的过度牵张可能会影响后续的左心室充盈、左心室输出及冠状动脉灌注。因此，对合并 PE 相关低血压的患者应该接受适当的静脉输液治疗。

2）血管活动药物　关于急性 PE 患者使用血管活动药物的临床研究数据有限。肾上腺素和多巴酚丁胺具有正性肌力作用，但多巴酚丁胺的缺点是引起或加重全身低灌注。值得注意的是，提高心脏指数可以使血流从部分阻塞的肺动脉向未阻塞的血管再分布，导致或加重通气-血流比失调。因此，PE 导致低血压的患者应在严密的监测下使用血管活性药物。

3）肺动脉血管扩张剂　吸入一氧化氮和口服磷酸二酯酶抑制剂治疗急性 PE 是近年兴起的热点，通过影响因缺氧导致的血管收缩、血小板活化和血管活性介质的释放，如内皮素、血栓素等，从而降低肺动脉压力并减轻右心负荷。然而目前的临床试验结果尚未确定其有效性和安全性。因此，目前不建议在 PE 合并低血压或严重低氧的患者中常规使用肺动脉血管扩张剂。

4）供氧支持　PE 患者的肺泡-动脉氧分压差增大，在合并有低氧血症的 PE 患者中，氧疗可以用来维持正常的血氧水平。

5）镇静、机械通气和循环支持　气管插管及机械通气可以作为 PE 导致的呼吸衰竭患者辅助治疗支持的一部分。PE 也可发生于部分已经接受机械通气的患者，对于接受机械通气的 PE 患者，正压通气能够降低右心前负荷。此外，机械通气时使用的镇静剂可能引起全身性低血压。多种机械通气方式也可以减少右心后负荷，如俯卧位通气，避免过高的潮气量和 PEEP 以及谨慎的镇静管理，有助于预防低血压的发生及进一步恶化。

伴有循环衰竭的 PE 患者可能会从机械循环支持中获益，但目前还没有深入全面地探讨食管患者在这种情境下机械循环支持的效果。

3. 评估出血风险

所有患者在抗凝开始之前应进行出血风险评估和抗凝治疗禁忌证的评估（表6-3-6和表6-3-7）。需要注意的是，由于阿司匹林和其他非甾体抗炎药显著增加接受抗凝治疗患者的出血风险，因此应考虑减少或避免同时使用该类药物。虽然VTE患者抗凝有导致出血的风险，但对于临床疑诊PE，在短时间内不能确诊或没有高出血风险的患者，临床医师应考虑经验性使用非口服抗凝药物进行治疗。对于高出血风险的VTE患者，因为获益显著大于风险，通常也会考虑开始抗凝治疗。

表6-3-6　外科住院患者出血风险评估表

相关因素	出血风险
基础疾病因素	①活动性出血；②3个月内有出血；③严重肾衰竭或肝衰竭；④血小板计数<50×10⁹/L；⑤未控制的高血压；⑥腰椎穿刺、硬膜外或椎管内麻醉；⑦术前4h至术后12h；⑧同时使用抗凝药、抗血小板治疗或溶栓药物；⑨凝血功能障碍；⑩活动性下消化道溃疡；⑪已知、未治疗的出血疾病
手术因素	①腹部手术：术前贫血/复杂手术（联合手术、分离难度高或超过一个吻合术）；②胰十二指肠切除术：败血症、胰漏、手术部位出血；③肝切除术：原发性肝癌，术前血红蛋白和血小板计数低；④心脏手术：体外循环时间较长；⑤胸部手术：全肺切除术或全肺扩大切除术；⑥其他手术：开颅手术、脊柱手术、脊柱外伤、游离皮瓣重建手术

表6-3-7　抗凝治疗禁忌证

绝对禁忌证	相对禁忌证
• 颅内出血 • 严重的活动性出血 • 恶性高血压 • 近期的脑、眼或脊髓手术	• 近期大手术 • 近期脑血管意外 • 非严重活动性出血 • 严重高血压 • 严重肝肾衰竭 • 严重的血小板减少症（血小板计数<50 000/L）

4. 抗凝治疗

1）肝素治疗

（1）普通肝素：其优势在于相对较短的半衰期、不依赖肾脏清除以及抗凝作用可以被鱼精蛋白逆转。初始抗凝常予2 000～5 000 U或80 U/kg静脉注射,18 U/（kg·h）持续静脉滴注。标准剂量普通肝素的抗凝效果在不同患者个体差异仍然非常大,这种差异使得有必要对普通肝素的抗凝作用进行监测,通过监测活化部分凝血活酶时间（activated partial thromboplastin time, APTT）或肝素水平,滴定式调整患者的个体剂量,尽快使 APTT 达到并维持于正常值的 1.5～2.5 倍,一般在开始普通肝素治疗后的第 1 个 6 h 复查 APTT。肝素也可以皮下注射给药,一般先予负荷量 2 000～5 000 U 静脉注射,然后按 250 U/kg 的剂量每 12 h 皮下注射一次。调整注射剂量,使注射后 6～8 h 的 APTT 达到治疗水平,根据 APTT 调整剂量。

需要注意的是由于组织水肿与低血压等因素会影响皮下注射给药的吸收,对于需密切监护的急性 PE 患者首选推荐静脉给药。

（2）低分子量肝素:是临床最常用的预防血栓的药物,美国胸科医师学会（Americam College of Chest Physicians,ACCP）的指南也推荐使用低分子量肝素预防食管切除术后血栓性事件,但在药物选择、剂量和持续时间方面有很大的差异,临床发现即使在食管癌术后预防性使用低分子量肝素,仍然避免不了 DVT 甚至是致命性 PE 的发生。

与普通肝素相比,低分子量肝素的生物利用度更高、半衰期更长、药物清除更可预测。因此,低分子量肝素能够每日 1～2 次,皮下注射,无须监测 APTT 和调整剂量。但必须根据体重给药,不同低分子量肝素的剂量也不尽相同,对于过度肥胖或孕妇宜监测血浆抗 Xa 因子活性,并据此调整剂量。应用低分子量肝素疗程超过 7 天时,应注意监测血小板计数。低分子量肝素要经过肾脏清除,故存在明显肾功能减退（肌酐清除率<30 ml/min）的患者,需要减少用药剂量或用药频率,甚至禁用。

与普通肝素相比,低分子量肝素具有抗凝作用不可完全逆转、半衰期更长、依赖肾脏清除,以及在低血压及组织水肿患者可能会出现抗凝效果降低等特点,这使得在重症医学科中,临床医师可能更倾向选择普通肝素抗凝。

（3）磺达肝癸钠:是一种合成抗凝剂,在指南中被推荐作为低分子量肝素的替代品。与低分子量肝素相比,磺达肝癸钠达到血浆峰浓度更快,半衰期更长,且抗凝血因子 Xa 活性更高。磺达肝癸钠对凝血因子 Xa 存在高度选择性,对凝血酶没有直接影响,不会引起如肝素诱导的血小板减少症等出血性并发症。

磺达肝癸钠同样需要根据体重指数给药,每日 1 次,皮下注射,无须监测。磺达肝癸钠不会增加术后出血的风险。然而,磺达肝癸钠仍然是通过肾脏代谢的,对于肾功能受损的患者,尤其是肌酐清除率<50 ml/min 的患者应用时需谨慎。磺达肝癸钠在重症医学科的使用中存在与低分子量肝素类似的问题,也更可能倾向于选择普通肝素。

2)口服药物

(1)维生素 K 拮抗剂:PE 患者标准的治疗方案是在开始阶段接受普通肝素、低分子量肝素或磺达肝癸钠后的第 1 天即可加用口服维生素 K 拮抗剂,常见如华法林,初始剂量为 3.0~5.0 mg。由于华法林需数天才能发挥全部作用,因此与肝素类药物至少需重叠使用 5 天,当国际标准化比值(INR)达到 2.0~3.0,至少持续 24 h 方可单用华法林。而对于需要在重症医学科进行治疗的患者,常无法长期使用维生素 K 拮抗剂治疗。

(2)非维生素 K 拮抗剂靶向的口服抗凝剂:也称新型口服抗凝剂(NOACs),按照作用靶点可分为两类,即直接凝血酶抑制剂(如达比加群)和直接 Ⅹa 因子抑制剂(如利伐沙班、阿派沙班和依度沙班)。相比华法林,NOACs 口服药物起效更快,半衰期更短,治疗窗更宽;同时,药代动力学更为稳定和可预测。但达比加群和依度沙班用于治疗 VTE 时需要与非口服抗凝剂治疗重叠 5~10 天。因此,通常不作为临床初始治疗选择。而利伐沙班、阿派沙班可以作为单药口服治疗 VTE,无须与非口服抗凝剂重叠使用,肾功能不全患者也无须滴定或调整药物剂量,且无须进行常规凝血功能监测,应用更为方便。

目前,国内关于此类药物在食管恶性肿瘤的安全性和有效性数据很少,且缺乏 NOACs 的特异性拮抗剂。因此,术后患者一旦发生出血事件,应立即停药,并考虑给予凝血酶原复合物、新鲜冰冻血浆等。

5. 溶栓治疗

溶栓药物可通过将纤溶酶原转化为纤溶酶,导致血凝块的快速溶解。相比抗凝治疗而言,溶栓治疗能够更快速地溶解肺内血栓栓子,恢复肺灌注,同时降低肺动脉压及肺血管阻力,改善右心功能。

纤溶治疗目前主要包括纤维蛋白特异性更强的药物(激活已经结合的纤维蛋白,如在血凝块中的纤溶酶),包括阿替普酶、瑞替普酶和替奈普酶,早期的纤溶药物对纤维蛋白的特异性更差(即会激活全身的纤溶酶),主要包括链激酶和尿激酶。包括内皮细胞在内的许多组织产生天然存在的酶丝氨酸蛋白酶,即组织型纤溶酶原激活物(tissue-type plasminogen activator,t‐PA)。阿替普酶是重组组织型纤溶酶原激活物(recombinant tissue-type plasminogen activator,rt-PA),具有纤维蛋白特异性,并且与纤维蛋白结合的 t‐PA 随着纤溶酶原增加而增加;而存在于体循环中的没有与纤维蛋白结合的 t‐PA 不会广泛激活纤溶酶原。治疗 PE 的阿替普酶标准剂量为 2 h 静脉输注 100 mg。瑞替普酶是重组纤溶酶原激活物(recombinant plasminogen activator,r‐PA)。瑞替普酶的纤维蛋白特异性不及阿替普酶,半衰期也更长。对于 PE 的治疗,瑞替普酶通常需要在 2 min 内静脉给予 10 U,30 min 后再次于 2 min 内静脉给予追加 10 U。替奈普酶是在基因工程下通过多点突变产生的 rt‐PA,替奈普酶的血浆半衰期比瑞替普酶和阿替普酶更长,因此可以单次静脉负荷量注射(如在 5 s 内静脉推注 50 mg)。相比于其他纤溶药物,替奈普酶具有更高的纤维蛋白特异性,并能够抵抗纤溶酶原激活物抑制剂 1(plasminogen activator inhibitor 1,PAI‐1)的抑制作用。阿替普酶、链激酶和尿激酶已获得美国食品药品管理局的批准,并用于治疗 PE,大多数指南推荐使用阿替普酶。

溶栓治疗主要适用于有明显呼吸困难、胸痛、低氧血症等高危或大面积 PE 的急性患者。对于部分中危 PE,若无禁忌证可考虑溶栓。对于血压和右心室运动均正常的低危患者,不宜溶栓。在发生 PE 症状的 48 h 内启动溶栓治疗,似乎能够最大限度地让患者获益;对于 PE 症状长达 2 周的患者,进行溶栓仍然是有效的。尽管确信这些药物可以挽救生命,但临床研究并未发现令人信服的结果以证明溶栓药物可以改善临床病死率。近期一项荟萃分析提示,溶栓治疗能够明显改善急性 PE 患者的生存率,但同时也可明显增加出血风险。

溶栓治疗的主要风险是包括颅内出血在内的大出血,溶栓药物相关的出血甚至可能会导致死亡。研究结果显示,大面积 PE(高风险)患者溶栓治疗后大出血和颅内出血的风险分别为 22% 和 3%。在被认为适合溶栓治疗的患者中,高龄及有合并疾病与出血风险增加有关。在使用溶栓治疗之前,确保不存在溶栓的禁忌证至关重要(表 6‐3‐8)。

表 6‐3‐8 溶栓治疗禁忌证

分 类	名 称
相对禁忌证	①慢性、严重且控制不佳的高血压病史;②严重、难于控制的高血压(收缩压>180 mmHg 或者舒张压>110 mmHg);③3 个月以外的缺血性脑卒中病史;④创伤性或长时间(>10 min)心肺复苏,或者 3 周内的大手术;⑤4 周内有内出血;⑥不可按压止血的血管穿刺;⑦近期有创操作;⑧先前链激酶暴露(5 天前)或先前有链激酶过敏史;⑨妊娠;⑩活动性消化道溃疡;⑪急性心包炎或心包积液;⑫正在使用抗凝药物(如华法林)且 INR>1.7 或凝血酶原时间>15 s;⑬年龄>75 岁;⑭糖尿病视网膜病变

（续表）

分　类	名　称
绝对禁忌证	①颅内出血病史；②已知的结构性脑血管病变（动静脉畸形或动脉瘤）；③已知的颅内恶性肿瘤；④3 个月内缺血性脑卒中（除外 3 h 内的脑卒中）；⑤可疑主动脉夹层；⑥易严重出血的体质（除外月经）；⑦3 个月内有明显的颅内闭合伤或面部创伤

在溶栓期间可以停止或继续使用普通肝素，但是指南通常建议溶栓期间停止使用其他任何抗凝药物治疗。如果在溶栓期间停用了普通肝素，当 APTT 降至治疗范围时，有必要重新开始普通肝素治疗。在溶栓治疗完成后，应继续进行普通肝素的治疗，直到可以安全地过渡到使用具有更长半衰期和可逆性不及普通肝素的抗凝药物。

6. 非药物治疗

1）下腔静脉滤器　放置下腔静脉滤器适用于有抗凝治疗绝对禁忌的急性 VTE 患者，一旦禁忌解除，患者还应接受标准的抗凝治疗。针对高出血风险而短时间出现抗凝治疗禁忌证的急性 VTE 患者，应该放置可回收的下腔静脉滤器。但临床医师需要注意，临时性的物理屏障可以阻止下肢栓子进一步脱落形成 PE，同时可能有增加 DVT 的风险。可回收滤器不应作为永久性滤器继续使用，应在抗凝治疗禁忌证解除后取出。

2）导管介入治疗　在次大面积/中高风险 PE 及大面积/高风险 PE 患者的治疗中，无论是否联合局部溶栓治疗，有关导管下机械性血栓治疗的有效性与安全性优于单独药物治疗的结论，目前缺乏有力的数据支持，导管下溶栓治疗的效果与单独使用溶栓治疗的效果之间比较也尚不充分。不过，导管介入治疗的方法为存在抗凝和溶栓禁忌的大面积/高风险 PE 患者的治疗提供了另一种治疗选择。导管介入治疗可以被考虑作为栓子切除术的替代选择方案。

3）栓子切除术　在大面积/高风险 PE 患者存在溶栓禁忌或溶栓治疗失败的情况下，栓子切除术可作为治疗急性 PE 的手段，且对于在静脉溶栓治疗后循环仍不稳定的患者，心脏体外循环下栓子切除术的抢救方法仍然可能是有效的。

7. 监测和随访

食管术后患者接受抗凝治疗、溶栓治疗、导管介入治疗或手术治疗的急性 PE 患者，都应该在重症医学科接受密切的术后监测，包括心、肺、肾功能、循环和血液系统状态等。且密切关注患者治疗相关的继发病情变化和抗凝溶栓后的并发症情况。

五、本中心治疗经验

食管恶性肿瘤患者围手术期 VTE 发生率较高,VTE 的临床症状不典型或常无症状,发病隐匿,易被临床医师忽视。VTE 的早期识别、早期诊断和规范预防可以有效降低 VTE 的风险。因此,应对所有食管恶性肿瘤的住院患者进行 VTE 风险评估。对于所有患者应根据其风险分层,进行规范的围手术期 VTE 预防。早期识别 DVT 及急性 PE,进行相应的诊断检查及治疗,对改善患者预后有很大帮助。

(何 斌 张 翀)

参考文献

[1] Hindricks G, Potpara T, Dagres N, et al. Corrigendum to: 2020 ESC Guidelines for the diagnosis and management of atrial fibrillation developed in collaboration with the European Association for Cardio-Thoracic Surgery (EACTS): The Task Force for the diagnosis and management of atrial fibrillation of the European Society of Cardiology (ESC) Developed with the special contribution of the European Heart Rhythm Association (EHRA) of the ESC [J]. Eur Heart J, 2021, 42(40):4194.

[2] Hindricks G, Potpara T, Dagres N, et al. 2020 ESC Guidelines for the diagnosis and management of atrial fibrillation developed in collaboration with the European Association for Cardio-Thoracic Surgery (EACTS): The Task Force for the diagnosis and management of atrial fibrillation of the European Society of Cardiology (ESC) Developed with the special contribution of the European Heart Rhythm Association (EHRA) of the ESC [J]. Eur Heart J, 2021, 42(5):373-498.

[3] Andrade J G, Aguilar M, Atzema C, et al. The 2020 Canadian Cardiovascular Society/Canadian Heart Rhythm Society Comprehensive Guidelines for the Management of Atrial Fibrillation [J]. Can J Cardiol, 2020, 36(12):1847-1948.

[4] Kano K, Aoyama T, Nakajima T, et al. Prediction of postoperative inflammatory complications after esophageal cancer surgery based on early changes in the C-reactive protein level in patients who received perioperative steroid therapy and enhanced recovery after surgery care: a retrospective analysis [J]. BMC Cancer, 2017, 17 (1):812.

[5] Lohani K R, Nandipati K C, Rollins S E, et al. Transthoracic approach is associated with increased incidence of atrial fibrillation after esophageal resection [J]. Surg Endosc, 2015, 29(7):2039-2045.

[6] Xie K，Zhang W，Fang J，et al. Prevalence and risk factors of atrial fibrillation during lung and esophageal surgery：a prospective observational study [J]. Medicine (Baltimore)，2018,97(30)：e11549.

[7] Umezawa R，Takanami K，Kadoya N，et al. Assessment of myocardial metabolic disorder associated with mediastinal radiotherapy for esophageal cancer—a pilot study [J]. Radiat Oncol，2015,10：96.

[8] Bossone E，Cademartiri F，Alsergani H，et al. Preoperative assessment and management of cardiovascular risk in patients undergoing non-cardiac surgery：implementing a systematic stepwise approach during the COVID‐19 pandemic era [J]. J Cardiovasc Dev Dis，2021,8(10)：126.

[9] No authors listed. Correction to：2016 ACC/AHA Guideline Focused Update on Duration of Dual Antiplatelet Therapy in Patients With Coronary Artery Disease：A Report of the American College of Cardiology/American Heart Association Task Force on Clinical Practice Guidelines：An Update of the 2011 ACCF/AHA/SCAI Guideline for Percutaneous Coronary Intervention，2011 ACCF/AHA Guideline for Coronary Artery Bypass Graft Surgery，2012 ACC/AHA/ACP/AATS/PCNA/SCAI/STS Guideline for the Diagnosis and Management of Patients with Stable Ischemic Heart Disease，2013 ACCF/AHA Guideline for the Management of ST-Elevation Myocardial Infarction，2014 AHA/ACC Guideline for the Management of Patients With Non-ST-Elevation Acute Coronary Syndromes，and 2014 ACC/AHA Guidelineon Perioperative Cardiovascular Evaluation and Management of Patients Undergoing Noncardiac Surgery [J]. Circulation，2016,134(10)：e192‐e194.

[10] Amsterdam E A，Wenger N K，Brindis R G，et al. 2014 AHA/ACC guideline for the management of patients with non-ST-elevation acute coronary syndromes：executive summary：a report of the American College of Cardiology/American Heart Association Task Force on practice guidelines [J]. Circulation，2014,130(25)：2354‐2394.

[11] Theochari N A，Theochari C A，Kokkinidis D G，et al. Venous thromboembolism after esophagectomy for cancer：a systematic review of the literature to evaluate incidence，risk factors，and prophylaxis [J]. Surg Today，2022,52(2)：171‐181.

[12] 李辉，姜格宁；中国胸外科静脉血栓栓塞症研究协作组.胸部恶性肿瘤围术期血栓栓塞症预防中国专家共识(2018 版)[J].中国肺癌杂志,2018,21(10)：739‐752.

[13] Giri J，Sista A K，Weinberg I，et al. Interventional therapies for acute pulmonary embolism：current status and principles for the development of novel evidence：a scientific statement from the American Heart Association [J]. Circulation，2019,140(20)：e774‐e801.

[14] January C T，Wann L S，Calkins H，et al. 2019 AHA/ACC/HRS Focused Update of the 2014 AHA/ACC/HRS Guideline for the Management of Patients With Atrial Fibrillation：A Report of the American College of Cardiology/American Heart Association Task Force on Clinical Practice Guidelines and the Heart Rhythm Society

in Collaboration with the Society of Thoracic Surgeons [J]. Circulation，2019，140 (2)：e125 - e151.

［15］中华医学会呼吸病学分会肺栓塞与肺血管病学组,中国医师协会呼吸医师分会肺栓塞与肺血管病工作委员会,全国肺栓塞与肺血管病防治协作组.肺血栓栓塞症诊治与预防指南[J].中华医学杂志,2018,98(14):1060 - 1087.

第七章

食管术后呼吸系统并发症

引言

　　食管术后中肺部并发症仍高居第 2 位,仅次于喉返神经麻痹,且多数严重并发症最终都会导致次生的肺部并发症,并最终导致患者死亡。因此,食管术后呼吸道管理需要引起足够的重视。本章就食管术后常见呼吸系统并发症的诊治详细阐述。

第一节　急性呼吸衰竭

　　急性呼吸衰竭是一种具有高发病率和高病死率的疾病,来自 LUNG SAFE(了解严重急性呼吸衰竭全球影响的大型观察性研究)的一项观察性、国际性、多中心前瞻性队列研究的数据显示,在全球范围内,呼吸衰竭每年影响约 300 万患者,占重症监护室入院人数的 10%。在重症监护室的治疗过程中,近 24% 的患者接受机械通气,病死率高达 46%。因此,食管癌术后的急性呼吸衰竭需要引起足够的重视。

一、发生机制

　　肺交换气体的过程包括从外界吸入新鲜空气的通气过程以及肺泡摄入氧气、排出二氧化碳的换气过程。肺脏在通气或换气过程中出现障碍,均可导致呼吸衰竭的发生。肺通气的过程中根据气道是否受阻及胸廓活动是否受限,可分为阻塞性通气功能障碍和限制性通气功能障碍。肺在换气过程中可因肺内解剖分流增加、肺泡通气/血流比例失调和弥散障碍等因素出现呼吸衰竭。

1. 肺泡通气不足

在食管癌手术中常因膈神经、膈肌损伤而导致呼吸能力下降,肺功能残气量减少,进而出现肺泡塌陷,肺不张发生。术中操作也存在一定程度上对于肺组织的压迫,继而伴随气道分泌物增多,加重肺不张的发生。此外,因食管癌手术创面大,术后疼痛明显,一定程度上患者术后呼吸受限、通气不足。以上因素均不同程度影响肺泡通气,使通气量低于正常值(4 L/min),进而导致低氧血症,发生呼吸衰竭。

2. 通气/血流比例失调

正常肺泡每分通气量为 4 L/min,血流量为 5 L/min,通气/血流比例为 0.8。此时肺泡交换气体效率最佳。食管癌术中常采用单肺通气,长时间单肺通气或二氧化碳压力下,肺泡腔萎缩,小气道也可能因为血管紧张素释放而出现痉挛闭塞,继而发生通气/血流比例失调。术后患者常因疼痛、咳嗽减少、气道清廓能力下降而形成痰栓,继而发生局部小气道塌陷。当通气量低于血流量时,肺间质血管内血液尚未充分氧合便返回左心房,产生静脉分流效应,通气/血流<0.8,进而发生呼吸衰竭。

3. 肺内分流

在食管癌手术中,为了充分暴露视野,往往采用单侧肺通气策略。在单侧肺通气过程中为了维持较高的氧饱和度,麻醉师需要采用高潮气量和高氧浓度,但过度的肺膨胀和高氧浓度会对通气侧肺脏产生损伤。同时,由于体位的影响,血液重新分布到通气侧肺脏,血流对血管剪切效应增加,引起内皮细胞损伤,血管通透性增加,产生肺水肿。继发肺部感染、肺不张等并发症会导致低氧血症的发生。

4. 弥散功能障碍

食管癌手术时间长、手术范围大,术中容量过负荷,易继发肺水肿。外科及麻醉刺激会引起特异性的内皮细胞功能异常、系统性炎症反应等内分泌改变,此时往往很难确定具体原因,但各种炎症介质也可导致肺间质水肿的出现。此外,各种原因导致的肺部感染也可造成肺泡膜的通透性降低,肺泡内气体的弥散距离增加,肺泡和毛细血管之间氧气和二氧化碳的交换速率降低,从而导致低氧血症。

二、原发性肺呼吸功能不全

1. 原发性肺功能不全

理论上,所有术前肺功能低下都可以在术后产生进一步的损害,并使患者的肺功能从代偿状态进入失代偿,继而出现肺功能不全,如术前慢性支气管炎、哮喘和肺间质病变等。严重吸烟的患者无疑是术后呼吸功能不全的极高危患者。

目前,本中心食管癌手术超过80%采用微创方式,术中对术侧肺脏碾压并不严重,而单肺或二氧化碳气胸辅助时间多在1～1.5 h内,所以胸腔出现异常时间并不长。在中山大学肿瘤医院2020年的一项回顾性研究分析中显示,第一秒用力呼气量(FEV_1)/肺活量和残气量/肺总量比值对术后可能的机械通气时间有显著影响。此外,高龄、血小板计数减少、肌酐危急值,或C反应蛋白和乳酸升高也会预示延长机械通气的持续时间。2012年,*Annal Surgery*发表文章阐述食管癌术后急性呼吸功能不全的影响因素,在6 352名患者中急性呼吸功能不全发生率达到27.08%,体重严重下降、肺高压、充血性心力衰竭、肝脏疾病、慢性肺疾患、贫血是相关危险因素,但高血压、糖尿病、吸烟等却不是出现急性呼吸功能不全的高危因素。从以上两个重要的回顾性分析显示,慢阻肺或其他间质性肺病相关的肺高压是要格外注意的术前风险因素。

在客观评估中,血气分析、活动耐量运动试验均可帮助医师判断患者是否可以安全度过手术。

2. 诱导治疗相关肺功能损害

食管癌患者初诊时多已处于晚期,因此术前新辅助治疗是提高外科切除率,改善患者远期生存的重要手段。目前,指南推荐的方法是新辅助放化疗,而免疫检查点抑制剂治疗是目前比较有前途的另外一个重要防线,然而不论是放疗还是免疫治疗都可能造成肺脏的有形或潜在损伤。

爱尔兰一项228例患者的回顾性分析显示,经过术前放、化疗后,FEV_1、肺活量、肺弥散功能均有不同程度的下降,其中有5例患者因放射性肺损伤而失去了手术机会,吸烟和高龄会增加治疗后肺弥散功能的损害,使用卡铂、紫杉醇、5-氟尿嘧啶(5-fluorouracil,5-FU)和顺铂会加剧肺弥散功能下降,而放、化疗后肺弥散功能下降是出现术后呼吸功能衰竭的独立危险因素。除了高龄和吸烟外,尚不确定哪些因素会促进放疗引发肺弥散功能下降,但必须认清治疗前后应有动脉血气和肺功能的评测,而对那些有明显损伤的患者予以高度重视。

免疫检查点抑制剂是目前非常有前景的食管癌围术期治疗药物,其术前新辅助效果甚至不亚于放疗。但免疫检查点抑制剂有其特有的一些免疫相关不良反应,其中免疫相关性肺炎就是一类。我们在连续 60 例的新辅助免疫治疗研究患者中发现,新辅助治疗的肺部并发症达到 6.7%,其中 1 例因重症肺炎死亡。也有单位报道术后出现免疫相关性肺炎,虽然病例很少,但鉴于其高致死率应给予足够的重视,激素冲击治疗是此类患者唯一有效的对策。

3. 食管癌术后早期急性肺损伤(ALI)

食管癌术后早期(3 天内),个别患者会出现单侧或双侧特异性肺功能损害,表现为弥漫性的间质性改变,以肺叶为基础单位,呈进行性加重表现,往往需要高呼气末正压通气呼吸机治疗,但仍有患者预后不佳。关于这种术后早期 ALI 的触发因素尚不清楚。

四川省肿瘤医院对这一术后并发症做过详细分析,在 1 022 例患者中,ALI 的发生率达到 9.7%,其定义为"氧合指数(PaO_2/FiO_2)≤300 mmHg,床边胸片显示双侧/单侧肺渗出且肺水肿放射学评分≥16 分,同时排除心源性肺水肿"。虽然以上报道认为多种因素和术后出现 ALI 有关,且以手术同侧多见,但本中心经验双侧的发生率并没有明显不同。

三、继发性肺功能不全

所有食管癌术后早期突发的急性呼吸衰竭应首先排除吻合口并发症。由于食管癌手术涉及胸腔内消化道重建,所以任何消化道相关穿孔、坏死都将对纵隔和胸腔产生影响。

1. 吻合口瘘和食管气管瘘

(1) 颈部吻合口瘘如果坏死面积大,并有消化液外渗,如果直接漏入纵隔并且引流不畅,则会快速引发双侧胸膜腔的反应性积液,同时刺激肺间质炎症。患者早期会以高热为主,但如果处理不及时会快速进展为呼吸功能不全。处理原则以纵隔引流和移植物切除为首选。

(2) 如果吻合口在胸腔内,同时胸胃内容物很多,短期内有大量胃液进入胸膜腔,也会引起急性的感染性和化学性胸腔感染,并进一步引发急性呼吸功能不全。

(3) 气道食管瘘:部分消化道瘘会直接破溃至气道内,引起气道消化道瘘,此时也可能因为误吸,引发急性呼吸功能不全。

2. 误吸

食管癌术后误吸是非常糟糕的并发症,尤其是夜间误吸。但对于引起急性呼吸衰竭的误吸在临床诊断上存在一定困难,因为和其他原因导致的急性呼吸衰竭鉴别困难,尤其是急性肺梗死,但影像学检查可以给医师一定的帮助。突然间一侧或双侧肺野浸润性改变,均可能与误吸有关,但特异性的术中肺损伤的延迟发作,也不能忽视,这方面医师切不可轻易下结论。尤其是目前细管胃的应用,胃内容物已明显减少,误吸风险也大大下降。

3. 气胸

食管癌术后早期对侧突然发作气胸可以导致急性呼吸功能障碍,有的可以在苏醒室内发作。因此,拔管后患者不明原因的呼吸障碍,一定要行体格检查,如果对侧胸膜腔叩诊鼓音,应当机立断行胸腔穿刺或引流。

四、治疗

急性呼吸功能不全在治疗方面应快速去除病因,并及时进行同期支持和肺部治疗。在去除病因方面包括感染病灶的清除和确切引流、胸腔积气积液的有效去除,并让肺脏充分复张、梗阻气道的疏通等。

但如何控制肺内感染、改善肺的换气功能并充分恢复自主呼吸和氧合是一个更为复杂的重症监护问题,下面以急性呼吸窘迫综合征(ARDS)为例。

1. 控制致病因素

及时去除致病因素是 ARDS 治疗的关键,手术相关感染应及时去除感染灶,感染灶周围充分引流并合理使用敏感抗生素。

食管切除术是一种高度侵入性的手术,具有多种严重的术后并发症。北京大学肿瘤医院的一项研究中指出,食管癌术后引起呼吸衰竭的前几位原因是吻合口瘘、肺炎、声带麻痹和痰栓形成。

对于术后数天出现呼吸衰竭的患者,应考虑是否可能出现严重的并发症,其中由于吻合口瘘引起的胸部感染尤其值得关注。吻合口瘘可以通过消化道钡餐检查、CT、胃镜检查或支气管镜检查来诊断。为了治疗这些患者,除了使用抗生素、充分引流和提供营养支持外,可能还需要手术干预。

痰液栓塞常因术后疼痛,肋间肌、膈肌运动受到限制,导致自主排痰能力减弱。此外,各种原因导致的气道分泌物增多,也加重了痰栓形成的风险。因此,经常监测气道,帮助患者进行呼吸锻炼,促进痰液的清除,必要时使用纤维气管镜人工吸痰也是非常重要的手段。

2. 调控机体炎症反应

1) 糖皮质激素　尽管目前尚未发现直接作用于 ARDS 发生相关的病理生理学机制的药物,但持续的广泛性炎症反应及肺纤维化改变可能是最终导致 ARDS 不良结局的关键原因。而糖皮质激素对减轻 ARDS 纤维增殖从而改善肺顺应性、改善低氧血症这一假说已得到验证。然而同时,糖皮质激素对伤口愈合和免疫反应的抑制作用引起了广泛关注。在一项食管癌术后肺损伤的研究中发现,约 2/3 的患者在诊断出 ALI 时接受了皮质类固醇治疗。在这些患者中,9 名(27%)出现手术部位并发症,10 名(30%)出现重叠感染。因此,在食管切除术后的 ALI 患者中使用皮质类固醇需要注意手术部位并发症的发生,并密切监测以发现新的感染并及时治疗。

2) 西维来司他钠　ARDS 最明显的病理生理学表现是以中性粒细胞(或称多形核白细胞)为最主要炎性细胞在肺部的广泛浸润,而中性粒细胞所释放的以中性粒细胞弹性蛋白酶为代表的酶类物质在 ARDS 的发生和发展中起至关重要的作用。中性粒细胞弹性蛋白酶抑制剂的应用为 ARDS 的治疗找到了一个新的方向。西维来司他钠作为一种中性粒细胞弹性蛋白酶抑制剂,在国内外临床上治疗 ALI 和 ARDS 中运用广泛。目前,多项研究指出,在 ARDS 的治疗过程中,西维来司他钠可显著改善肺功能,这可以通过增加 PaO_2/FiO_2 比率、缩短机械通气时间和重症监护室住院时间来证明。然而,使用西维来司他钠治疗对于患者生存率的影响目前仍存在争议。

3. 呼吸支持

1) 无创呼吸支持

(1) 无创机械通气:除了减轻 ARDS 患者的机械通气所致肺损伤外,避免气管插管可预防呼吸机相关并发症(如呼吸机相关性肺炎)、谵妄和镇静药物的使用,同时可允许患者正常交流和自主咳痰。ARDS 和轻度低氧血症患者可以考虑无创通气,但值得注意的是,如果经无创机械通气 1~2 h 后低氧血症及全身情况不能得到及时改善,应及时行气管插管和充分有创呼吸支持。

(2) 高流量氧疗:因无创正压通气舒适性差、患者耐受性差,且食管癌术后患者常伴有气道分泌物较多等情况而并不常适用。所以高流量鼻导管氧疗越来越多地用于重症监护室的无创呼吸支持。它通过鼻导管以高达 60 L/min 的流速输送加湿氧气。这种形式的氧疗不仅可以通过改变驱动气体中的氧气比例来提供恒定的吸入氧浓度,同时还可以增加呼气末肺容量,减少生理无效腔并减少患者的呼吸做功。上海市胸科医院的经验是每天 1~2 次床旁纤维支气管镜吸痰结合无创机械通气或者高流量氧疗,可大大减少气道分泌物多而自主咳痰差的患者气管插管或气管切开的比例,但需要一天吸痰次数更多者仍需积极气管插管或气管切开治疗。

值得注意的是,虽然高流量氧疗可以提高氧合、耐受和舒适度,并有助于呼吸道分泌物的引流。但目前多项研究指出,在急性低氧性呼吸衰竭患者中,高流量氧疗的插管率虽低于常规氧疗的插管率,但与无创通气的插管率相似。

2)有创呼吸支持

目前,可用于治疗 ARDS 治疗的方式方法相对较少,其治疗的基石是以尽量减少呼吸机引起的肺损伤为目标的机械通气。当患者经无创呼吸支持情况下氧合指数不能维持>200 mmHg 或不能耐受无创呼吸支持,应即刻行气管插管及呼吸机辅助通气。2017 年,根据美国胸科学会,欧洲重症医学会护理医学、重症医学临床实践学会《关于成人急性呼吸窘迫综合征患者的机械通气指南》建议,对于食管癌术后继发 ARDS 患者机械通气将遵循以下原则:

(1)肺保护性通气:虽然较高的 PEEP 可以改善肺泡复张,减少肺压力和劳损,但存在吸气末肺泡过度扩张造成的损伤、肺内分流增加、无效腔增加和肺血管阻力升高导致肺损伤加重。目前,已有许多临床研究指出,小潮气量、低气道平台压通气将最大程度上减少呼吸机相关肺损伤的发生而改善 ARDS 的预后。

(2)俯卧位通气:俯卧位有助于更均匀的肺膨胀,减少通气梯度,使背部等区域局部膨胀增加,同时改善肺通气血流比值,而达到改善氧合指数的目的(图 7-1-1)。目前已有多项随机对照试验(randomized cotrolled trial,RCT)研究证实,当患者术后并发中重度 ARDS 时($PaO_2/FiO_2<150$ mmHg),早期每日实施俯卧位通气 16 h 可显著改善预后,降低病死率。需注意俯卧位过程中各导管在位保护及皮肤压力性损伤,血流动力学不稳定为俯卧位的相对禁忌。

(3)高 PEEP:虽然较高的 PEEP 可以改善肺泡复张,减少肺压力和劳损,并预防一些 ARDS 患者的肺不张,但同时也存在吸气末肺泡过度扩张、肺内分流增加、无效腔增加和肺血管阻力增加导致肺心病的风险。3 个基于高低 PEEP 的大型随机对照试验发现,中度或重度 ARDS($PaO_2/FiO_2<200$)患者随机接受较高 PEEP 的病死率显著降低,而对轻度 ARDS 患者无显著影响。故高呼气末正压通气可适当应用于中重度 ARDS 患者。此外,通过电阻抗断层成像(EIT)进行个体化的 PEEP 滴定,有助于中重度 ARDS 患者选择最适 PEEP。

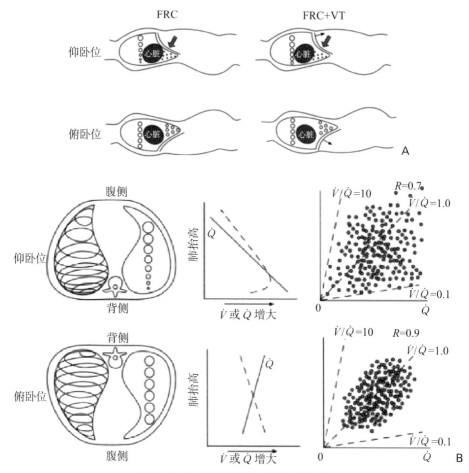

图 7-1-1 俯卧位通气改善氧合机制

注 A. 在功能残气量（functional residual capacity，FRC）下，与俯卧位相比，仰卧位由于更高的胸膜压力、来自心脏的压力和来自腹部内容物的外在压力，肺泡较小。在 FRC 叠加潮气量（tidal volume，VT）下，因为俯卧位时在每次呼吸开始时肺泡体积更均匀，而局部通气分布更均匀。B. 仰卧位时，腹侧肺通气和灌注匹配紧密，而背侧肺匹配明显较差，导致通气血流比例失调。在俯卧位，通气和灌注在整个过程中更紧密地匹配，导致通气/灌注比的分布更紧密。

（4）肺复张：ARDS 患者存在依赖性肺不张，其部分原因是间质和肺泡水肿导致肺重量增加。通过肺复张可以使已经塌陷的肺泡重新充盈并增加参与潮汐通气的肺泡单位的数量，但同时存在使肺泡过度膨胀的风险。故对于肺复张在 ARDS 患者常规管理中的获益仍尚不明确，一般认为对于存在可复张性的 ARDS 中重度患者可尝试使用。

在建立机械通气时,应调整呼吸机至满意氧合,根据个体情况设定个体化通气方案,尽量降低通气相关肺损伤。机械通气规范化流程参见图7-1-2。

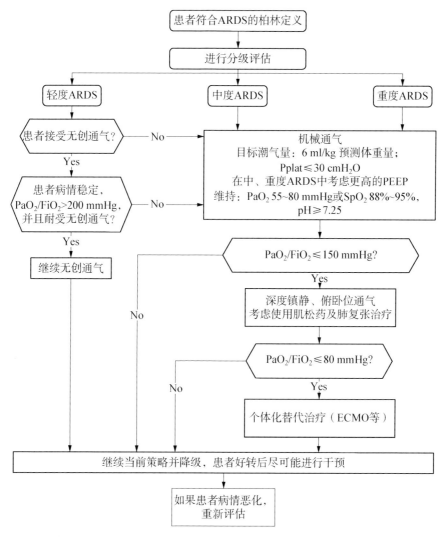

图 7-1-2 ARDS 机械通气治疗标准流程

通常机械通气3天以上且预计1周内无法拔除插管的患者建议行气管切开,尤其是气道分泌物多的患者建议尽早气管切开,改善痰液引流,提升舒适度,减少镇静药物使用。但食管癌术后部分患者胸胃上行路径在胸骨后,做气管切开尤其是穿刺切开时务必注意避开气管前方的胸胃。

4. 抗感染治疗

肺部感染是机械通气必然的伴随状态,或由肺部感染引发急性呼吸功能不全,但两者必然是不可分离的。在有气管切开的情况下,肺部引流好,可一定程度降低感染的程度。任何抗感染治疗都应以病原微生物培养为前提,但食管手术后需注意厌氧菌的经验性覆盖。

5. 液体管理

各种原因导致的非静水性肺水肿的发生是 ARDS 形成的重要病理生理学机制。主要表现为肺泡毛细血管通透性增加及毛细血管内静水压升高,导致血管内液体渗出、漏出。因此,使用利尿剂、限制性静脉补液理论上可减轻肺水肿的程度,但同时可导致有效循环不足、心输出量下降、重要器官灌注不足等不良反应。所以需及时行中心静脉压力、脉搏指数连续心输出量(pulse index continuous cardiac output,PICCO)、肺动脉楔压监测,来评估心输出量及容量负荷情况十分必要。同时,在 ARDS 早期选择晶体复苏,因为此时毛细血管通透性增加。食管癌患者常伴有恶病质存在,故及时监测血清白蛋白水平极为必要,当出现血清白蛋白下降时,应及时、适量给予血浆、人血白蛋白等胶体输注。

6. 营养支持

目前,对于重症患者尽早开展肠内营养支持的意见已达成共识。基于食管手术的特殊性,术前应充分考虑肠内营养供给途径,术中、术后及时行胃管、空肠管留置或胃造瘘手术。每日总热量一般为 105～126 kJ(25～30 kcal)/kg,每日蛋白质量 1.2～2.0 g/kg,尽早开始肠内营养有助于减少因胃肠道功能、黏膜屏障功能障碍导致的肠道菌群异位,进而加重 ARDS。

7. 其他器官功能支持

由于呼吸支持治疗近十几年来的高速发展,低氧血症已不再是 ARDS 的主要死亡原因,取而代之的是因 ARDS 恶化而诱发其他多脏器功能衰竭的发生,同时肺外器官的功能不全可进一步加重肺部病情。故对于肾、肝循环等肺外脏器功能监测,必要时给予相应替代治疗,成为 ARDS 治疗过程中重要的一环。

(祝敏芳 张倩芸)

· 第二节 · 气管纵隔造口的呼吸道管理

气管纵隔造口术（anterior mediastinal tracheostomy）指气道皮肤造口位置低于常规的颈部，而是位于颈静脉切迹以下的纵隔区（图 7 - 2 - 1）。1952 年，George Minor 率先报道了这一术式。1959 年，William R. Waddell 通过描述 4 例类似手术正式提出纵隔造口名称。

气管纵隔造口术早期应用于喉癌术后再发肿瘤手术后的气管造口，目前也逐渐应用于颈段食管癌的外科重建中。由于气管纵隔造口手术复杂、创伤大，术后并发症发生率高，发生并发症后病情凶险，故而手术操作及术后的呼吸道管理尤为重要，本节结合本中心完成气管纵隔造口术式的经验，重点讨论气管纵隔造口的操作要点及术后注意事项。

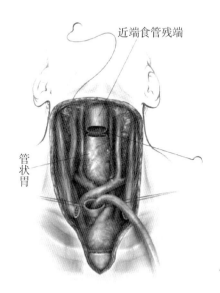

近端食管残端

管状胃

图 7 - 2 - 1　气管纵隔造口

一、适应证

气管纵隔造口术操作难度大，临床应用范围局限，在食管外科主要应用于以下几方面：

（1）喉癌术后复发，需再次手术切除肿瘤并行气管造口。

（2）喉癌及颈胸上段食管癌累及气管后壁膜部，行手术根治。颈胸上段食管癌侵犯气管程度胸科分型如下：①Ⅰ型，气管切除范围在环状软骨以下 2～4 个软骨环之内，可以在颈部完成气管造口；②Ⅱ型，气管切除下缘在颈静脉切迹水平，颈部造口可能存在张力；③Ⅲ型，气管切除下缘达到左无名静脉水平，需要行纵隔造口；④Ⅳ型，气管切除下缘达主动脉弓水平甚至更低，需要更低位的纵隔造口（图 7 - 2 - 2）。

（3）颈段或高位食管癌经内科治疗后导致食管气管瘘，肿瘤仍有残留行外科手术治疗。

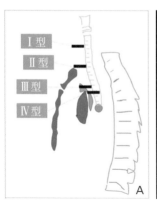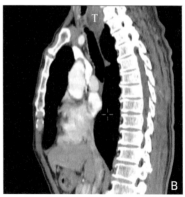

图 7-2-2　颈段食管癌侵犯气管分类及Ⅲ型示例

注　A.颈段食管癌侵犯气管行全喉切除手术时的胸科医院气管切除分型;B.Ⅲ型。

二、手术操作要点

当合并气管向下切除范围至胸骨后时,需要采用前纵隔造口技术。在Griilo教授完善这一术式之前,多数采用胸骨后皮瓣延长气管的办法重建气道,并发症发生率和病死率极高,主要是并发无名动脉出血。之后,Grillo教授

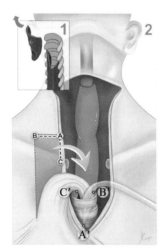

图 7-2-3　"单蒂法的皮瓣重建"气管纵隔造口

注　皮瓣 A、B、C 三点通过翻转的方式,固定于气管后方A′B′C′三点。

通过大范围的骨性前胸壁切除(胸骨柄、双侧锁骨内侧部、第1~2肋软骨)和双蒂皮瓣转移2项技术来减少皮肤气管缝合的张力,并有效消灭无效腔,取得了巨大的成功,通过后续的无名静脉离断、间置大网膜、结肠代等技术的加入,极大地降低了术后致死性并发症的发生。因此,此项技术又称为Grillo 术式。

Grillo 技术虽然很好地解决了Ⅱ、Ⅲ纵隔造口的问题,但对于Ⅳ型患者,尤其是食管癌侵犯气管膜部超过 1/2 以上时,气管膜部切除范围会远达隆突上 5 cm 以内的区域,此时即使 Grillo 方法也不能无张力解决问题,为此上海市胸科医院设计了"单蒂法的皮瓣重建"方式(图 7-2-3),使用一侧皮瓣充分下沉至气管后方,完成膜部重建,特别适用于颈段食管癌的纵隔造口需要。

三、术后管理要点

相比于常规的气管造口，气管纵隔造口位置更低，上呼吸道的组成包括皮瓣部分及气管部分，皮瓣往往比较肥厚，气道内没有支撑，气管比较短，距离隆突比较近，所以呼吸道的管理比较特殊。

（1）术后早期呼吸道可用长款塑料全喉气切套管，一方面套管比较柔软且不会对气道产生不良支撑；另一方面，长的气切套管可跨越皮瓣与气管的吻合口，尽量减少对吻合口的影响；气切套管气囊充气压力不应太大，以免局部压迫气管影响血供，不利于愈合。

（2）纵隔造口术后最重要的日常任务就是密切观察气管膜部及吻合口血供情况（图7-2-4）。早期根据情况更换金属套管，如不能更换，可以间断减压球囊或间断取出，可有效避免膜部长时间受压，并能经常清洗避免局部感染。

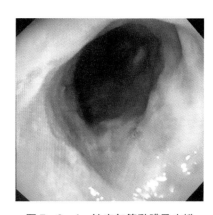

（3）一旦气管膜部出现暗黑缺血表现，应及时行 CT 检查，确认纵隔内有没有积液感染迹象，如果有则应考虑引流甚至二次手术。如出现气管皮肤吻合口愈合不良情况，再排除明显纵隔积液感染的情况下可放置气管支架。

图7-2-4 健康气管黏膜及皮瓣

（4）气管膜部坏死后会出现结痂，切勿轻易在内镜下随意清理，否则极易出现大出血死亡。

（5）1周后气道情况稳定，可退出气切套管经内镜下完整观察吻合口愈合情况，特别是单蒂法皮瓣重建后愈合情况（图7-2-5），视情况决定继续放置气切套管还是更换金属喉管。

（6）由于常规金属喉管曲度较大，我中心曾与生产厂家设计调整特殊的长弧形金属套管（图7-2-6）。

（7）远期患者如果愈合良好，无明显气道狭窄情况，可以脱离气管套管（图7-2-7）。

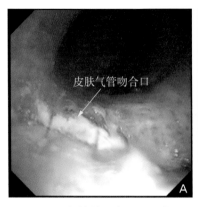
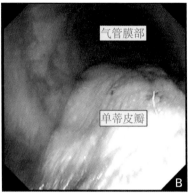

图 7-2-5　气管镜下常规纵隔造口皮肤气管吻合口(A)及单蒂法皮瓣重建(B)

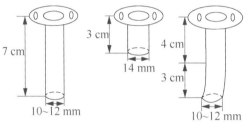
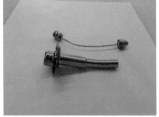

图 7-2-6　特制的金属套管

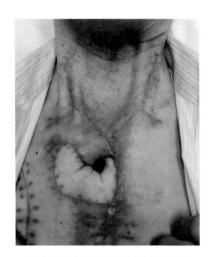

图 7-2-7　远期脱离气管套管

四、并发症处理

1. 致死性大出血

致死性大出血是早期或初学者最容易遇到的严重并发症。日本学者报道颈段食管挽救性手术后气管膜部缺血发生率高达 45%。这主要是在切除颈段食管时本已经过放疗损害的气管膜部缺血更为严重,残留的气管膜部极易在术后坏死、穿孔,进一步感染并造成临近头臂动脉大出血。因此,充分切除缺血气管膜部,使用健康皮瓣组织重建,并尽量消灭无效腔是预防此并发症发生的关键。纵隔造口膜部坏死一旦出现,预后极差。

2. 气道狭窄

纵隔造口后,尤其是上海市胸科医院的单蒂法造口,会有部分气道壁由皮瓣翻转构成,这部分气道会缺乏良好的塑性和支撑力。因此,在涉及皮瓣时务必注意,即便是宽大的气道,也容易塌陷狭窄。如果判断存在有气道狭窄的可能,术后应延长全喉套管的使用时间,甚至要终身带管。

五、本中心治疗经验

近年来,随着 PD-1/PD-L1 等新型药物的应用,食管癌的治疗迎来新的阶段,也给局部晚期患者带来新的选择。但是,免疫治疗带来全身治疗效果的改善也会增加局部晚期患者的比例,气管纵隔造口作为食管癌挽救性手术的重要手段也不会被食管外科医生放弃。良好的手术规划及规范的术后管理能明显降低该项术式的严重并发症,也将会给该项术式带来新的阶段。

(李志刚 李 斌)

·第三节· 气管支气管缺血和胸膜瘘

胸外科术后支气管胸膜瘘(bronchopleural fistula)通常是指肺切除术后发生的支气管残端或吻合口破裂,并引起后续纵隔或胸膜腔感染,既往一旦并发支气管胸膜瘘,病死率高达 50%。但随着内镜及外科技术理念的进步,支气管胸膜瘘患者的病死率已大幅下降。

本节主要讨论食管癌术后出现气管支气管缺血的情况以及继发胸膜瘘的治疗,同时也讨论全喉切除术后气管造口膜部缺血的临床相关问题。文献报道,食管癌术后支气管胸膜瘘的发生率约为 0.3%,低于肺切除术后支气管胸膜瘘的发生率。支气管胸膜瘘主要发生于联合肺脏手术、术中误伤、消化道瘘之后的继发腐蚀,或者全喉术后气管膜部缺血。

一、风险因素

(1) 患者一般状况较差:食管癌患者往往合并营养状况下降,合并贫血、低蛋白血症等,影响术后气管支气管组织营养状况。合并糖尿病的患者亦会增加发生胸膜瘘的风险。

(2) 食管癌肿瘤压迫:上段食管癌与主气管、中段食管癌与右主支气管的关系紧密,肿瘤生长压迫邻近气管支气管,影响局部气管血供。

(3) 食管癌术前放疗:术前患者肿瘤处于进展期,给予诱导放疗或根治性放疗后影响肿瘤旁气管支气管血供营养状况。

(4) 手术因素:食管肿瘤与气管支气管粘连紧密,切除食管过程中直接损伤;术前能量器械使用不当,未造成气管支气管直接损伤,但已引起局部组织烫伤。

(5) 食管癌彻底的淋巴结清扫离断支气管动脉影响支气管血供,特别是隆突下淋巴结清扫。

(6) 全喉术后行颈部气管造口时,主气管过度游离会影响到气管血供,特别是气管膜部的血供。

二、临床表现及诊断

1. 临床表现

症状一般在术后 7 天左右出现,初始症状多为发热,伴有咳嗽、呼吸困难等不适。痰液在早期与胸腔引流液类似,后期合并脓胸时多咳出脓性痰。症状出现越早,说明胸膜瘘越严重,瘘口越大,预后不良。

2. 辅助诊断

胸部 X 线平片是最为简单、有效的鉴别检查,如胸片提示有液气胸或包裹性积液存在,胸部 CT 检查可进一步明确胸膜瘘位置及严重程度。

3. 支气管镜检查

明确诊断仍需支气管镜检查,镜下可直接观察气管膜部有无缺血(图 7-3-1),如气管膜部有较厚痰痂形成应考虑膜部血供不佳。此外,气管镜下还可观察瘘口位置及大小,为下一步治疗提供指导。

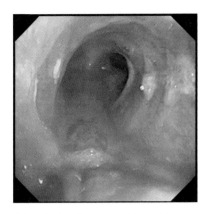

图 7-3-1 气管镜下示气管血供不佳

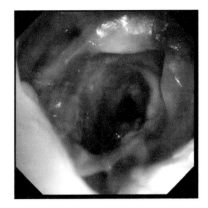

图 7-3-2 气管缺血、坏死与皮肤切口脱开

4. 术后检查

全喉术后气管颈部造口的患者在换药时可直视观察气管膜部颜色及有无气管缺血或坏死表现(图 7-3-2)。

三、治疗

1. 一般营养支持治疗

良好的营养支持是术后胸膜瘘治疗的基础,提供全面的营养支持,控制血糖稳定。

2. 良好的胸腔引流

发生胸膜瘘后应及早给予充分的胸腔引流,通过 CT 及 B 超定位积液位置,充分引流,降低胸腔感染症状,使肺复张贴合瘘口。

3. 气管镜下观察及治疗

气管镜可明确胸膜瘘诊断,根据瘘口位置和大小定制气管支架封堵瘘口。气管支架的应用对于减少胸腔感染,加速瘘口愈合有很大帮助。

4. 外科手术干预

胸膜瘘如果经过内科处理后不能完全愈合或感染灶不能充分引流的情况下需要外科处理。外科干预原则是充分清洗脓腔,暴露瘘口,视情况行瘘口修补。瘘口修补完成后附加组织覆盖,一般选用肋间肌或前锯肌肌瓣。

5. 气管缺血坏死脱落

全喉术后如出现气管缺血、坏死、脱落,需注意防止出现纵隔积液感染,胸部 CT 检查可了解气管造口周围组织情况。经充分换药后可考虑重新清创缝合，如缺血坏死范围较大，可行部分皮瓣移植覆盖。

四、预防

食管癌术后发生胸膜瘘的比例较低，一旦发生往往预后不佳，故重点在于预防。除改善患者的一般营养状况外，术中需注意以下几方面：

（1）若食管肿瘤与气管粘连紧密，食管分离过程中多采用锐性分离，减少电刀、电凝钩的使用。

（2）术中超声刀使用时注意勿将操作后工作面直接接触气管膜部，以减少隐匿性气管膜部缺血、组织坏死及后续胸膜瘘发生。

（3）如术中发现气管局部血供不佳，可在临床评估隆突下淋巴结阴性的情况下不清扫该部位淋巴结，以保护支气管动脉，改善气管、支气管血供；特别是在合并全喉切除行气管颈部造口的患者，需更加注意气管膜部血供的保护。

（4）在食管重建路径选择过程中，食管床路径可为气管膜部提供更好的组织支撑，改善局部血供。

（5）术中注意观察气管膜部的状况，避免遗漏已经存在的气管损伤，发现有气管损伤时及时进行修补。

（6）食管吻合口瘘渗出液流入纵隔可能会增加局部气管损伤率。故一旦发现可疑颈部吻合口瘘，应及时打开颈部切口，充分引流渗出液，以防瘘液流入胸腔纵隔。

（7）全喉术后气管颈部造口患者需注意保护气管血供，在保证颈部造口张力较小的情况下避免过度游离主气管。

五、本中心治疗经验

由于气管与食管的特殊位置关系，食管肿瘤患者术后引起气管、支气管缺血的情况较为常见，实际最终发展为胸膜瘘的情况并不多见。在治疗过程中，做好必要的预防及处置可减少最终支气管胸膜瘘的发生。支气管内镜技术的发展及气管支架的应用减轻了术后胸膜瘘患者的症状，降低了支气管胸膜瘘患者的病死率。

（李　斌）

· 第四节 · 胸膜腔并发症

胸膜腔并发症包括气胸、胸腔积液以及肺不张,在食管癌术后相关并发症中,这三者占较大比例,也是影响食管癌术后康复的重要原因之一。相比于其他手术或者内科疾病患者来说,食管癌术后患者发生的胸膜腔并发症又有些不同特点,将在本节中具体描述。

一、定义和发生原因

1. 气胸

气胸(pneumothorax)是指气体进入胸膜腔,造成积气状态。气胸多因肺部疾病或外力影响使肺组织和脏层胸膜破裂,或靠近肺表面的细微气肿泡破裂,肺和支气管内空气逸入胸膜腔。因胸壁或肺部创伤引起者称为创伤性气胸;因疾病致肺组织自行破裂引起者称自发性气胸,如因治疗或诊断所需人为地将空气注入胸膜腔称人工气胸。气胸又可分为闭合性气胸、开放性气胸及张力性气胸。

与其他原因造成的气胸有所不同,食管癌术后出现的气胸主要有以下几点原因。

(1)术侧气胸往往由于关胸时鼓肺膨胀不全,且胸管位置不当、排气效果不佳导致。

(2)胸腔广泛粘连分离时导致肺漏气,特别是严重肺气肿患者,肺质量较差,破损后自愈能力弱。

(3)对侧气胸多由于术中对侧纵隔胸膜有破口,人工气胸经破口进入对侧胸腔遗留少许积气;或麻醉时加压通气导致对侧肺泡破裂积气。

(4)食管癌术后胸腔内吻合或颈部低位吻合,如发生吻合口瘘,气体可经瘘口进入负压状态的胸腔导致局部积气、积液,这是术者尤其要关注的一类现象。任何术后早期的右侧气胸或皮下气肿都要考虑吻合口并发症的存在,此时及时的消化内镜检查可以帮助确定是否已经出现吻合口胸膜腔瘘。

2. 胸腔积液

胸腔积液是以胸膜腔内病理性液体积聚为特征的一种常见临床症候。胸膜腔为脏层和壁层胸膜之间的一个潜在间隙,正常人胸膜腔内有 5～15 ml 液体,在呼吸运动时起润滑作用,胸膜腔内每天有 500～1 000 ml 的液体形成与吸收,任何原因导致胸膜腔内液体产生增多或吸收减少,即可产生胸腔积液。胸腔积液是胸外科常见并发症之一,可分为血性、浆液性、乳糜性或脓性等,乳糜性又称乳糜胸,脓性多由于消化道瘘引起。

食管癌术后胸腔积液与以下因素有关。

(1)手术原因造成血胸:术中止血夹脱落或电凝焦痂脱落,离断奇静脉Hemo-Lok夹脱落,超声刀或结扎线离断胃网膜血管再出血,胸膜腔广泛粘连后分离导致渗血。

(2)对侧纵隔胸膜有裂口,积液经破口渗入对侧导致对侧胸腔积液,这一现象在目前三切口微创手术后较为常见。

(3)胸膜腔渗出增多:各种炎症刺激,吻合口瘘消化液刺激等可使胸膜毛细血管的通透性增加,导致胸腔积液;尤其是有引流不畅的纵隔感染时,双侧胸膜腔反应性积液尤其常见。

(4)食管癌患者一般营养状况欠佳,低蛋白血症等使血浆胶体渗透压降低,造成漏出性胸腔积液。

(5)合并心功能不全、心包积液或上腔静脉回流受阻使胸膜毛细血管静水压增高,导致漏出性胸腔积液。

3. 肺不张

任何原因引起的肺叶、肺段或肺泡的萎陷称为肺不张。发生肺不张的主要原因有以下几点。

(1)由于胸外科手术后切口疼痛或胸管刺激导致患者不敢用力咳嗽,或由于体质差、咳痰无力,或由于喉返神经损伤致咳嗽无力,由于上述等因素导致痰液不能及时、有效地排出,阻塞支气管导致肺不张。

(2)麻醉及止痛药物的使用使呼吸运动减弱,并抑制了呼吸道的纤毛运动,使肺泡内及支气管内的分泌物易于积聚,促使肺不张的发生。

(3)食管癌术后呕吐或反流致误吸引起肺不张。

(4)部分食管癌手术切开膈肌,使膈肌运动受到影响,同时部分患者迷走神经或膈神经受到手术影响,使肺膨胀受到限制,导致肺不张发生。

(5)胸腔积液不能及时引流也是导致肺不张的重要因素。

二、临床表现及诊断

1. 临床表现

1)一般症状　胸膜腔并发症均可导致有效肺通气不足,临床表现为低氧、呼吸困难、胸闷等不适,这是胸膜腔并发症的最简单直接的征象,还伴有发热、咳嗽等症状。

2) 伴发症状 由于发热、低氧及肺通气不足等,可引起心动过速、房颤等心脏不适表现。

3) 特殊症状 少量气胸一般不引起严重症状,如果出现张力性气胸,患者常表现精神高度紧张、恐惧、烦躁不安、气促、窒息感、发绀、出汗,并有脉搏细弱而快、血压下降、皮肤湿冷等休克状态,甚至出现意识不清、昏迷,若不及时抢救,往往引起死亡。

2. 诊断

食管癌术后胸膜腔并发症的发生率较高,诊断一般结合临床表现及辅助检查,常用的辅助检查有以下几种。

1) 血液实验室检查 术后常规检查,可了解感染程度以及判断血液丢失程度;动脉血气分析可了解患者的氧供情况。

2) X线检查 包括术后早期的床边胸片以及后期立位平片,可了解肺复张情况、有无积气、双侧胸腔有无积液及积液程度;对肺不张的诊断也有直接意义。肺不张在X线片上表现为肺组织透亮度降低、密度增高,间接表现包括肺门及纵隔移位等。

3) 胸部超声检查 对于判断胸腔积液的量、形状及定位治疗有很大帮助,对于诊断气胸也有辅助作用。

4) 胸部CT检查 可准确了解胸腔积气、积液以及轻微肺不张的情况,对于局限性、包裹性的积气、积液有重要诊断意义。

5) 其他检查 通过胸腔穿刺液检查可了解引流液性质,辨别为渗出液或是漏出液;通过乳糜试验判断是否为乳糜液。

三、治疗及预防

1. 气胸

(1) 术中注意事项:术中建立人工气胸时应避免穿刺过快、过深致肺组织损伤,特别是既往有胸膜炎病史患者;如确有损伤,应在术中及时处置,以免术后出现严重肺漏气。尽量避免损伤对侧纵隔胸膜;如有损伤,在手术结束前可通过鼓肺排气减少对侧胸腔积气。

(2) 术后留置胸管时应尽量放至胸顶部,除了引流积液还可引流积气。

(3) 术侧如果排气不畅,仍有大量积气应及时调整胸管位置或重新放置上胸腔引流管。

（4）对侧胸腔出现少量气胸可暂不处置，观察病情变化，如有进展再放置引流管；如果对侧胸腔发生张力性气胸须紧急处置，否则会带来严重的不良后果。

2. 胸腔积液

（1）术中注意事项：避免损伤对侧纵隔胸膜以免渗血、渗液积聚到对侧胸腔。

（2）术后如果诊断对侧胸腔积液，应及时处置；B超定位合适穿刺位置，放置引流管。

（3）局限性包裹积液与局部炎症反应有关，应注意排除局部消化道瘘可能，B超或CT引导下定位穿刺引流可协助诊断，良好的引流也是消化道瘘愈合的关键。

（4）其他治疗：对于营养状况比较差的患者，一般营养支持治疗尤为关键，补充必要的白蛋白，维持正常的胶体渗透压；心源性因素导致的胸腔积液需积极处理心功能不全或心包积液等原发因素。

3. 肺不张

（1）术中注意事项：术中操作轻柔，减少对肺组织、支气管的挤压，缩短手术操作时间；手术结束鼓肺前应尽量吸尽气管支气管内的痰液；术中尽量避免膈神经等神经损伤，减少膈肌的损伤。

（2）术后注意肺部护理，协助患者有效咳嗽、排痰，条件允许时尽早离床下地活动。

（3）如患者咳痰无力、无法有效排痰，可进行纤支镜吸痰。

（4）术后防止呕吐物误吸入呼吸道，保持胃肠减压的通畅，防止胃液反流误吸。

（5）如合并有胸腔积液及时处置引流，使肺得以复张。

四、本中心治疗经验

胸膜腔并发症的发生率较高，贯穿于食管癌术后早期康复中，是影响患者术后早期康复的重要因素。如果积极预防可明显减少气胸、胸腔积液以及肺不张的发生，术后早期康复中及时检查、诊断及治疗也可减轻此类并发症带来的不良反应。

（李　斌）

·第五节· 喉返神经损伤

喉返神经损伤（recurrent laryngeal nerve injury）是食管癌手术中最常见的并发症之一，其发生率文献报道差别较大，低至 5% 左右，发生率高的可达 40%。喉返神经损伤包括喉返神经麻痹和喉返神经完全离断，一侧损伤多表现为声音嘶哑，两侧损伤表现为失声、呼吸困难，严重者会出现窒息。在食管癌术后会引起患者排痰不畅和进食后误吸，导致吸入性肺炎和术后康复延迟。

根据上海市胸科医院的统计，术后喉返神经损伤率在 17% 左右，左侧占 90% 左右，其次是右侧和双侧损伤各占 5%，其中 87% 的患者在半年后会完全恢复。

一、病因

由于上纵隔喉返神经旁是食管癌最易出现淋巴结转移的区域，此处是否清扫干净直接影响后期复发和远期生存。而在神经周围操作，任何牵拉、挤压、热损伤、离断都可能造成神经损伤，并在术后出现声带麻痹。此外，行颈部胃食管吻合或清扫双侧颈段食管旁淋巴结时，若操作不当，也可能会损伤喉返神经。

二、临床表现、诊断及分类

1. 临床表现和诊断

（1）声音嘶哑：声嘶或失声无疑是术后诊断喉返神经损伤最直接的征象，但并不能完全预测损伤程度。有些双侧损伤患者往往在术后早期讲话正常，只是音调略有改变，但随着时间进展会明显出现喘鸣音和呼吸困难。当然，如果患者拔管后即有喘鸣音应与气道痉挛鉴别，否则应高度怀疑是双侧损伤。喉返神经损伤有时会延迟出现，尤其是在术后 3 天后，此时应考虑是缺血引起的脱髓鞘改变。

（2）进流质易呛咳，但在进黏稠的半流质，如香蕉、藕粉时通常没有问题。

（3）双侧损伤患者有明显的喘鸣音、咳痰无力，严重者可致呼吸困难，甚至窒息。

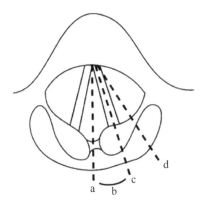

图7-5-1 正常声带位置示意图

注 a.正中位；b.近中线位；c.旁中位；d.外展位。

（4）神经损伤最可靠的诊断方法是间接喉镜检查，亦可在胃镜复查时观察声带功能（图7-5-1），正常情况下声带可在正中位及外展位间活动。如果出现喉返神经损伤，相应侧声带会出现活动度下降，固定于某个位置，临床上最多见固定于旁中位。图7-5-2分别为左侧及右侧声带固定。内镜检查中，正常侧声带在发"yi"音时处于正中位，另一侧声带固定于旁中位。

2. 分级和分类

1）分级 上海市胸科医院喉返神经损伤的分级参见表7-5-1。

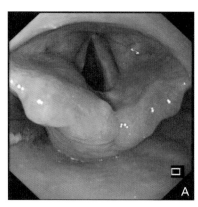
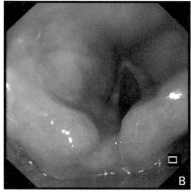

图7-5-2 左侧声带固定(A)及右侧声带固定(B)

表7-5-1 喉返神经损伤分级

分级	临床表现
Ⅰ级	单纯音调改变，不影响出院进程
Ⅱ级	咳痰不利，需气管镜辅助吸痰
Ⅲ级	证实喉返神经损伤，且需无创呼吸机辅助支持
Ⅳ级	证实喉返神经损伤，且气管插管不能拔除或行气管切开

2）分类 声带麻痹分为单侧损伤和双侧损伤，其中90%以上的损伤为单侧，多为左侧。图7-5-3所示为上海市胸科医院统计食管癌术后发生喉返神

经损伤的发生率情况,以每季度为一个计算单元。

变量	Q1,2019	Q2,2019	Q3,2019	Q4,2019	Q1,2020	Q2,2020	Q3,2020	Q4,2020	Q1,2021	Q2,2022	Q3,2021
总体	22.3%	11.0%	27.8%	24.7%	26.1%	27.1%	31.3%	31.4%	22.1%	34.9%	34.2%
左侧	15.7%	10.3%	22.5%	19.1%	23.9%	22.9%	28.7%	25.0%	20.9%	31.7%	32.9%
右侧	0.8%	0.7%	3.6%	2.8%	1.1%	0.6%	2.1%	3.9%	0.6%	1.1%	0.5%
双侧	5.8%	0	1.8%	2.8%	1.1%	3.6%	0.5%	2.5%	0.6%	2.1%	0.9%

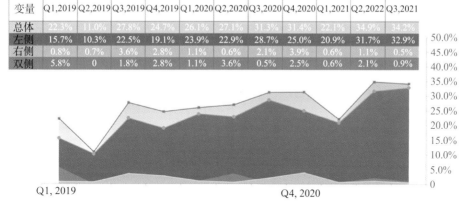

图 7-5-3　上海市胸科医院食管癌术后左右喉返神经损伤情况

三、治疗及预防

(1)术中发现喉返神经误断可行神经端-端吻合术,但远期效果有待大样本病例证实;如果患者病情危重,预计术后康复会因喉返神经损伤而明显恶化,则应及时在术中做预防性气管切开。

(2)术后如果出现声音嘶哑等症状,怀疑喉返神经损伤,治疗重点是改善呼吸功能,鼓励患者有效排痰,必要时积极行纤支镜吸痰。对于术后出现明显呼吸困难,合并喘鸣音,内镜证实双侧声带麻痹的,应果断行气管切开,多数双侧声带麻痹都是暂时性的,经过1~2个月气管切开后都可以成功脱管。基于积极的呼吸道干预,声音嘶哑患者术后住院时间并没有明显增加。

(3)喉返神经损伤患者时常伴有进食功能障碍,此类患者应延长禁食时间;对于失声明显的患者,建议禁食1个月以上,甚至可以伴随术后辅助治疗。患者开始饮食应从黏稠的半流质食物开始,如香蕉、藕粉等。

(4)嗓音练习:声音嘶哑患者可通过术后嗓音练习改善发音,通过发"yī"音,部分患侧声带功能可以恢复,同时健侧声带也可部分代偿;3~6个月后,部分患者发音可恢复,进食功能也有好转。

(5)喉成形术:单侧声带麻痹的患者,如果6个月后声带功能尚不能恢复,可考虑行喉成形术,多采用声带注射治疗(图7-5-4)。声带注射物有透明质酸、自体脂肪等,我中心采用脱细胞真皮基质作为注射物,前期效果满意。术后行声带注射时间也有中心报道早期积极干预,可改善术后生活质量,降低误吸风险,上海市胸科医院也在尝试这一新技术理念。

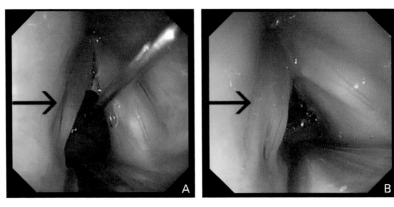

图 7 - 5 - 4　声带注射治疗

注　左侧声带固定(A),经注射后声带的游离缘体积增大,向喉正中移位(B)。

(6) 预防喉返神经损伤的方法无外乎精细的解剖操作,尽量远离神经使用能量器械,动作轻柔,神经裸化并没有被证实会增加喉返神经损伤的发生率。有报道显示,保留神经旁的"闪光膜"有利于减少喉返神经损伤的发生。

四、本中心治疗经验

根治性的二野淋巴结清扫已经成为目前中国食管癌外科治疗的标准路径,双侧喉返神经旁淋巴结是食管癌转移的高发区域,也是清扫获益最大的区域之一。因此,喉返神经损伤也是食管外科医师一直致力于探讨降低的重要并发症之一。即便如此,国内各中心报道的喉返神经损伤发生率多在 10%～20%,有的甚至会更高。所幸,大部分喉返神经损伤只是轻度的,并不影响患者术后康复,在中期随访中声带功能也能逐渐恢复。对上海市胸科医院术后发生声带麻痹患者与无并发症患者的术后住院时间对比,两组患者间无明显差异。

(李志刚　李　斌)

参考文献

[1] Su Q, Li H, Yan H, et al. Prognostic risk factors for respiratory failure after esophagectomy [J]. Transl Cancer Res, 2020, 9(10): 6362 - 6368.

[2] Elliott J A，O'byrne L，Foley G，et al. Effect of neoadjuvant chemoradiation on preoperative pulmonary physiology，postoperative respiratory complications and quality of life in patients with oesophageal cancer [J]. Br J Surg，2019，106(10)：1341 - 1351.

[3] Leng X，Onaitis M W，Zhao Y，et al. Risk of acute lung injury after esophagectomy [J]. Semin Thorac Cardiovasc Surg，2022，34(2)：737 - 746.

[4] Dong J，Wang G D，Wang H Z. Clinical analysis of patients with respiratory failure after esophageal cancer operation [J]. Transl Cancer Res，2021，10(12)：5238 - 5245.

[5] Chen C，Flores R，Kidane B，et al. Application of low anterior mediastinal tracheostomy for locally advanced cervicothoracic esophageal cancer undergoing total laryngopharyngoesophagectomy：a case report [J]. J Gastrointest Oncol，2021，12 (6)：3107 - 3114.

[6] Yamasaki M，Yamashita K，Saito T，et al. Tracheal resection and anterior mediastinal tracheostomy in the multidisciplinary treatment of esophageal cancer with tracheal invasion [J]. Dis Esophagus，2020，33(5)：doz 101.

[7] Wurtz A，De Wolf J. Anterior mediastinal tracheostomy：past，present，and future [J]. Thorac Surg Clin，2018，28(3)：277 - 284.

[8] Klotz R，Probst P，Deininger M，et al. Percutaneous versus surgical strategy for tracheostomy： a systematic review and meta-analysis of perioperative and postoperative complications [J]. Langenbecks Arch Surg，2018，403(2)：137 - 149.

[9] Sihag S，Kosinski A S，Gaissert H A，et al. Minimally invasive versus open esophagectomy for esophageal cancer：a comparison of early surgical outcomes from The Society of Thoracic Surgeons National Database [J]. Ann Thorac Surg，2016，101 (4)：1281 - 1288.

[10] Low D E，Alderson D，Cecconello I，et al. International consensus on standardization of data collection for complications associated with esophagectomy：Esophagectomy Complications Consensus Group (ECCG) [J]. Ann Surg，2015，262(2)：286 - 294.

[11] Tachimori Y，Ozawa S，Numasaki H，et al. Efficacy of lymph node dissection by node zones according to tumor location for esophageal squamous cell carcinoma [J]. Esophagus，2016，13：1 - 7.

第八章

食管术后神经系统并发症

引言

随着现代生活水平的逐步提高,人口老龄化是我国人口发展的必然趋势,国家新型合作医疗制度对医疗事业的支持以及科学技术的进步,高龄及高危人群接受手术治疗的比率逐年提高。由于此类患者大多数身体素质较差,在围手术期一旦发生神经系统并发症,处理相对困难,病情相对复杂,病死率及致残率相对较高。因此,提高对神经系统的认识,对危险因素进行早检测、早干预、早治疗,对降低食管癌术后神经系统并发症的发生率有显著意义。本章主要阐述食管癌术后常见神经系统并发症的诊断和治疗。

·第一节· 术后谵妄

术后谵妄(postoperative delirium)是指患者经历外科手术后出现的谵妄,是术后常见并发症。据报道,食管手术后谵妄的发生率变化很大,为 9%~53%,甚至更多,常见于老年人群。术后在重症监护室的重症患者谵妄发生率可达 50%~80%。术后谵妄主要发生在术后 1~3 天,通常可以完全缓解。新近研究认为,术后谵妄与术后长期的认知和非认知疾病的发生相关,可导致创伤后应激障碍、影响患者生活质量、延长住院时间、增加住院花费,并与术后短期及远期的病死率呈正相关。

一、定义

谵妄的定义在各指南中略有不同,但其特点十分明确,包括急性发病和病情波动性变化、注意力不集中、思维混乱、意识水平改变,这也是谵妄的 4 个诊断标准。2018 年,世界卫生组织发布《国际疾病分类第 11 版(ICD－11)》,对谵妄进行了重新定义:谵妄是急性或亚急性起病的注意障碍(即指向、聚焦、维持和转移注意的能力减弱)和意识障碍(即对环境的定向力减弱),在 1 天内症状常出现波动,并伴其他认知障碍(如记忆、语言、视空间功能或感知觉障碍等),可影响睡眠觉醒周期,其病因常为非精神行为障碍类疾病、物质或某种药物中毒或戒断。根据临床表现,谵妄可分为 3 种类型:①活动亢进型,约占 25%,表现为高度警觉状态、躁动不安、对刺激过度敏感、可有幻觉或妄想,一般易于发现并能及时诊断;②活动抑制型,约占 50%,表现为嗜睡、活动减少,在老年人中较常见,因症状不易被察觉,常被漏诊,预后更差;③混合型,约占 25%,上述两种类型的临床特点均有。

二、病因

术后谵妄的危险因素很多,可分为两大类:易感因素与诱发因素。易感因素主要是指患者在入院之前就已经存在的危险因素,如高龄、认知功能损害、术前合并有贫血、射血分数低、颈动脉狭窄、肌酐水平高、多器官功能不全、视力障碍、听力障碍、酗酒等;诱发因素主要是指患者入院以后出现的危险因素,如疼痛,合并感染,活动受限(保护性束缚),低氧血症,水、电解质紊乱,酸碱失衡,尿潴留,便秘,睡眠剥夺等。

此外,术前合并疾病,术前伴随疾病评分高,围手术期禁食、禁饮及脱水,低钠血症及高钠血症,抗胆碱能药物应用,手术部位(腹部或胸外科手术),术中出血情况也是术后谵妄发生的危险因素。

三、诊断与鉴别诊断

早期诊断是术后谵妄有效治疗的关键。诊断的"金标准"是 DSM－5 或 ICD－10 评分,而上述两种评分复杂,难以及时诊断,且需要专科医生进行深入的神经精神评估,故不适合推广。2017 年 2 月欧洲麻醉学会在 *European Journal of Anaesthesiology* 上发布了最新的以循证医学和专家共识为依据的术后谵妄指南(即 ESA 指南),推荐使用意识模糊评估法(confusion assessment method，CAM 或 CAM‑ICU）和护理谵妄筛查量表（nursing delirium screening scale，Nu‑DESC）早期、快速筛查术后谵妄。其中，CAM 是目前全球使用最广泛的谵妄筛查工具，该量表具有高敏感性和特异性，适用于非精神心理专业的医生和护士筛查谵妄（表8‑1‑1）。CAM‑ICU 适合患者有气管内插管等无法言语配合时使用（表8‑1‑2）。上述两种评分都需要进行一定的培训，而 Nu‑DESC 不需要专业培训，并且比 CAM 或 CAM‑ICU 诊断更加迅速，尤其适于在苏醒室发生谵妄的评估（表8‑1‑3）。

表8‑1‑1　意识模糊评估法(CAM)

特征	表　　现
1. 急性发病和病情波动性变化	与患者基础水平相比，是否有证据表明存在精神状态的急性变化在1天中，患者的(异常)行为是否存在波动性(症状时有时无或时轻时重)
2. 注意力不集中	患者的注意力是否难以集中，如注意力容易被分散或不能跟上正在谈论的话题
3. 思维混乱	患者的思维是否混乱或不连贯，如谈话主题分散或与谈话内容无关思维不清晰或不合逻辑，或毫无征兆地从一个话题突然转到另一个话题
4. 意识水平的改变	患者当前的意识水平是否存在异常，如过度警觉(对环境刺激过度敏感、易惊吓)、嗜睡(瞌睡、易叫醒)或昏迷(不易叫醒)

注　谵妄诊断为特征1+特征2和特征3或特征4阳性=CAM阳性。

表8‑1‑2　ICU意识模糊评估法(CAM‑ICU)

特征	表　　现	阳性标准
1. 意识状态急性改变或波动	患者的意识状态是否与其基线状况不同，或在过去的1天内，患者的意识状态是否有任何波动，表现为镇静表或既往谵妄评估得分的波动	任何问题答案为"是"
2. 注意力障碍	数字法检查注意力(用图片法替代请参照培训手册)，指导语跟患者说：我要给您读10个数字，任何时候当您听到数字8，就捏一下我的手表示。然后用正常的语调朗读下列数字，每个间隔3 s，6、8、5、9、8、3、8、8、4、7，当读到数字8患者未捏手或读到其他数字时患者做出捏手动作计为错误	
3. 意识水平改变	如果 RASS 的实际得分不是清醒且平静(0分)为阳性	RASS 不为"0"

特征	表　现	阳性标准
4. 思维混乱	是非题(需更换另一套问题请参照培训手册):①石头是否能浮在水面上;②海里是否有鱼;③500 g是否比1 kg重;④你是否能用榔头钉钉子;当患者回答错误时记录错误的个数执行指令:对患者说,伸出这几根手指(检查者在患者前面伸出2根手指),然后说,现在用另一只手伸出同样多的手指(这次检查者不做示范),如果患者只有一只手能动,第2个指令改为要求患者再增加一个手指,如果患者不能成功执行全部指令,记录1个错误	错误总数>1

注　谵妄诊断为特征1+特征2和特征3或特征4阳性=CAM-ICU阳性;RASS:Richmond躁动-镇静评分;GCS:格拉斯哥昏迷评分。

表8-1-3　护理谵妄筛查量表(Nu-DESC)

症　　状	评分
1. 定向障碍:言语或行为上表现为分不清时间或地点或周围其他人的身份	0~2分
2. 行为异常:患者的行为与其所处场合和/或本人身份不相称。例如,在不允许的情况下,仍然拉扯身上的导管或敷料,或者试图下床以及类似行为	0~2分
3. 错觉/幻觉:看见或听见不存在的事物,视物扭曲	0~2分
4. 精神运动性迟缓:反应迟钝、无可少有自发活动/言语。例如,患者对针刺反应迟钝和/或不能被唤醒	0~2分

注　总分≥2分即可诊断谵妄。

此外,术后谵妄还应与术后认知功能障碍(postoperative cognitive dysfunction,POCD)、抑郁状态、痴呆相鉴别,POCD是指术后中枢神经系统出现的所有急性或持续存在的功能障碍,包括脑死亡、脑卒中、细微的神经病理体征和神经心理障碍,主要涉及与思考记忆相关的问题,发生时间多在术后1周以后,因其并未在《诊断分析手册》中列出,故仍不属于诊断名称;抑郁状态表现为情绪、心境低落,至少持续2周而痴呆为慢性渐进性改变,两者病情均无明显波动。

四、预防和治疗

谵妄一旦发生,应立刻开始基于病因和症状相关的治疗,因为谵妄的时间越长,治疗开始越晚,认知损害的发生率越高。对于老年患者,可配合脑电图或患者自发眼球活动的改变进行评估。由于术后谵妄是多种易感因素和诱发因素共同作用的结果,所以术后谵妄的预防和治疗主要是针对多种危险因素进行的干预。食管手术患者由于术后引流管及营养管较多,一旦发生谵妄特别是活动亢进型和混合型可能会引起计划外的管路脱落,影响患者预后甚至危及生命,因此预防比治疗更为重要。必须要详细地了解患者的现病史、并存疾病、药物和手术治疗情况,以识别危险因素。《成人术后谵妄防治的专家共识(2020)》针对术后谵妄常见的危险因素给出了相应的干预措施(表8-1-4)。其中术后疼痛已被确定为术后谵妄的主要风险因素。而食管手术相较一般手术创伤更大、切口更多,术后更易发生疼痛,适当的疼痛控制和改善,确保患者舒适度的多学科护理实践可以显著影响患者预后和术后谵妄发生率。

表8-1-4 多因素研究中的危险因素及干预措施

危 险 因 素	干 预 措 施
1. 认知损害	改善认知功能,改善定向力,避免应用影响认知功能的药物
2. 活动受限	早期活动,每日进行理疗或康复训练
3. 水、电解质失衡	维持血清钠、钾正常,控制血糖,及时发现并处理脱水或液体过负荷
4. 高危药物	减量或停用苯二氮䓬类药物、抗胆碱能药物、抗组胺药和哌替啶,减量或停用其他药物以减少药物相互作用和不良反应
5. 疼痛	有效控制术后疼痛,避免使用哌替啶
6. 视觉、听力损害	佩戴眼镜或使用放大镜改善视力,佩戴助听器改善听力
7. 营养不良	给予营养支持
8. 医源性并发症	术后尽早拔除导尿管,避免尿潴留或尿失禁,加强皮肤护理,预防压疮;促进胃肠功能恢复,必要时可用促进胃肠蠕动的药物;必要时进行胸部理疗或吸氧;适当的抗凝治疗;防止尿路感染
9. 睡眠剥夺	减少环境干扰,包括声音和灯光非药物措施改善睡眠

药物方面,各大指南提出避免常规使用苯二氮䓬类药物,必要时可以使用小剂量氟哌啶醇和非典型抗精神病药物治疗。但是在一些特殊情况下可以给予苯二氮䓬类药物。例如,术前高度紧张焦虑或术前长期使用苯二氮䓬类药物的患者,可以谨慎使用。对于酒精滥用患者,术前可使用长效的苯二氮䓬类药物、α_2 受体激动剂、抗精神病药物和酒精预防术后谵妄。因酒精戒断导致术后谵妄患者,首选苯二氮䓬类药物,其次考虑使用 α_2 受体激动剂和抗精神病药物。而对于苏醒期谵妄,苯二氮䓬类药物可能是一个诱发因素,须引起注意。

此外，有研究表明围手术期使用 α_2 受体激动剂（右美托咪定或可乐定）可减少心血管手术患者术后谵妄的发生。在《中国成人重症监护室镇痛和镇静治疗指南（2018）》以及 2020 美国促进康复协会（ASER）发表的术后谵妄预防的共识中均明确表示右美托咪定可减少术后谵妄的发生，它是一种不抑制呼吸的镇静药物，同时具有镇痛效果。有一系列荟萃分析证据表明，与其他镇静剂相比，右美托咪定可降低术后谵妄发生率，可用于谵妄的预防。一般使用右美托嘧啶剂量为 $0.2\sim0.7\,\mu g/(kg \cdot h)$，持续微泵输入，最常见的是低血压和心率减慢的不良反应，发生率＞2%，使用时需注意。而术前预防性使用褪黑素、小剂量氟哌啶醇或非典型抗精神病药物的作用尚不明确，除非患者出现激越行为，威胁到自身或他人安全，并且非药物治疗无效时可使用抗精神病药物改善患者的精神行为异常。对于老年患者，ESA 指南指出，其术后谵妄重在对症支持治疗，而非药物治疗。越来越多的证据表明，老年患者预后取决于是否能够接受一个高水平的围手术期护理。另外，术中注意避免血压剧烈波动、低血压以及低氧血症可能对术后谵妄有一定的预防作用。

（张　伸）

·第二节· 急性脑卒中

一、分型

急性脑卒中是食管癌术后的严重并发症之一，尤其是目前合并高血压、冠心病、糖尿病的高龄食管癌手术患者增多，由于麻醉、手术创伤、肿瘤、术后液体复苏等原因，术后发生急性脑卒中的风险增加。围手术期脑卒中是指术中和术后 30 天内发生的缺血性脑梗死或脑出血，导致患者术后预后差、病死率和致残率增加。急性脑卒中可以进一步分为两大类：急性出血性脑卒中和急性缺血性脑卒中。

二、发病机制

1. 缺血性脑卒中

缺血性脑卒中主要有以下 3 种主要病理生理学机制：

1）血栓形成　即脑血管内原位血栓形成。有研究表明，食管癌患者缺血性脑卒中发病率显著升高,且癌胚抗原、D-二聚体和中性粒细胞计数的增高是预测脑卒中发生的独立危险因素,提示食管癌患者体内高凝状态和炎症反应与卒中发生相关,而手术可进一步恶化食管癌患者的全身炎症和高凝状态;另外,癌症本身也会增加患者的高凝状态。此外,术前进行抗凝或抗血小板治疗的患者,在高凝状态下围手术期发生血栓栓塞事件的风险可能会增加。

2)栓子栓塞 包括瓣膜和非瓣膜来源。在围手术期,房颤合并高凝状态患者心房附壁血栓的脱落可能是心源性栓塞的一个重要来源。与此同时,癌栓脱落导致脑动脉阻塞也是围手术期脑卒中的机制之一。

3)低灌注/贫血相关组织缺氧 麻醉状态下的低血压,或由于术后大量失血导致的脑灌注不足多导致双侧分水岭脑梗死,均是导致脑组织缺血、缺氧甚至脑梗死的原因之一。

2. 出血性脑卒中

对于脑出血,目前我国最常见的病因为高血压,围手术期血压控制不良可能是导致脑出血发生的重要原因之一。此外,随着食管癌手术高龄患者日益增高,其脑部小动脉淀粉样变性也是诱发围手术期脑出血的关键原因。与此同时,患者的脑血管畸形、围手术期的抗凝及抗血小板聚集等治疗也可诱发脑出血。

三、危险因素

食管癌患者发生术后脑卒中有许多危险因素,高龄、既往脑卒中或短暂性脑缺血发作、冠状动脉疾病和肾脏疾病、糖尿病、严重失血、低氧血症等,这些因素反映了较少的脑血管储备,从而更容易出现脑卒中。临床数据表明,在复杂心血管手术患者中围手术期脑卒中发生率相对较高,因为手术本身导致了心脏和血管操作引起栓塞的额外风险。房颤也是围手术期栓塞性卒中的危险因素之一。

最近的研究表明,对于非心脏手术后新发房颤的患者,除围手术期因素外,应用β受体阻滞剂也是术后发生脑卒中的危险因素,这可能是由于灌注不良和非选择性β阻断的情况下,大脑血管舒张和心输出量受损有关。有研究表明,在食管癌患者发生脑卒中与中性粒细胞计数、血小板计数、D-二聚体、肿瘤标志物癌胚抗原(carcinoembryonic antigen,CEA)水平较高,活化部分凝血活酶时间(activated partial thromboplastin time,APTT)较短相关。目前,放化疗是食管癌治疗的重要手段之一。研究显示,肿瘤患者放疗后发生缺血性脑卒中的风险较高,机制包括内皮损伤、静脉淤滞、血管炎、血管痉挛等。表8-2-1简要列出发生围手术期脑卒中(非心脏、非神经外科手术)的危险因素。

表8-2-1 围手术期脑卒中的危险因素

危险因素	危险因素
1. 高龄	10. 肾脏疾病
2. 女性＞62岁	11. 需要药物控制的高血压
3. 既往脑卒中史	12. 6个月内的心肌梗死,或不稳定心绞痛
4. 短暂性脑缺血发作史	13. 卵圆孔未闭
5. 心脏瓣膜病	14. 糖尿病
6. 房颤	15. 化疗
7. 肿瘤转移	16. 慢性阻塞性肺疾病
8. 吸烟史	17. 胸外科手术
9. 充血性心力衰竭	

四、临床表现

在临床表现方面,食管癌术后脑卒中患者的临床表现较为多样,主要是和脑组织的受损部位及大小有关。一般而言,脑梗死面积大、脑出血量大者,临床表现更为严重;而根据受损部位的不同,患者可出现偏瘫、偏身感觉障碍、偏盲、失语、意识障碍、认知改变等不同的临床表现。与此同时,脑出血患者更容易出现突发的头痛、恶心、呕吐等颅内高压表现,血肿较大时可侵犯脑干,短时间内出现意识障碍、昏迷,甚至死亡。

五、辅助检查

1. 脑影像学

1) CT检查 头颅CT平扫方便、快捷,对于识别出血性脑卒中较为敏感,且快速、价格低廉。头颅CT检查可明确出血的部位、出血量、是否破入脑室、周围脑组织有无水肿带或占位效应。在急性期,可见圆形、类圆形、不规则形高密度灶,血肿周围可见低密度带环绕。在亚急性期,可见血肿密度逐渐减低,水肿周边吸收,中央仍呈高密度影。

在缺血性脑卒中超急性期,头颅CT影像上不会出现非常明显的密度改变,但超急性期的几个征象对于早期诊断意义重大,如脑动脉高密度征、豆状核模糊征、岛带征、脑实质低密度及局部脑肿胀征。

2）MRI 检查　相对于 CT 检查更耗时，对于一些危重患者不方便应用。在发病最初的几个小时内，MRI 检查在诊断急性缺血性脑卒中比 CT 检查敏感，出血灶的信号特征与脑内血肿 MRI 信号演变的一般规律一致。急性期典型表现为 T_2WI。对于急性缺血性脑卒中 MRI 的敏感性和特异性十分显著，6 h 后可在 T_2WI 序列出现高信号，而 16 h 后才在 T_1WI 序列表现为低密度。

3）CT 血管成像（computed tomography angiography，CTA）/磁共振血管成像（MRA）　血管造影一方面可以识别颅内血管内的血栓，同时可以引导动脉内溶栓或取栓治疗；另一方面可以协助明确脑卒中的病因。

2. 经颅多普勒超声（transcranial Doppler，TCD）探测

1）TCD 检查　通过血流速度及辅助试验可以判断是否存在颅内大血管狭窄、闭塞及侧支循环、脑血管痉挛等情况，帮助寻找相关病因。

2）颈动脉超声检查　可以判断血管的内径、走行、内膜厚度以及有无斑块及狭窄等。

3. 其他辅助检查

1）常规的生化检查　如血糖、肌钙蛋白、电解质、肝肾功能、全血细胞计数、凝血功能等。

2）心电图检查　主要是作为排除性的诊断检查，是否有心律失常存在。

3）心脏超声检查　是否有瓣膜性心脏疾病或者血栓存在。

六、诊断与鉴别诊断

一般来说，只有 5%～15% 的围手术期脑卒中发生在术中或术后即刻。事实上，大多数术后脑卒中至少在术后 24 h 出现。导致围手术期脑卒中患者早期死亡的主要原因是脑水肿和颅内高压。因此，早期识别和处理显得十分重要。但是由于目前非神经科病房缺乏辨识脑卒中的有效方法和程序，造成神经内科会诊申请和诊断治疗延误。

1. 全面评估

首先尽早对患者进行全面评估，包括病史、一般检查、神经系统检查和有关实验室检查，特别是血常规、凝血功能和影像学检查，对疑似患者应尽快行 CT 或 MRI 检查以明确诊断，改良美国国家卫生研究院卒中量表（表 8-2-2）被认为是一种实用且可靠的卒中筛查工具表，用于评价疾病严重程度，目前还

有推荐 FAST 脑卒中量表,即面部、肢体、言语、时间(FAST)脑卒中量表(表8-2-3),旨在关注严重脑卒中的体征和症状,这些症状和体征可单一或同时存在。这些量表提示临床医师以简单、有效的方式评估这些体征,做出快速判断。

表8-2-2　改良美国国家卫生研究院卒中量表(mNIHSS)

项目	得分
意识水平问题	0分:两项回答均正确;1分:仅一项回答正确;2分:均回答错误
意识水平指令	0分:两项任务均正确;1分:仅一项任务正确;2分:任务均错误
凝视	0分:正常;1分:部分凝视麻痹;2分:充全凝视麻痹
视野	0分:无视野缺失;1分:部分偏盲;2分:双侧偏盲
左臂	0分:无下落;1分:无下落不能维持 10s;2分:下落且不能维持 10s;3分:不能抵抗重力;4分:无运动
右臂	同左臂评分
左腿	同左臂评分
右腿	同左臂评分
感言	0分:正常;1分:不正常
语言	0分:正常;1分:轻度失语;2分:严重失语;3分:完全失语
忽视症	0分:正常;1分:轻度;2分:严重

表8-2-3　术后病房面部、肢体、言语、时间(FAST)测试表

面部	患者笑一下,看看患者嘴歪不歪
肢体	患者举起双手,看患者是否有肢体麻木无力现象
言语	请患者重复说一句话,看是否言语表达困难或者口齿不清
时间	立即寻求帮助

2. 鉴别诊断

1)癫痫　发作时表现为有刺激性症状,如抽搐、发麻等,可询问患者家属是否既往有癫痫发作史。

2)颅内占位性病变　颅内原发肿瘤或者转移性肿瘤可行 CT、MRI 等检查,以明确鉴别。

3)意识障碍和昏迷鉴别　包括内科系统疾病、糖尿病酮症酸中毒、低血糖、肝性脑病、尿毒症等,可以行脑卒中测量评分或者相关的生化检查、体格检查、辅助检查、既往病史等予以鉴别。

七、治疗

食管癌术后急性脑卒中急性期要及时诊断和治疗,否则可造成严重的并发症,甚至死亡。目前治疗包括特异性治疗和非特异性治疗。特异性治疗包括溶栓、抗血小板治疗、早期抗凝和神经保护等,非特异性治疗包括降压治疗、血糖处理、脑水肿和颅内高压的管理等。

1. 术后缺血性脑卒中

1) 特异性治疗

(1) 溶栓治疗:对于无禁忌证,缺血性脑卒中的主要治疗方法为溶栓治疗,治疗的关键在于及时恢复血流,并对缺血组织代谢进行改善,防止出现坏死的加重,同时使患者脑梗死区灌注尽快恢复,脑组织缺血症状得到改善,使神经细胞和大脑功能损害得以减少。但溶栓治疗有严格的时间窗要求(静脉溶栓限定在 4.5 h 内,动脉溶栓可适当延长),溶栓药物主要有重组组织型纤溶酶原激活剂(rt‐PA)和尿激酶。但是术后患者使用 rt‐PA 应谨慎,应与神经科医师紧密配合。rt‐PA 的溶栓应与术后出血的风险进行权衡,rt‐PA 的溶栓治疗适应证、禁忌证及相对禁忌证参见表 8‐2‐4、表 8‐2‐5。

表 8‐2‐4　3 h 内 rt‐PA 静脉溶栓的适应证、禁忌证及相对禁忌证

适应证	有缺血性卒中导致的神经功能缺损症
	症状出现<3 h
	年龄≥18 岁
	患者或家属签署知情同意书
禁忌证	近 3 个月有重大头颅外伤史或卒中史
	可疑蛛网膜下腔出血
	近 1 周内有在不易压迫止血部位的动脉穿刺
	既往有颅内出血
	颅内肿瘤,动静脉畸形,动脉瘤
	近期有颅内或椎管内手术
	血压升高:收缩压≥180 mmHg,或舒张压≥100 mmHg
	活动性内出血
	急性出血倾向,包括血小板计数低于 $100×10^9$/L 或其他情况
	48 h 内接受过肝素治疗(活化部分凝血活酶时间超出正常范围上限)
	已口服抗凝药者国际标准化比值(INR)>1.7 或凝血酶原时间>15 s
	目前正在使用凝血酶抑制剂或 Ⅹa 因子抑制剂,各种敏感的实验室检查异常
	血糖<2.7 mmol/L
	CT 提示多脑叶梗死(低密度影>1/3 大脑半球)

（续表）

相对禁忌证	下列情况需谨慎考虑和权衡溶栓的风险与获益（即虽然存在 1 项或多项相对禁忌证,但并非绝对不能溶栓）： 轻型脑卒中或症状快速改善的脑卒中 妊娠 癫痫性发作后出现的神经功能损害症状 近 2 周内有大型外科手术或严重外伤 近 3 周内有胃肠或泌尿系统出血 近 3 个月内有心肌梗死史

表 8‑2‑5　3~4.5 h 内 rt‑PA 静脉溶栓的适应证、禁忌证和相对禁忌证

适应证	缺血性卒中导致的神经功能缺损 症状持续 3~4.5 h 年龄≥18 岁 患者或家属签署知情同意书
禁忌证	同表 8‑2‑4
相对禁忌证	年龄>80 岁 严重脑卒中（NIHSS 评分>25 分） 口服抗凝药（不考虑 INR 水平） 有糖尿病和缺血性脑卒中病史

rt‑PA 0.9 mg/kg（最大剂量为 90 mg）静脉滴注,其中 10% 在最初 1 min 内静脉推注,其余 90% 药物溶于 100 ml 的生理盐水,持续静脉滴注 1 h。用药期间及用药 24 h 内应严密监护患者生命体征。

急性脑卒中的"黄金治疗时间窗"是 6 h,对于急性发病且有临床症状的患者,可以优先采用血管内介入治疗。通过导管插入颈动脉内,而后缓慢推注尿激酶,同时间歇行血管造影观察溶栓治疗效果。

（2）抗血小板治疗：广泛应用于缺血性脑卒中的治疗,目前国内外指南一般推荐单一抗血小板药物,但在某些特定的情况下可考虑联用两种抗血小板药物。

（3）早期抗凝：在急性缺血性脑卒中患者中发挥重要作用。在临床实际运用中,注意监测凝血功能。目前上海市肺科医院食管癌术后患者多采用低分子肝素抗凝,主要是通过较强抗凝血因子 Xa 活性发挥抗凝作用,且其抗凝酶的活性相对较弱,对血小板功能影响较小。

（4）神经保护剂治疗：可使患者的脑细胞得到保护,且能够提高细胞对缺血、缺氧的耐受性；减少再灌注损伤、抑制缺血级联反应以减轻神经功能缺损。

目前国内批准上市的神经保护剂:①钙离子拮抗剂,如尼莫地平、桂利嗪、氟桂利嗪、桂哌齐特等;②自由基清除剂,如依达拉奉;③细胞膜稳定剂,如神经节苷脂、脑苷肌肽;④谷氨酸释放抑制剂,如丁苯酞。

(5)他汀药物:食管癌术后发生急性缺血性脑卒中患者,若发病前服用他汀类药物,可继续使用他汀药物治疗,改善预后。

2)非特异性治疗

(1)脑水肿与颅内压增高治疗。①去除引起颅内压增高的因素:包括躁动、发热、恶心呕吐等。②体位调整:建议抬高头位的方式,通常抬高床头大于30°。③药物治疗:甘露醇、甘油果糖和高渗盐水可明显减轻脑水肿,降低颅内压,可根据患者具体情况选择药物种类、剂量及给药次数,使用时要注意患者肾功能变化。

(2)血糖管理:对于出现急性脑卒中合并高血糖的患者应积极治疗,可予以胰岛素治疗,将血糖水平控制在 7.8～10 mmol/L,密切关注血糖水平,避免低血糖。

(3)血压管理:对于血压持续升高至收缩压≥200 mmHg 和/或舒张压≥110 mmHg,或伴有严重心功能不全、主动脉夹层、高血压脑病的患者,可予以药物降压治疗,并严密监测血压水平;可选用拉贝洛尔、尼卡地平等静脉药物缓慢降压,避免血压下降过快。

2. 术后出血性脑卒中

1)一般治疗　监测生命体征,评估神经系统。

2)血压管理　首先分析血压升高的原因,再根据血压情况决定是否进行降压治疗,对于收缩压 150～220 mmHg 的患者,在没有急性降压禁忌证的情况下,数小时内降压至 130～140 mmHg 是安全的,对于收缩压＞220 mmHg 的脑出血患者,在密切监测血压的情况下,持续静脉输注药物控制血压可能是合理的,收缩压目标值为 160 mmHg,同时在降压治疗期间应严密观察血压水平的变化,避免血压波动。

3)止血治疗　目前重组活化的Ⅶ因子的止血疗效不确定,且可能增加血栓栓塞的风险,不推荐使用。

4)神经营养治疗　同缺血性脑卒中。尽快转至有治疗条件的神经外科或神经内科。对于稳定期的患者进行康复治疗,包括运动、语言、感觉等,制订相应的康复训练,恢复患者相关的功能。

八、预防

相关的评估有助于识别高危术后脑卒中患者并指导围手术期管理。

1. 术前预防

对于术前高风险的患者,可采取术前风险调整,对于术前既往存在脑血管疾病的患者,有研究提出手术可能会增加术后脑卒中风险,建议将择期手术至少推迟至缺血性脑卒中发生后的 9 个月以后;另外,术前进行药物优化,β受体阻滞剂可以降低儿茶酚胺能张力,进而降低心脏不良事件的风险。因此,术前进行适当的β受体阻滞剂剂量滴定,可以得到合适的服用剂量和血流动力学优化;许多高危患者术前存在如机械性心脏瓣膜病、风湿性心脏病或者其他疾病服用抗凝药物,抗凝桥接方案仅适用于使用维生素 K 拮抗剂的高危患者,而对于口服抗凝药的患者,可以术前 2~3 天停药,并在术后 1~3 天恢复使用。

2. 术中预防

在手术麻醉中进行相关脑电图、脑氧饱和度和诱发电位监测等,同时应注意监测术中血压情况。

3. 术后预防

90%的脑卒中发生于术后早期,死亡的主要原因是脑水肿和颅内高压,术后早期对于高危患者进行相关的脑卒中量表检查。

九、本中心治疗经验

(1)食管癌术后急性脑卒中是低概率事件,但可导致病死率和致残率升高,对患者来说是不利的,术后并发症严重,因此要进行早期相关危险因素的评估。

(2)对高危患者术中进行相关监测,术后对患者的相关症状及时察觉、及时诊断,并做出相应的处理,改善预后。

(3)食管外科医师和重症医学科医师提高围手术期急性脑卒中的认识对改善临床管理方面发挥着至关重要的作用。

综上,目前关于食管癌术后相关的脑卒中发病机制是由多种因素发挥作用,还需要更多的临床数据予以进一步明确。总之,对于食管癌术后相关脑卒中,临床上应该予以重视,及时进行识别、检查和处理以及多学科协作,以改善患者的生活质量和整体预后。

(何 斌 苏 凡)

参考文献

［1］American Geriatrics Society Expert Panel on Postoperative Delirium in Older A. Postoperative delirium in older adults: best practice statement from the American Geriatrics Society ［J］. J Am Coll Surg, 2015,220(2):136-148.

［2］Aldecoa C, Bettelli G, Bilotta F, et al. European Society of Anaesthesiology evidence-based and consensus-based guideline on postoperative delirium ［J］. Eur J Anaesthesiol, 2017,34(4):192-214.

［3］Igwe E O, Nealon J, Mohammed M, et al. Multi-disciplinary and pharmacological interventions to reduce post-operative delirium in elderly patients: A systematic review and meta-analysis ［J］. J Clin Anesth, 2020,67:110004.

［4］Hughes C G, Boncyk C S, Culley D J, et al. American Society for Enhanced Recovery and Perioperative Quality Initiative Joint Consensus Statement on Postoperative Delirium Prevention ［J］. Anesth Analg, 2020,130(6):1572-1590.

［5］Vlisides P E, Moore L E. Stroke in Surgical Patients ［J］. Anesthesiology, 2021,134(3):480-492.

［6］Pai S L, Wang R D, Aniskevich S. Perioperative stroke: incidence, etiologic factors, and prevention ［J］. Minerva Anestesiol, 2017,83(11):1178-1189.

［7］Hayashi K, Ujifuku K, Hiu T, et al. ［Etiologic mechanism and prevention of perioperative stroke］［J］. No Shinkei Geka, 2008,36(5):409-416.

［8］Bateman B T, Schumacher H C, Wang S, et al. Perioperative acute ischemic stroke in noncardiac and nonvascular surgery: incidence, risk factors, and outcomes ［J］. Anesthesiology, 2009,110(2):231-238.

［9］Liu Y, Lu L, Cheng X, et al. The Index of Esophageal Cancer Related Ischemic Stroke: A Retrospective Patient Control Study ［J］. Neuropsychiatr Dis Treat, 2022, 18:477-485.

第九章

食管术后急性肝、肾损伤

引言

　　食管手术的手术创面大,且有时需要二次手术,手术创伤、麻醉、应激及严重感染等均会导致肝脏和肾脏损害,故急性肝、肾损伤是食管外科患者围手术期可能发生的严重并发症之一。食管癌术后的急性肝、肾损伤,包括一系列临床病因导致的肝脏和肾脏发生严重损害,使其代谢、分泌、合成、解毒与免疫功能发生严重障碍,肝细胞功能异常,进而表现为肝酶升高、黄疸、出凝血功能障碍、少尿和无尿等,延长术后恢复时间,影响患者预后。因此,围手术期应严密监测患者的肝、肾功能变化,避免诱发和加重肝、肾损害的因素;对于肝、肾功能异常的患者,应全面评估肝、肾功能,加强营养支持等;避免麻醉药物、感染及缺血等因素加重肝脏和肾脏损害,使患者安全度过围手术期。

第一节　急性肝损伤

一、病因

1. 手术直接相关性

1) 缺血缺氧性肝损伤　食管手术通常时间较其他胸外科手术时间长,术中可能会发生出血量大、低血压等事件。当术中患者血压在一段时间内持续较低时,容易因缺血、缺氧对肝脏造成伤害;且在恢复血氧供给后发生缺血再灌注打击,进一步造成肝功能损伤。肝损伤的表现形式主要为继发性肝中心小叶坏死,具体表现为血清酶升高等,这种临床现象又被称为"休克肝"。造成发病的因素可能不同,但是最后都是继发于缺氧性代谢功能障碍所致。

2)局部解剖异常性 食管手术涉及多个解剖分区,有时会因术中操作造成胆道局部牵拉或成角,导致术后胆汁排泄不畅,进一步造成梗阻性黄疸,通常呈进行性加重,且对药物治疗效果不佳。另外,如有腹部血肿造成局部压迫,则亦会产生进行性加重的肝功能损伤,应尽快使用 CT 等影像学方法明确病因。

2. 药物相关性

1)术前化疗及免疫靶向治疗药物 很多食管癌患者发现时大部分处于中晚期,需接受新辅助或辅助化疗,抗肿瘤药物引起的肝损伤导致的化疗具有不连续性,使很多肿瘤患者病情不能得到有效控制。化学治疗剂可通过不同途径产生肝毒性,导致不同类别的肝损伤。大多数抗肿瘤化疗药物诱导的肝毒性通常是由于特异性的反应导致,发病率很低且不可预测,通常在给药后 1～4 周观察到,多次接触后更常见。肝毒性通常不是由药物本身引起的,而是由代谢产物产生的免疫损伤。铂类化疗药即为食管肿瘤常见引起肝损伤的化疗药物。

2)围手术期抗生素类药物 食管手术创面大且创面非绝对清洁,术后常使用抗生素经验性抗感染治疗。抗生素是最常引起肝损伤的药物类型之一,许多已被广泛使用的抗生素,如阿莫西林克拉维酸盐、四环素和大环内酯类等,已被证明对肝损伤有明显作用。研究发现,头孢唑林在单次输注后 1～3 周可导致肝损伤。大多数与使用抗生素相关的肝损伤患者在及时停药后预后良好。然而,严重黄疸患者因肝衰竭和/或需要肝移植而死亡的风险约为 10%。考虑到肝脏不良反应有时会造成非常严重的后果,药物引起的肝损伤症状和体征应立即停止治疗。

3)其他药物 食管肿瘤患者常伴有其他基础疾病,如患者在应用他汀类药物治疗时会出现转氨酶轻微升高,但转氨酶升高通常会自行消失。他汀类药物所引起的肝损伤常见门静脉淋巴细胞浸润,伴或不伴胆汁淤积。对乙酰氨基酚在常规用量时对机体无任何不良反应。但短时间大剂量摄入,如食管围手术期若用于镇痛的剂量过大,可导致急性肝细胞坏死。

肿瘤患者偶有自行服用中药的习惯。目前引起药物性肝损伤的中药种类繁多,包括何首乌、雷公藤、黄药子、苍耳子、大黄、补骨脂、三七、小柴胡、栀子、番泻叶和泽泻等。由中药导致的急性肝损伤的原因主要有:长期用药造成体内药物蓄积,中药滥用、炮制煎煮不当,假冒伪劣药品以及中西药不合理的联合使用等。

3. 感染相关性

1）手术并发症相关　食管手术相较其他胸外科手术创面大、并发症较多，如发生食管-气管瘘、脓胸、纵隔感染，则可发展为严重的脓毒血症甚至进展为感染性休克，进一步发生包括急性肝损伤等一系列器官功能障碍。围手术期脓毒症患者可出现肝功能异常，表现为血清胆红素和肝脏酶学指标轻度升高，也可发展为重症肝衰竭。脓毒症相关肝功能损害的病理生理学机制是多因素的，包括感染、免疫、代谢紊乱、炎症反应。脓毒症相关功能异常可表现为缺血性肝病、胆汁淤积和高胆红素血症。当脓毒症患者存在肝细胞对胆红素的摄取、加工、分泌等存在障碍时，可导致胆汁淤积，出现高胆红素血症或黄疸。

2）其他病毒感染　食管肿瘤患者常在术前接受放化疗或免疫治疗，机体处于免疫功能受损状态。除常见的甲-戊型肝炎病毒外，单纯疱疹病毒、水痘-带状疱疹病毒、EB病毒、腺病毒和巨细胞病毒感染时也可发生急性肝损伤。特别对于免疫功能受损的患者，发生有并发症的带状疱疹病毒的风险增加。EB病毒可累及几乎所有器官系统，可导致肝炎及胆汁淤积。有症状的巨细胞病毒感染患者常出现肝功能检查结果异常。

4. 其他类型

1）肿瘤恶病质状态　中、晚期食管癌患者有时已不能进食或者食欲很差，存在极度消瘦、重度贫血、低蛋白血症等恶病质状态，在术前已存在包括肝脏等各器官功能不全情况。如术前即有肝功能不全，由于手术的打击或围手术期处理不当，可加重肝功能损害甚至发展至肝衰竭。因此，术前肝储备功能的正确评估及营养支持，术中保持合适的肝灌注压，术后加强肝脏功能的保护可减少损伤的加重。

2）长期静脉营养或禁食相关　食管手术后患者常因一些原因需要较长时间的静脉营养或禁食，需要依靠肠外营养供给能量。肠外营养在临床上取得广泛应用，可改善不能经口或肠道途径满足营养需求的患者的营养状态，但长期应用肠外营养相关的肝胆功能损害仍是常见而棘手的并发症，通常认为与肠道微生态失衡、感染发生、静脉营养过量及营养成分缺失等相关，主要表现为肝内胆汁淤积、肝脂肪变性及胆结石等。故应密切监测肝功能，并尽早开放肠内营养。

二、临床表现

急性肝损伤早期非特异性表现居多，包括乏力、纳差、恶心、呕吐等，随病程

发展可以加重为黄疸、精神异常、昏迷、出血等。发展至严重肝损伤时,突出表现在几个方面:

1. 黄疸

绝大多数患者都有黄疸,在短时间内迅速加深,并呈进行性加重,且黄疸持续时间长,若经2~3周黄疸仍不退提示病情严重,3种常见的黄疸病因鉴别诊断参见表9-1-1。

表9-1-1 常见3种黄疸病因的鉴别诊断

指 标	溶血性黄疸	肝细胞性黄疸	梗阻性黄疸
血浆总胆红素	增加	增加	增加
未结合胆红素	极度增加	中度增加	不变或未增
未结合/总胆红素	<0.2	0.2~0.5	>0.5
尿胆红素定性	阴性	阳性	强阳性
尿胆素原	高度增加	不定,或增高	减少或消失
粪胆素原	增多	减少	减少或消失
ALT、AST	正常	明显增高	可增高
ALP	正常	可增高	明显增高
γ-GT	正常	可增高	明显增高
凝血酶原时间	正常	延长,且不能被维生素K纠正	延长,可被维生素K纠正

注 ALT:谷丙转氨酶;ATS:谷草转氨酶;ALP:碱性磷酸酶;γ-GT:γ-谷氨酰转肽酶。

2. 出血倾向

急性肝损伤患者可出现皮下出血点、瘀斑、牙龈出血、鼻黏膜出血,甚至消化道出血,多为呕血和便血,颅内出血也可发生,往往后果严重。主要与肝功能损伤所致凝血因子合成障碍(包括因子 II 、V 、VII 、IX 、X 的生成水平降低)、血小板质与量的异常、弥散性血管内凝血伴局部继发纤溶等因素有关。

3. 消化道症状

急性肝损伤患者有明显的消化道症状,如食欲缺乏、恶心、呕吐、腹胀、腹泻;患者腹胀明显,可能由于内毒素致肠麻痹引起。

4. 其他代谢等异常

急性肝损伤可导致大量代谢异常。患者因肝糖原储备耗尽和糖异生作用受损而发生低血糖,胰岛素抵抗和外周胰岛素敏感性受损。低钠血症、碱中毒、低钾血症和低磷血症也很常见,而低钙血症可能提示伴随胰腺炎。

三、辅助检查

1. 肝功能

血胆红素常呈进行性增高,其值越高预后越差。谷丙转氨酶和谷草转氨酶常明显升高,尤以后者升高明显;当血清胆红素明显上升而转氨酶下降,就是所谓胆酶分离现象,提示预后较差。血清白蛋白水平可下降。

2. 凝血功能

急性肝损伤可出现明显的出凝血功能障碍,如可出现凝血酶原时间延长,凝血酶原活动度降低,凝血酶原活动度低于 40% 是严重急性肝损伤的诊断依据之一。

3. 肾功能、电解质和酸碱水平

血肌酐、尿素氮浓度可增高,提示肾功能障碍。可有低钠、低钾、低钙、低磷血症;酸碱失衡以碱中毒最为常见,包括呼吸性碱中毒和代谢性碱中毒。

4. 腹部 B 超

肝胆系统 B 超在怀疑存在围手术期严重肝功能损害的患者中评估价值明显。可用于评价肝脏大小、损伤程度及血管、胆管内径,同时除外梗阻性病变。腹部 B 超的表现与病因和疾病不同阶段的病理学改变密切相关,包括:①肝脏体积改变,如肝萎缩是各类原因导致的重型肝炎最重要的特点;②实质回声改变,可呈现网状、斑片状表现;③肝内血管改变(包括门静脉移位、管径改变)和门脉血流量改变等;⑤胆管系统改变,包括炎症或梗阻导致胆囊壁增厚、水肿等。此外,超声对腹水的探测较为敏感,对腹水合并感染也有提示价值。

四、围手术期管理

对于术前存在肝功能异常的食管外科患者,其术后急性肝损伤的发生率更高,因此需要从以下几个方面加强管理。

1. 术前肝功能评估

对于复杂食管手术,在围手术期应行风险评估,降低手术风险。肝脏储备功能指肝脏耐受创伤、应激以及各种打击时的额外代偿能力,即除了机体所需肝脏正常的生理功能以外的应激代偿能力和肝脏修复再生能力。目前,肝功能综合评估系统方法繁多,主要可分为 5 类:①Child-Pugh 分级;②终末期肝病模型(model end-stage liver disease,MELD)评分系统;③急性生理功能和慢性健康状况评分(acute physiology and chronic health evaluation,APACHE);④肝脏廓清试验;⑤肝脏影像学评估。

2. 术中处理

食管手术时间较长,麻醉及手术可诱发或加重肝功能障碍。麻醉期间加强监测,保持循环稳定和重要器官的灌流,控制通气期间防止低氧血症、酸中毒和过度通气。围手术期应尽量停用对肝脏有损害作用的药物。术前即存在肝功能异常的患者通常需要更为细致的麻醉、苏醒监护,这与肝代谢异常引起的麻醉药物代谢失衡有关;对于肝功能障碍患者,尽量选择对肝功能影响小的麻醉药物。

对于肝功能异常的患者,应尽量减少术中出血和输血;若凝血功能异常,须及时应用新鲜血浆或补充纤维蛋白原、凝血酶原复合物等改善凝血功能。用温水行腹腔冲洗,注意控制体温,低体温可致内脏血管收缩,影响肝脏血液灌流,且易诱发凝血功能紊乱。感染是诱发或加重肝功能不全的重要因素,应充分有效引流,以防术后创面感染。

3. 术后管理

患者在确诊为急性肝损伤后,应减量、停用和防止重新给予损害肝功能的药物,早期清除和排泄体内药物,并予卧床、营养和其他支持治疗。

1)一般治疗

(1)需避免使用的药物:尽量避免一切有肝损伤的药物。一般而言,应避免镇静,因为急性肝损伤患者清除镇静剂的能力严重受损,且镇静可掩盖脑病恶化的征象。对于需要用镇静剂的患者,苯二氮䓬类、巴比妥类和丙泊酚比阿片类药物更可取。

(2)感染的预防与监测:急性肝损伤患者因各种原因而发生感染和脓毒症的风险增加,需积极诊断和治疗感染。感染最常见于呼吸道、尿路和血液系统。血液净化治疗可清除血循环中的细菌产物和炎症介质;对于脓毒症黄疸患者,可以应用分子吸附循环系统进行治疗。

(3)预防出血:急性肝损伤患者合成凝血因子的能力减弱,可发生严重的凝血病和出血。由于出血最常见于胃肠道,应使用 H_2 受体阻滞剂或质子泵抑制剂来预防应激性溃疡。必要时应根据情况酌情输注血浆、血小板等,密切监测凝血功能。

(4)营养:营养支持是急性肝损伤治疗的重要部分,应早期开始。需要营养支持以防止机体蛋白质储存出现分解代谢,并且在危重症患者中营养支持可降低应激性溃疡引起消化道出血的风险。肝功能不全时,糖原分解减少和糖异生作用障碍,可出现低糖血症,严重者可出现休克或昏迷。

2)基础病因治疗　病毒性肝炎所致的急性肝损伤可采用抗病毒疗法。对于药物性肝损伤,应首先停用可能导致肝损害的药物;对乙酰氨基酚中毒所致者可给予 N-乙酰半胱氨酸静脉滴注及活性炭口服治疗。

3)免疫调节治疗　使用免疫调节剂能够减少炎症反应、调节机体免疫功能、减少感染等并发症。常用药物有胸腺肽类、免疫球蛋白、糖皮质激素等。

4)促肝细胞生长和改善肝脏微循环　为减少肝细胞坏死,促进肝细胞再生,可酌情使用肝细胞生长因子和前列素 E2;改善肝脏微循环可酌情使用 N-乙酰半胱氨酸和还原型谷胱甘肽治疗。

5)并发症的处理

(1)手术并发症:如因发生食管-气管瘘、脓胸、纵隔感染造成严重的脓毒血症甚至进展为感染性休克,进而发生包括急性肝损伤等一系列器官功能障碍,应积极针对原发病治疗,必要时行二次手术,并加强局部病灶的引流。

(2)代谢异常:急性肝损伤患者常见的代谢紊乱包括酸碱平衡失调和电解质紊乱。处理酸碱平衡紊乱的最佳方法为治疗基础异常,如感染或组织灌注不足,以及处理可能导致酸碱平衡紊乱和急性肝损伤的毒素。低钾血症、低钠血症和低血糖比较常见,需要及时纠正。

五、本中心治疗经验

(1)食管手术创面大、并发症多,围手术期急性肝损伤较其他胸外患者发病率高。

(2)按照病因分类,食管围手术期肝损伤可分为手术直接相关性、药物性、感染性、长期静脉营养或禁食性、肿瘤恶病质性等,在对症保肝治疗的同时,应积极治疗原发病。

(3)急性肝损伤发生后,应全面进行鉴别诊断,并进行疾病分级,判断严重程度及预后。

总之,围手术期肝功能障碍的患者,术前应系统、全面地评估肝功能,严格把握手术指征,制订合理的手术方案,术前充分准备,术中加强麻醉监护并精细操作,术后加强监护,及早发现并妥善处理各种并发症,从而改善患者的预后。

(何　斌　刘韦卓)

·第二节· 急性肾损伤

一、分类

1. 肾前性

肾前性是食管癌术后的急性肾损伤最常见原因,其中肾前性常见原因:①术中和早期术后循环管理欠缺导致有效循环血容量不足;②脓毒症性休克。

2. 肾性

肾性的原因主要是肾毒性药物因素,最常见为万古霉素剂量过大导致。

3. 肾后性

肾后性常见原因为前列腺增生,泌尿系肿瘤、结核、结石等。

二、危险因素

1. 受损的临床状态

随着手术技术、麻醉技术和相关护理监测技术的进步,高危老年患者的手术越来越频繁。合并症、急性疾病和与年龄相关的生理储备下降导致手术患者围手术期急性肾损伤的风险增加。从手术患者的大量前瞻性数据中,可识别的急性肾损伤危险因素为56岁、男性、活动性充血性心力衰竭、腹水、高血压、术前肌酐>106 μmol/L、糖尿病(通过口服药物或胰岛素注射),并且有6个或更多风险因素的患者急性肾损伤的发生率和风险比增加。其他风险因素包括呼吸机依赖、慢阻肺、吸烟、凝血障碍、癌症、肥胖和长期使用类固醇药物。

2. 损伤肾功能的药物

1) 非甾体抗炎药　许多围手术期常规使用的药物可能对肾功能有不利影响,现在认为高达25%的严重急性肾损伤病例由肾毒性药物引发。非甾体抗炎药可以直接减少肾血流量,同时引起通过晶体沉积的管状阻塞,并且可以导致细胞介导的免疫损伤机制,导致急性肾损伤。目前正在考虑使用非甾体抗炎药成为药物诱发的急性间质性肾炎第二或第三大原因,通常被认为更有可能发展为慢性肾病。因此,使用非甾体抗炎药作为减轻手术患者疼痛负担的措施之一,必须仔细评估以平衡其收益和风险。特别是在有潜在肾脏疾病的手术人群中应避免使用非甾体抗炎药,必要时选择替代镇痛剂(包括阿片类药物)。

2）血管紧张素转换酶抑制剂/血管紧张素转换酶受体抑制剂　在围手术期，尤其是手术当天，患者应尽可能避免使用血管紧张素转换酶抑制剂/血管紧张素转换酶受体抑制剂，以保护肾脏，同时也降低麻醉期间发生严重低血压的风险。另外要注意，在患者术后醒来之前应避免重复使用这些药物，以尽量减少低灌注的风险。

3）抗生素类药物　食管手术创面大，且创面不是绝对清洁，术后常使用抗生素经验性抗感染治疗。抗生素是最常引起肾损伤的药物类型之一，许多已被广泛使用的抗生素，如氨基苷类抗生素，如链霉素、庆大霉素等，还有一部分如喹诺酮类药物（如氧氟沙星、环丙沙星）、万古霉素等，已被证明对肾功能损伤有明显作用。考虑到肾脏不良反应有时会造成非常严重的后果，有药物引起的急性肾损伤症状和体征，应立即停止该药物治疗。

3. 贫血和输血

有研究显示，因术后血红蛋白下降程度与肾小球滤过率下降呈正相关，原因如下：贫血使肾氧输送减少，尤其是肾髓质，正常氧分压偏低；术中肾脏更容易出现灌注不足，红细胞重要的抗氧化功能降低，加重术中肾脏氧化应激；贫血会增加输血的机会并加重输血引起的急性肾损伤。以往的研究得出结论：围手术期急性肾损伤风险的增加与红细胞输血量成正比，这种相关性在贫血患者中尤为明显。

4. 营养不良

营养不良也是增加围手术期急性肾损伤发生率的重要危险因素。营养是细胞和器官功能的基础，营养不良可能会通过改变肾脏血流动力学和肾脏浓缩能力而加重疾病的严重程度。儿童和成年人营养不良会降低肾小球滤过率。实验表明，在营养不良状态下，肾素血管紧张素系统、肾前列腺素分泌和整体肾功能会发生改变，尽管其确切机制仍不完全清楚。这种营养不良可以通过多种方式表现出来，包括白蛋白、维生素、电解质、矿物质和微量元素的浓度。多项研究已证实，感染性疾病、癌症、手术和其他危重疾病患者的营养不足或缺乏与急性肾损伤发展的相关性，表明营养不良是食管癌手术围手术期急性肾损伤独立的危险因素，需要通过提供营养支持来预防和治疗急性肾损伤，尤其是对儿童和老年患者。

5. 高血糖

高血糖被认为是围手术期患者病死率增加和预后恶化的独立预测因素之一，应在围手术期患者中进行优化。KDIGO标准建议将危重患者的血糖浓度维持在 110～149 mg/dl 之间,以尽量减少因为高血糖引起的围术期的急性肾损伤的病死率、手术并发症和风险增加。

三、临床表现

1. 尿量减少

临床少尿和无尿的诊断标准:每 24 h 尿量少于 400 ml 或者每小时尿量少于 17 ml 为临床少尿;而 24 h 尿量少于 100 ml 为临床无尿,需要结合临床检查其原因。

2. 电解质紊乱和酸碱失衡

电解质紊乱可出现高钾血症,严重的甚至需要紧急处理;酸碱失衡表现可以有多种情况,包括代偿性酸碱失衡和失代偿性酸碱失衡。

任何时候都应尽可能明确急性肾损伤的病因,满足下列任何一项即可诊断:①48 h 内血肌酐升高超过 26.5 μmol/L(0.3 mg/dl);②血肌酐升高超过基线 1.5 倍确认或推测 7 天内发生;③尿量<0.5 ml/(kg·h),且持续 6 h 以上。

四、辅助检查

1. 肾功能

血肌酐常呈进行性增高,但其值的高低和肾功能损伤的程度不相关,和急性肾损伤的分期密切相关(表 9-2-1)。

表 9-2-1　急性肾损伤的分期

分　期	肌　　酐	尿　　量
1 期	已知或推测过去 7 天内肌酐增长至基线值的 1.5～1.9 倍,或 48 h 内升高至≥0.3 mg/dl(≥26.5 μmol/L)	<0.5 ml/(kg·h),持续 6～12 h
2 期	基线值的 2.0～2.9 倍	<0.5 ml/(kg·h),持续时间≥12 h
3 期	超过基线值的 3 倍或血清肌酐升高至≥4.0 mg/dl(≥353.6 μmol/L)或开始肾替代治疗(RRT)或在年龄<18 岁患者,eGFR 下降至<35 ml/(min·1.73 m^2)	<0.3 ml/(kg·h),持续≥24 h 或无尿≥12 h

2. 尿素氮

尿素氮通常和肌酐同样升高,由于受营养代谢的影响较大,因而对急性肾损伤诊断意义不大。

3. 胱抑素

胱抑素常常较血肌酐提前出现升高,能够较早地反映肾功能的受损情况,人体产生胱抑素 C 的量是恒定的,不受肿瘤或者炎症、性别等的影响,肾脏是清除胱抑素 C 的唯一脏器,可以经过肾小球自由滤过,在肾小管被重吸收。它在肾功能受损的早期比血肌酐能够更敏感地反映肾小球滤过率的下降,但是作为早期指标的依据不足。

4. 视黄醇结合蛋白

视黄醇结合蛋白在肝脏合成,通过肾脏排泄,早期肾脏损害,视黄醇结合蛋白就能反映出来,对于早期预测肾脏损害有一定帮助。但是如果肝功能异常,受损比较重,可能也会影响到它。视黄醇结合蛋白还与维生素 A 有关系,所以在预测急性肾功能损伤时意义有限。

5. 腹部 B 超

腹部 B 超有助于排除泌尿系梗阻导致的急性肾损伤,是诊断肾后性原因的重要无创诊断手段,是临床上诊断泌尿系肿瘤、结石的主要依据。

五、围手术期管理

1. 术前肾功能评估

血肌酐评估术前肾功能有一定的局限性,更为理想的方法是采用肾小球滤过率来评估。计算方法:肾小球滤过率 =(140 - 年龄)×体重(kg)÷血肌酐(μmol/L),男性计算结果乘以系数 1.23,女性计算结果乘以系数 1.04。

慢性肾脏病的定义:①有任何的肾脏病、肾脏损伤超过 3 个月,这种肾脏损伤可以表现为尿检的异常、化验的肾功能异常、肾脏结构的异常、肾脏病理检查的异常;②肾小球滤过率<60 ml/(min · 1.73 m²),时间≥3 个月,这些都称为慢性肾脏病。

慢性肾脏病患者肾小球滤过率≥90 ml/(min · 1.73 m²)为慢性肾脏病 1 期;60～89 ml/(min · 1.73 m²)为慢性肾脏病 2 期;30～59 ml/(min · 1.73 m²)为慢性肾脏病 3 期;15～29 ml/(min · 1.73 m²)为慢性肾脏病 4 期;当小于肾小球滤过率<15 ml/(min · 1.73 m²)或患者开始透析,称为慢性肾脏病 5 期。

2. 术中管理

如果术前存在慢性肾脏病,术中应减量、停用和防止重新给予损害肾功能的药物,保持合适的肾前性灌注压,保证肾脏有足够的灌注,避免肾功能的进一步损害。有慢性肾脏病或肾功能减退的老年患者,术中一过性低血压常常是导致术后出现急性肾损伤的主要原因。

3. 术后管理

有慢性肾脏病或肾功能减退的老年患者,术中一过性低血压常常是导致术后出现急性肾损伤的主要原因。

1) 尽量避免一切有肾损伤的药物 不建议氨基糖苷类药物治疗感染,除非无其他更合适的、低肾毒性替代药物;建议有条件的患者表面或局部使用氨基糖苷类药(如呼吸道气雾剂、缓释颗粒),不建议静脉使用;当必须静脉使用时,建议监测氨基糖苷类药血药浓度。万古霉素遵循同样的原则。

在防治侵袭性真菌时,建议使用两性霉素 B 脂质体,而非普通两性霉素 B;在同等疗效的前提下,推荐唑类抗真菌药和/或棘白菌素类药,治疗系统性真菌病和寄生虫感染,而非普通两性霉素 B。

2) 维持循环系统的稳定 非失血性休克的急性肾损伤高危患者或急性肾损伤患者,建议用等张晶体补液而非胶体补液(如白蛋白、羟乙基淀粉)扩容;合并血管收缩性休克的急性肾损伤高危患者或急性肾损伤患者,推荐联合使用补液与升压药;围手术期或脓毒性休克的高危患者,建议参照既定的血流动力学和氧合参数管理方案,避免急性肾损伤进展或恶化。

不推荐使用利尿剂预防急性肾损伤,除用于控制容量超负荷,不建议使用利尿剂治疗急性肾损伤。当控制容量超负荷时,可以尝试运用袢利尿剂,如呋塞米(速尿)20～40 mg 静脉注射,改善不明显时可以加倍剂量;托拉塞米效价更强,约是速尿的 2 倍。当强效袢利尿剂超过每日最大剂量而效果不明显时,应该及时行肾脏替代治疗。

4. 肾脏替代治疗

肾脏替代治疗的时机选择仍然是一个有争议的话题,对于药物损伤导致的肾性急性肾损伤,保守治疗不佳时尽快行肾脏替代治疗是有益的。对于脓毒症性休克并发急性肾损伤,如果保守治疗不能改善病情,即使及时的行肾脏替代治疗,能改善短期病情,不能改变最终结局。

1) 指征 包括:①非梗阻性少尿(12 h 尿量<200 ml)或无尿(12 h 尿量<50 ml);②氮质血症(尿素氮>30 mmol/L);③高钾血症(K^+ 浓度>6.5 mmol/L)或迅速上升;④严重代谢性酸中毒(pH 值<7.1);⑤心包积液、尿毒症脑病、尿毒症神经病变、尿毒症肌病;⑥血钠异常(Na^+ 浓度>160 mmol/L 或 Na^+<

115 mmol/L);⑦不能控制的高热(体温>39.5℃);⑧症状显著、利尿剂不敏感的器官水肿(尤其是肺水肿);⑨透析可以清除的药物过量;⑩病理性凝血障碍需输入大量血制品。

2) 转变 现在肾脏替代治疗逐渐向多脏器支持治疗转变,包括:①营养支持;②难治性心力衰竭中容量去除;③脓毒症中免疫调节;④肿瘤化疗;⑤减轻急性呼吸衰竭导致的呼吸性酸中毒;⑥多脏器功能衰竭的容量稳态。

3) 时机选择 目前一致认为,液体过载、酸中毒、高钾等是急性肾损伤中需尽快行肾脏替代治疗的临床情形。除上述外,目前对个体肾脏替代治疗启动时机尚无共识,原因在于:①其潜在获益及风险难以评价;②背景疾病和内环境的个体差异性较大;③循证依据的缺乏:多中心大样本的研究结果提示笼统的"早期干预"未能降低病死率,其次早期干预组存在较多的不良事件和血流感染机会。

对于不同疾病背景下的血液透析介入时机研究,至 2016 年,5 项随机对照试验(RCT)均未提示肾脏替代治疗有显著降低脓毒症病死率的作用。6 项RCT 研究显示,相较于药物治疗,急性心力衰竭时超滤不能提高总体生存率。目前还没有急性心力衰竭超滤启动时机的 RCT,但可遵循 KDIGO Guideline 的大原则。心脏手术后休克常导致脏器功能衰竭(包括急性肾损伤),血管活性药物需求量大,行超滤可能改善患者的生存情况。

4) 禁忌证 包括:①无法建立合适的血管通路;②严重的凝血功能障碍;③严重的活动性出血,特别是颅内出血;④药物无法纠正的严重休克。

5. 危重症患者的营养管理

危重症患者,建议使用胰岛素将血糖控制在 110～149 mg/dl(6.1～8.3 mmol/L);任意分期的急性肾损伤患者,建议热量摄入 20～30 kcal/(kg·d);不建议为预防或延迟肾脏替代治疗而限制蛋白的摄入;无须肾脏替代治疗的非高分解代谢的急性肾损伤患者,推荐的蛋白质摄入量为 0.8～1.0 g/(kg·d);需要肾脏替代治疗的患者为 1.0～1.5 g/(kg·d);行连续性肾脏替代治疗且伴高分解代谢的患者蛋白质最高摄入量为 1.7 g/(kg·d);建议急性肾损伤患者优先选择肠内营养。

六、本中心治疗经验

(1) 随着胸腔镜食管手术广泛开展,麻醉理念不断更新,围手术期急性肾损伤已经明显减少。

　　(2) 按照病因分类,食管围手术期急性肾损伤主要为肾前性和肾性两大类,增强意识、加强预防是减少食管围手术期急性肾损伤的重要措施。

　　(3) 急性肾损伤发生后,进行疾病分级,针对病因治疗是关键。

　　(4) 及时使用肾脏替代治疗,改善患者的预后;同时注意合理的选择,注意避免医疗资源的浪费,减少患者及家属的痛苦。

(余开颜)

参考文献

[1] Nanchal R，Subramanian R，Karvellas C J，et al. Guidelines for the management of adult acute and acute-on-chronic liver failure in the ICU：cardiovascular，endocrine，hematologic，pulmonary，and renal considerations [J]. Crit Care Med，2020,48(3)：e173 - e191.

[2] Squires J E，Mckiernan P，Squires R H. Acute liver failure：an update [J]. Clin Liver Dis，2018,22(4)：773 - 805.

[3] Chen P，Wang Y Y，Chen C，et al. The immunological roles in acute-on-chronic liver failure：An update [J]. Hepatobiliary Pancreat Dis Int，2019,18(5)：403 - 411.

[4] Shah S，Goldberg D S. Acute-on-chronic liver failure：update on pathogenesis，therapeutic targets，predictive models，and liver transplantation [J]. Curr Opin Gastroenterol，2021,37(3)：173 - 178.

[5] Vandenberghe W，De Loor J，Hoste E A. Diagnosis of cardiac surgery-associated acute kidney injury from functional to damage biomarkers [J]. Curr Opin Anaesthesiol，2017,30(1)：66 - 75.

[6] Gaudry S，Hajage D，Schortgen F，et al. Initiation strategies for renal-replacement therapy in the intensive care unit [J]. N Engl J Med，2016,375(2)：122 - 133.

[7] Blanc K，Zaimi R，Dechartres A，et al. Early acute respiratory distress syndrome after pneumonectomy：Presentation，management，and short- and long-term outcomes [J]. J Thorac Cardiovasc Surg，2018,156(4)：1706 - 1714.

[8] Howells P，Thickett D，Knox C，et al. The impact of the acute respiratory distress syndrome on outcome after oesophagectomy [J]. Br J Anaesth，2016,117(3)：375 - 381.

[9] Yu X，Feng Z. Analysis of risk factors for perioperative acute kidney injury and management strategies [J]. Front Med (Lausanne)，2021,8：751793.

[10] Cardinale D，Cosentino N，Moltrasio M，et al. Acute kidney injury after lung cancer surgery：Incidence and clinical relevance，predictors，and role of N-terminal pro B-type natriuretic peptide [J]. Lung Cancer，2018,123：155 - 159.

[11] Tandon S，Batchelor A，Bullock R，et al. Peri-operative risk factors for acute lung injury after elective oesophagectomy [J]. Br J Anaesth，2001,86(5)：633 - 638.

第十章

食管术后消化道并发症

引言

食管癌术后上消化道常见并发症主要包括急性上消化道出血、肠梗阻、抗甲氧西林金黄色葡萄球菌(methicillin resistant staphylococcus aureus，MRSA)相关腹泻和腹壁切口疝等，这些并发症对术后康复，尤其是重建上消化道的成败带来重大影响。本章主要针对食管手术后上述各种并发症的诊断和治疗进行阐述。

第一节 急性上消化道出血

食管癌手术后会有多处组织结构经历切割和再缝合，如吻合口、管胃缝合缘，如果是结肠代则会增加另外 2 个腹腔内吻合口，如果是 Roux-on-Y 重建，会涉及小肠残端。此外，经过外科的干预和应激，很多保持完整的消化道黏膜也可能出血，如胸胃应激性溃疡、消化道应激性溃疡、消化道隐匿病灶出血。

一、分类

根据上消化道出血出现时间，可分为术后早期上消化道出血、延迟性上消化道出血。

1. 术后早期上消化道出血

术后早期上消化道出血通常指术后当天或 24 h 内发生的，主要源于外科因素，多因为吻合器、直线切割缝合器使用后切割缘加固不完全导致吻合口或管胃切割缘出血。当然有时切割缝合器选择钉高不合适会增加出血的风险。既往对于出血病例的回顾性研究表明,胃镜和开胸手术探查发现出血主要原因是食管或胃黏膜下小动脉出血导致。主要考虑以下几方面因素:

1) 吻合口或胃残端闭合处有较大血管经过　因为吻合口的圆形吻合器是内翻缝合,需要从腔内观察,而管胃切割缘是外翻缝合,可以直接从外面观察是否出血,当然存在血管回缩的情况,但较罕见。此时要特别关注吻合口或切割缘外有没有明显的渗血,并及时加固缝合止血。如果是胸内吻合,如吻合正好位于食管固有动脉位置,发生出血可能性则会增大。

2) 成钉不良或脱钉　在护士与医师间传递吻合器过程中,动作不当引起吻合器震动,有发生脱钉可能,或者在吻合时捏合不严密致成钉不良,也会增加出血机会。

3) 吻合口处组织厚薄不均　食管游离过程中,由于食管外膜处理不当,从而导致吻合过程中吻合口处组织厚薄不均,组织薄弱处若有血管经过则容易发生。

4) 闭合器钉高选择不合适　个体胃壁厚度不同,闭合器钉高固定,当胃壁过厚,就会出现胃黏膜被挤碎,从而发生出血。尤其在靠近幽门的位置血管比较粗,容易出现严重的上消化道出血。

2. 术后延迟性上消化道出血

这一时期可能很长,包括术后在院和出院后的随访过程。在院延迟出血主要有两个原因:①出现吻合口瘘或胸胃坏死,进一步腐蚀后引起该处血管出血,这在胸胃坏死中更易出现。②吻合口附近新出现的急性应激性溃疡,其发生率为6.3%～19.4%。但这一非感染性溃疡很难和感染性鉴别,因为根据术后内镜监测结果,吻合口和残端黏膜浅溃疡发生率非常高,但真正引起出血的则非常罕见。

另外一类就是胸胃黏膜的应激性溃疡出血,但也不多见,因为管胃裁剪术后会大大降低胃酸分泌和潴留可能,药物性出血应当被考虑,尤其是非甾体类药物、抗血小板药物等。

此外,恶性肿瘤复发也是食管癌术后出血的重要原因,尤其是纵隔复发侵犯胃壁进一步形成溃疡,或者放射治疗后引起的弥漫性黏膜炎,可引起致命性大出血。当然,肿瘤侵犯主动脉并穿孔至上消化道腔内的出血都是致命的。

二、临床表现

1. 呕血与黑便

急性上消化道出血以呕血和黑便为主要表现,但食管癌术后早期多有胃肠减压管,因此会表现为持续的胃管引流血性胃液,但大量出血患者会表现为呕血症状。

呕血提示出血灶位于十二指肠悬韧带近端的上消化道,无论呕吐红色血液还是咖啡渣样物质。明确的血性呕吐物提示可能存在持续性的中到重度出血,而咖啡渣样呕吐物则提示出血较为局限。黑便大多源自十二指肠悬韧带近端的上消化道出血,但也可源于口咽、鼻咽、小肠或结肠的出血。不同程度的出血均可造成黑便,即使出血量低至 50 ml。便血通常是由下消化道出血所致,但也可见于上消化道大出血。

2. 周围循环衰竭

取决于出血量及速度,严重者在出血后短时间内即可发生急性周围循环衰竭,临床表现为头晕、心悸、乏力、出汗、口渴、排便晕厥等。休克可为首发症状(脉细速、脉压小、血压下降、四肢湿冷、尿少、意识障碍等)。体格检查是血流动力学稳定性评估的一项关键内容。低血容量的体征包括:轻中度低血容量(血容量丢失<15%)——静息时心动过速;血容量丢失≥15%——直立性低血压(由卧位变为立位时,收缩压下降超过 20 mmHg 和/或心率加快 20 次/min);血容量丢失≥40%——仰卧位低血压。

3. 其他

患者通常会存在肠源性氮质血症,血中尿素氮增高,是进入肠内的血液经消化液处理后,大量蛋白分解产物被重新吸收入血所致。单纯上消化道出血引起的发热通常为不超过 38℃的低热,持续 3～5 天。

三、辅助检查

1. 实验室检查

急性上消化道出血患者应进行的实验室检查包括:全血细胞计数、血清生化检查、肝功能检查和凝血功能检测。通过测定血红蛋白、红细胞、血细胞比容来判断患者出血的情况。血红蛋白每下降 10 g/L 提示血容量丧失 400 ml 左右。由于血液在通过小肠时被吸收且肾脏灌注可能减少,急性上消化道出血患者的尿素/肌酐比值常升高。

2. 上消化道内镜

上消化道内镜是诊断上消化道出血病因的首选方法,不仅可以发现出血的部位和原因,而且有助于判断再出血的可能性,一般在出血后 24～48 h 内进行,可通过黏膜活检病理检查确定病变的性质。

对于急性大量出血，急诊进行内镜检查须在手术室全麻下完成，避免检查时出现大量呕血所致误吸。同时在手术室也便于急诊进行处理（图 10-1-1）。上海市胸科医院对于急性连续大量呕血，均推荐急诊内镜检查和治疗，在明确病因但无法进行内镜止血时，应立即中转外科手术，这一程序会最大限度降低病死率。

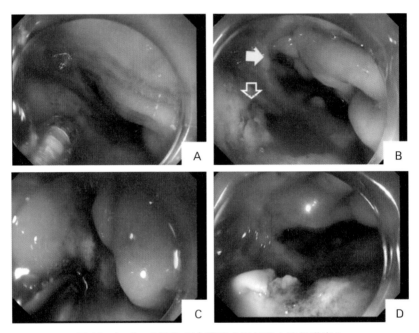

图 10-1-1　内镜治疗食管癌术后早期上消化道出血

注　A.黏膜下注射确定出血血管；B.显示注射肾上腺素后出血停止，并黏膜苍白，黄色箭头示吻合口，空心箭头示出血位置；C.热活检钳夹闭血管；D.止血后效果。

在行内镜检查时，可能伴有上消化道内大量血块影响视野，可以选择使用柔软胸管，在手指引导下直接进入上消化道进行吸引，可以快速获得清晰视野并帮助治疗。

3. 其他

X线钡餐检查并不推荐，会对内镜下的检查带来影响。选择性 DSA 动脉造影最适合活动性出血的检查，可经导管同时行介入治疗，但在目前外科及内镜技术发达的情况下并不是首选。其他检查还有放射性核素扫描、大便隐血试验、B超检查等。

四、围手术期处理

急性上消化道大量出血病情急、变化快，严重者可危及生命，应采取措施积极进行抢救治疗，首要治疗措施为积极抗休克、迅速补充血容量治疗。

1. 一般支持治疗

患者应禁食，卧位休息，保持呼吸道通畅，必要时吸氧；呕吐频繁时头歪向一侧，避免呕血时血液吸入引起窒息，严密监测患者生命体征变化；定期复查血红蛋白浓度、红细胞计数、血细胞比容与血尿素氮；必要时行中心静脉压测定；心电监护；观察呕血与黑便情况。

2. 积极补充血容量、抗休克

血流动力学不稳定时，尽早建立有效的静脉输液通道并尽快补充血容量。可先给予平衡液或葡萄糖盐水输注。应立即开始液体复苏，低血容量的活动性出血患者即使血红蛋白看起来正常，可能也需要输注红细胞，尤其是经充分的液体复苏后血流动力学仍不稳定的情况下。

3. 药物治疗

对于高度怀疑是吻合口和胸胃的外科相关出血，应积极选择内镜和外科治疗，任何药物治疗都应是辅助措施。尤其是目前细管胃的使用已经极大地降低胃酸对创面的负面影响，不应按照应激性溃疡的保守治疗看待。

质子泵抑制剂（proton pump inhibitor，PPI）为急性上消化道出血的主要保守治疗药物。尚不清楚内镜操作前 PPI 的最佳给药方案，可以静脉给予 PPI，每 12 h 一次，或开始持续输注。有呕血、血流动力学不稳定等活动性出血征象的患者，可采用单次大剂量静脉推注。

生长抑素、生长抑素类似物奥曲肽和特利加压素被用于治疗静脉曲张出血，它们也可降低非静脉曲张出血的风险。对于疑似静脉曲张出血患者，奥曲肽的给药方案：先静脉注射 50 μg，再以 50 μg/h 的速率持续输注。不推荐常规应用奥曲肽治疗急性非静脉曲张上消化道出血患者，但某些情况下可用作辅助治疗。奥曲肽通常只用于无法进行内镜操作时，或用于帮助稳定患者以便可行确定性治疗。

4. 胃肠减压及内镜止血、DSA 介入治疗

上消化道出血的胃肠减压要遵循及时、持续、确实、大口径的原则。我国缺乏大口径的胃肠减压管，可以选用细胸管替代，尤其是在有机械通气保障的情况下。胃肠减压管有可能发生附壁或者血凝块阻塞，所以在观察引流量的同时

要反复冲洗回抽，防止胃肠减压管阻塞，必要时可以床边行 X 线检查观察胸胃有无充盈。

胃镜下治疗也是有效治疗上消化道出血的方式，但建议在手术室全麻气管插管下完成，这样更有助于发现出血点，对于不严重的出血点可行胃镜下喷洒去甲肾上腺素、烧灼等治疗；新鲜出血，尤其是明确小血管位置，可以使用金属钛夹夹闭止血，或者热活检钳夹闭止血。若发现严重难于控制出血，及时行手术治疗。

选择性 DSA 动脉造影最适合活动性出血的检查，可经导管同时行介入治疗，但在目前外科及内镜技术发达的情况下并不是首选。如果高度怀疑是主动脉相关的大血管出血，应首选 DSA 检查，此前可以使用 CTA 做筛查。DSA 确定是主动脉出血后应及时行主动脉腔内隔绝术。随后再对食管胸胃病灶做针对性处理。

5. 手术止血

在明确出血位置，但内镜无法介入治疗止血时，或者有无法明确的大量出血，都应果断行外科探查手术。如果已经内镜明确出血位置，则可以有针对性选择手术切口。

1）颈部吻合口区域出血 通常直接经颈部即可完成止血，一般在内镜观察下，在吻合口外间断缝合即可奏效。必要时可以切开吻合口，确定出血位置并控制后，再行修复吻合口或再吻合。

2）胸胃出血 一般位于切缘，此时内镜确定出血位置非常重要，如果在胸内则应及时进胸探查，一般建议在开放下完成手术，可以为患者争取更多的时间，并避免对胸胃的不当抓持损伤。

如果出血源于吻合口及管胃的大面积坏死，应果断切除胸胃、颈部食管外置后再择期重建上消化道。

五、本中心治疗经验

总之，食管癌围手术期上消化道出血发生率较低，但属于较为凶险的并发症，一旦处理不当，容易危及患者生命。加强观察与防范可以有效地降低围手术期上消化道出血的发生率。一经发现，及时保守治疗干预，效果不佳及时行胃镜止血或者外科止血，避免患者出现围手术期死亡。

（李赛琪）

·第二节· 肠 梗 阻

肠梗阻(intestinal obstruction)是指任何原因引起肠内容物通过障碍,并有腹胀、腹痛等临床表现时的统称。食管癌手术因涉及消化道重建或空肠造瘘,部分患者需要直接使用结肠和空肠进行消化道重建,较易出现对肠道的干扰,术后出现肠梗阻的机会类似于普通胃肠外科手术。

一、病因

食管癌术后出现肠梗阻的报道并不多见,以空肠造瘘引起的不全肠梗阻居多。一项统计 3 433 例食管癌手术中,术后住院期间出现肠梗阻的仅有 2 例(0.05%)。出现肠梗阻的 2 例患者均与空肠造瘘使用有关。一项荟萃分析显示术中空肠造瘘会显著增加术后肠梗阻的发生,且不能改善术后康复过程。因此,目前通常建议行选择性空肠造瘘,并要注意造瘘段空肠的处置。

对于消化道重建,尤其是涉及空肠的手术,如二次残胃切除需要做高位 Roux-en-Y 手术,或者做双通道的空肠残胃手术,空肠系膜的张力卡压都可能造成术后早期出现肠梗阻;空肠或结肠系膜出现破损或系膜离断以后缝合不严密,肠道钻入间隙内,可导致肠梗阻;空肠-空肠器械或手工吻合后吻合口狭窄、水肿可导致肠梗阻。

除了外科常见的机械性肠梗阻外,麻痹性肠梗阻、粘连性肠梗阻、炎症性肠梗阻也不应被完全忽视,肠系膜血管栓塞在所有外科患者中都有可能出现。

二、病理生理学特征

肠梗阻的病理生理学过程:液体气体聚集→近端肠道张力增加→最终运动功能受抑制(保护机制)→腔内压升高或梗阻物直接压迫血管→静脉回流不良导致水肿,使动脉受压,发生缺血和肠坏死→穿孔。

肠梗阻可分成机械性肠梗阻和神经性肠梗阻。

1. 机械性肠梗阻

机械性肠梗阻是由于多种原因如空肠系膜的张力卡压所引起的肠腔狭窄,以及绞窄性疝、肠套叠、肠扭转等所造成,致肠内容物因机械的原因而不能通过者,均称为机械性肠梗阻。

2. 神经性肠梗阻

1）麻痹性肠梗阻 肠道蠕动是由肠道神经系统、中枢神经系统、激素、局部分子和细胞炎症因子之间相互作用所支配的。手术应激和肠道手术可导致交感神经活性的持续抑制并释放激素和神经递质以及局部的炎症分子反应，会抑制神经肌肉接头处的活动。术后饮食限制及术后麻醉镇痛进一步改变了小肠的蠕动。这种情况比较常见，肠管呈麻痹扩张状态。

2）痉挛性肠梗阻 是由于交感神经麻痹或副交感神经兴奋，致肠管肌肉强烈痉挛收缩而肠腔变得很细小，肠内容物也不能向下运行。这种情况比较少见，偶见于肠道本身有炎性病变或神经系统功能紊乱时。

三、诊断及鉴别诊断

典型的肠梗阻的诊断要点包括腹痛、呕吐、腹胀、肛门停止排气排便。腹部体征可见肠型、腹部压痛、肠鸣音亢进或消失。辅助检查：腹部 X 线片或 CT 影像可见肠腔明显扩张与多个液平面。符合上述诊断要点的病例，即可确诊。但食管癌患者术后早期通常禁食，或者给予全吸收的肠内营养液，并常伴随胃肠减压使用，很难通过以上临床表现获得诊断。食管癌患者术后的临床表现会随着梗阻位置、梗阻程度和梗阻出现时间早晚而有不同表现。

如果是术后早期出现的完全性梗阻多发生于空肠近段，患者表现为明显的胃肠减压引流增加，有可能一天超过 1 500 ml，并可伴有喷射样呕吐，呕吐物或引流液以胆汁样绿色液体为主。此时患者多没有任何阳性体征，发病原因多以空肠造瘘处的创伤性机械梗阻为多见（图 10-2-1）。由于胃扭转造成的十二指肠梗阻也可发生，但较少出现如此明显的消化液，通常以干呕和腹痛为主。此时需要进行上消化道造影以明确诊断。

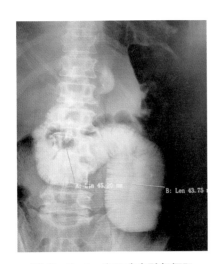

图 10-2-1 空肠造瘘引起梗阻

注 消化道造影提示空肠造瘘管周围肠道扭转。

如果梗阻在术后晚期出现，尤其是空肠造瘘管拔除后，患者以不同程度的腹痛、腹胀和呕吐起病，则多是空肠造瘘引起的非完全性梗阻，可通过禁食、胃肠减压缓解。

严重的肠梗阻伴麻痹、坏死、穿孔的情况在食管癌术后极少出现。

四、治疗

食管癌术后肠梗阻应根据发病原因进行有针对性的治疗。

1. 对症治疗

有效的胃肠减压永远是肠梗阻的关键治疗手段，主要指鼻胃管减压，也可以做十二指肠远端的精准减压。对于不全梗阻可以同时使用肠道润滑剂，如液状石蜡或者橄榄油口服或管饲。对于出现消化液大量丢失的情况，对症补液纠正也很重要。

2. 外科治疗

对于完全梗阻和保守治疗无效的不全梗阻都应考虑外科干预。

对于最常见的空肠造瘘引起的肠梗阻，首先要拔除造瘘管看是否能缓解；若无法缓解，手术可能要切除造口处小肠并重新行肠肠吻合，手术比较简单，效果也较好。吻合口导致的狭窄，需拆除原来的吻合口重新二次吻合。

肠系膜的扭转和肠道粘连引起的梗阻，肠道粘连固定，再次手术彻底纠正并不容易，此时可考虑旁路手术或造口手术。

对于食管裂孔疝引起的结肠梗阻，可以采取经腹回纳的办法，但也可选择内科保守治疗，这要根据患者的临床表现而定。

（张　杰）

·第三节· 抗甲氧西林金黄色葡萄球菌相关腹泻

食管癌术后早期出现严重腹泻（每日≥6 次，可伴脱水和电解质紊乱）多和肠内营养不当或肠内菌群失调甚至感染有关，其中 MRSA 肠内感染是特别严重的一种术后腹泻原因，可致患者死亡，因此要特别引起重视。

MRSA 是一种临床常见机会病原菌，1961 年在临床上首次分离出 MRSA。MRSA 能产生多种毒素、酶及抗原蛋白，具有较强的致病力，能引起皮肤软组织感染、血流感染及全身各脏器感染。该菌对所有 β 内酰胺类抗生素耐药，并对大环内酯类、氨基糖苷类、氟喹诺酮类等抗菌药物多数耐药。因此，导致该菌所致感染治疗困难，病死率高。20 世纪 80 年代后医院内 MRSA 感染逐年增多，该菌成为医院感染的主要病原菌之一。食管癌术后集中的病房因消化道瘘常见,抗生素使用级别高,条件致病的 MRSA 感染更易出现,并直接导致肠内感染和腹泻。

一、概述

MRSA 通过质粒图谱分型较为可靠,可分为 18 个亚型,能准确地分析菌株之间的相关性,将流行菌株与非流行菌株加以区别。国内 MRSA 广泛存在分子量为 1.6 Md、1.8 Md 及 2.67 Md 的质粒,不同地区和不同医院会有特殊质粒带。

免疫印迹分型法将 MRSA 分为 9 型,以 B、C 型最为常见,各型含有特征性的分子带,该法比较稳定。

染色体限制性内切酶分析可识别病原体 DNA 链上特异位点及核苷酸序列,能从基因水平显示病原体特征。

MRSA 还可用血清学、凝固酶、耐药谱等方法分型。Southern 印迹法也逐渐运用于 MRSA 的分型。

二、病因

人是金黄色葡萄球菌的自然宿主,约占健康人群肠道菌群的 10%,但并没有 MRSA。MRSA 相关肠炎是因为肠外 MRSA 迁移到肠内并大量增殖,并不是肠内自然的金黄色葡萄球菌大量增殖引发;但其他肠道菌群被抑制后,MRSA 更有机会大量繁殖。

胃肠道手术后患者胃肠功能恢复前肠蠕动消失或明显减少,此时长期或联用广谱抗生素,可导致肠道正常菌群的改变而破坏原肠道菌群相互遏制的机制,致病菌迅速大量繁殖产生外毒素,并发生伪膜性肠炎。金黄色葡萄球菌肠炎发病的因素中肠道菌群失调可能是根本原因,而抗生素及 PPI 滥用可能是诱发或加重肠道菌群失调的重要因素。所以强调不能滥用抗生素及 PPI 的同时,更应重视术前患者是否已存在肠道菌群失调,这对预防金黄色葡萄球菌肠炎有重要意义,调整原有的胃肠道功能紊乱后择期手术是预防术后金黄色葡萄球菌肠炎发生的重中之重。

MRSA 如何进入食管癌术后的下消化道,并引起严重的肠炎呢?出现这类并发症的患者中通常都能在术前的鼻腔内查到 MRSA 定植,而这些患者通常在术中会经鼻腔放置空肠营养管,而这个过程可能是造成 MRSA 下行进入肠道的重要原因,而在平时由于胃液的保护作用,MRSA 是难于进入下消化道的。这也从另外一个侧面证实过度使用 PPI 可能会增加 MRSA 肠道感染的风险。而预防性空肠造瘘可以避免鼻肠管造成的 MRSA 迁移性肠炎可能。

三、诊断及鉴别诊断

金黄色葡萄球菌肠炎的临床表现除了高热并水样腹泻外,大便收集可见灰黄色絮状或膜状漂浮物(大量肠黏膜坏死脱落所致),患者可能很快出现休克、器官功能衰竭等特征性表现,尤其是肾前性肾衰竭极为多见。此外,还会出现腹痛、腹胀、恶心、呕吐、低蛋白血症、水和电解质紊乱等临床表现。

MRSA 性肠炎的细菌学检测比较容易,因为标本获取容易,粪便检出率高,通常会见满视野的 MRSA 细菌。

与艰难梭菌导致的伪膜性肠炎不同,MRSA 肠炎的发生率虽不高,但起病重,进展迅速。细菌培养是鉴别两种感染的"金标准"。食管癌术后 MRSA 相关腹泻需要与肠内营养相关腹泻相鉴别,MRSA 腹泻会明显早于肠内营养造成的腹泻,一般可在术后第 1、2 天、没有开始肠内营养时就出现,腹泻次数多,并迅速出现脱水表现,肾前性肾衰竭发生比较早,单纯增加补液无法纠正症状。

四、治疗及处理

1. 抗菌治疗

MRSA 感染的治疗是临床十分棘手的难题之一,关键是其对许多抗生素有多重耐药。因其耐药机制是青霉素结合蛋白(PBPs)性质的改变,因此,MRSA 几乎对所有的 β-内酰胺类抗生素耐药,且同时可能对大环内酯类抗生素、氨基糖苷类抗生素等多种抗菌药物表现出耐药性。万古霉素仍然是治疗 MRSA 细菌的首选药物。使用万古霉素等的作用在于杀灭 MRSA,减少其数量,使得肠道菌群有机会重新恢复正常。对万古霉素过敏或肾功能不全的患者,可以考虑使用去甲万古霉素、替考拉宁等。其次,对于以上药物有禁忌证,或是不可耐受的患者,也可使用其他的抗菌药物,如夫西地酸钠。而在某些国家和地区,也可使用头孢吡普、替加环素、利奈唑胺、达托霉素等,均有较好的疗效。

万古霉素的给药方式包括静脉和肠道两个途径,静脉给药的常用剂量为 500 mg,每 8 h 一次,根据肌酐清除率调整,但应特别注意肾功能。肠道给药往往效果会更明显,可以单独使用,也可以联合全身使用,剂量为万古霉素 500 mg + 生理盐水 100 ml,每天分 3 次鼻饲,可以在 2 天内有效控制腹泻,降低肠道内 MRSA 低度。

2. 对症处理

足量的液体治疗是 MRSA 相关腹泻治疗的核心手段,同时还包括水、电解质紊乱的纠正,如果必要可以考虑监测静脉压。另外,患者高热、休克等症状有所好转时,可给予双歧杆菌四联活菌片等肠道益生菌以促使肠道菌群恢复正常,从而进一步抑制 MRSA,可降低 MRSA 肠炎的复发率。

虽然该病患者腹泻严重,但不能盲目给予止泻药治疗。因为止泻可使大量外毒素不能及时经肠道排出体外而进入血循环,促使感染性休克及器官功能衰竭的发生及加重。在加强支持治疗(纠正水、电解质紊乱,补充血容量,纠正低蛋白血症等)下应保持肠内容物顺利排出,这对治疗及预后有益。

对于已经出现继发脏器功能损害的患者要及时进行治疗,出现无尿性肾衰竭患者应及时进行血透治疗,一般在治疗后 1 周内就会有所改善。另外,此类患者术后出现吻合口瘘概率极高,且可以在切口处培养出 MRSA,但这一局部症状会随着全身治疗的起效而得到有效控制。

3. 隔离

一旦患者出现 MRSA 感染,应果断行隔离治疗,所有物品和人员进出患者病区都应执行严格的防护和消毒,否则极易造成院内感染播散。

五、本中心治疗经验

合理使用抗生素是预防院内 MRSA 初选的关键措施。食管癌手术预防性使用抗生素应慎重,以第一代和第二代头孢菌素为佳(如头孢唑林、头孢呋辛等),第三代头孢菌素的长期使用与 MRSA 的出现率呈平行关系。

对于食管病区应加强对新入院及 MRSA 易感者的检查,因为食管病区重症患者、气管造口等开放气道患者多,容易出现 MRSA 传播。上海市胸科医院主要是以鼻拭子对所有新入院患者进行 MRSA 检测。对于 MRSA 阳性的患者,予以莫匹罗星 5 天涂鼻,每日 2～3 次,停用 2 天后,于第 8 天再次复测,若结果阴性可手术,若继续阳性可另用万古霉素静脉滴注预防(阳性患者推荐尽量暂缓手术治疗)

加强消毒制度。对于有一定数量院内伤口、消化道 MRSA 感染者,可谨慎使用围手术期预防性万古霉素。上海市胸科医院对于拟行食管手术的患者,在术前都会行 MASA 鼻咽拭检查,结果阳性的患者术中行空肠造瘘,避免经鼻胃肠减压造成的 MASA 下行感染。

医护人员检查患者前后要严格洗手消毒,有条件时应用一次性口罩、帽子、手套,医疗用品要固定,以防院内交叉感染。采样坚持"一人一次一管"。

(张 杰)

·第四节· 腹壁切口疝

腹壁切口疝(incisional hernia)是腹部手术后腹壁起主要支持作用的肌腱膜层未能完全愈合,在腹内压的作用下,腹腔的部分器官或组织通过腹壁缺损突出形成的疝。既往报道,在开腹手术中,腹壁切口疝的发生率可高达13%。疝囊可有完整或不完整的腹膜上皮,在体格检查时可触及包块,影像学检查可发现腹壁存在缺损。腹腔镜探查术可发现原腹壁手术切口处存在隐匿性腹壁切口疝。切口疝可伴有疼痛、肠梗阻、绞窄和疝内容物缺血等并发症,其修复往往需手术干预。

一、病因

腹壁切口疝产生的原因很多,切口感染、切口裂开、术后剧烈咳嗽等腹内压增高等情况都可导致其发生。但主要的因素还是附壁自然连续性出现中段,并且修复不完全。

1. 局部因素

1) 切口感染 是腹壁切口疝形成的重要诱发因素之一,感染最终虽然可以得到控制,但腹壁的肌腱因愈合不良出现薄弱缺损,缺损处腹壁的抗张力强度和顺应性差,腹壁强度下降,之后就可能出现腹壁切口疝。

2) 切口选择 切口位置与切口方向也与切口疝发生相关。下腹部切口的切口疝发生率高于上腹部切口,因下腹部腹直肌后鞘不完整,承受腹内压相对较高,腹壁切口疝的发生率相对较高。因此,如果是下腹部10 mm以上鞘卡穿刺,建议对腹膜进行关闭处理。

3) 术中操作不当 如未分层缝合、对合不佳、缝合过于稀疏、嵌入其他组织、肌肉松弛欠佳而强行拉拢缝合、腹内压力较大未行减张缝合等。

4) 其他 术后换药不及时、长期腹胀未及时处理等因素。

2. 全身因素

1) 肥胖患者 肌肉薄弱者皮下脂肪层丰富,手术视野暴露和关闭切口时难度较大,术后切口感染或皮下脂肪液化发生率高,易发生腹壁切口疝。

2) 老年患者 往往伴有慢阻肺、前列腺增生、顽固性便秘等一系列引起腹内压增高的疾病,腹内压增高容易发生切口裂开或愈合不良而导致切口疝的发生。

3) 合并症 如同时患有糖尿病、慢性支气管病、贫血、低蛋白血症、前列腺增生等基础疾病,切口愈合慢,术后易发生切口感染,进而导致腹壁切口疝发生。

4) 其他 如营养不良、使用肾上腺皮质激素和其他免疫抑制药物阻碍切口愈合过程从而导致切口疝的发生。

食管癌术后出现附壁切口疝主要存在两种情况。一种情况是腹正中切口出现裂开,可以是开放手术,也可以是腔镜手术辅助的小切口。但多数和腹部切口感染有关,也有白线关闭不好,术后出现裂开造成的。另外一种情况是腹腔镜穿刺鞘卡切口疝,发生率很低,但由于疝囊口狭小,极易出现肠坎顿坏死,这种情况多见于 10 mm 以上鞘卡反复穿刺腹膜造成,尤其易发于中下腹部腹直肌部分(图 10 - 4 - 1)。

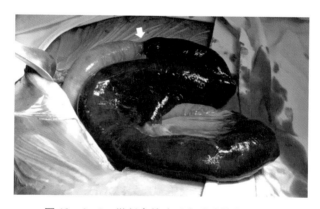

图 10 - 4 - 1 微创食管癌手术附壁鞘卡切口疝

注 伴小肠坏死,可见清晰的缺血坏死界限(白色箭头所示)

二、临床表现

腹壁切口疝患者都有明确的腹部手术史。

腹壁切口疝最常见的症状是原腹部手术切口处有包块出现,在腹压增加时突出或增大,患者平卧位则缩小或消失。触诊可扪及切口下方的缺损;有时疝内容物与疝环或疝囊粘连而不易回纳。

如疝内容物发生坎坭,导致肠管坏死绞窄,则会出现肠梗阻症状。患者腹部疼痛持续且剧烈,这在鞘卡切口疝中尤其容易出现,并且可以扪及皮下包块。有时伴有疝外被盖皮肤炎症水肿、皮肤表面潮红、皮温升高等症状。

辅助检查:CT检查除了可以清楚地显示腹壁切口疝缺损的位置、大小、疝内容物及其与腹内脏器的关系外,还有助于发现某些隐匿疝、多发疝和嵌顿疝(图10-4-2)。

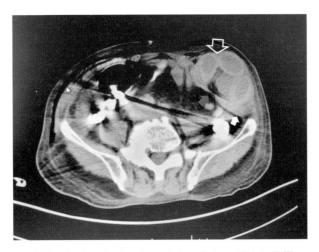

图10-4-2 CT诊断食管癌术后腹壁疝,伴小肠坎墩

注 黄色箭头示疝囊壁(腹壁肌肉、后鞘及腹膜层);红色箭头示疝囊口;白色空心箭头示坎嵌顿疝出的小肠。

三、诊断

典型切口疝通过病史、体格检查就可明确诊断;超声、CT等影像学检查可用以辅助诊断,评价切口疝缺损大小和疝内容物,为进一步制订手术方案提供参考。对于合并急腹症患者,应考虑切口疝的嵌顿,尤其是在伴有肠梗阻的时候。

四、治疗

腹壁切口疝形成后无法自行愈合,且会在腹内压持续作用下随病程延长、年龄增长而进展,外科手术是彻底治愈的唯一方法。目前,切口疝的手术方式主要分为开放性手术和腹腔镜手术。对于手术内容分疝处理和内容物处理两个部分。

1. 疝处理方法

1) 开放手术　操作简单,主要包括单纯修补术和补片修补术。单纯修补术术后切口疝复发率较高,目前主要用于修补缺损＜3 cm 的切口疝。

2) 肌鞘前 on-lay 修补法　在腹壁脂肪与肌鞘间进行修补加固腹壁,技术操作更为简单,易于掌握,术后并发症处理相对较容易,对腹腔出现感染的腹壁切口疝患者尤为适用。缺点:易复发,补片与皮下组织接触,感染、血清肿等并发症发生率较高。巨大切口疝及皮下脂肪组织较少的患者不宜采用此技术。

3) 肌后和腹膜前 sublay 修补法　腹肌后置入补片并紧贴腹肌,便于组织长入形成补片——瘢痕复合体,且由于腹内压存在,可使放置于后鞘前或腹膜前间隙的补片固定良好,从而加固腹壁。补片前方肌肉的收缩作用可减弱或抵消腹内压对补片的作用,防止复发。于疝环边缘不清或腹壁组织薄弱范围较大者,应考虑采用此法。

4) 腹腔内补片植入修补法(intraperitoneal onlay mesh,IPOM)　补片放置于腹腔内贴附于腹壁,此修补方法无须进行广泛组织游离,较少形成血肿,术后疼痛较轻。由于补片放置于腹腔内,能确保较大的覆盖面积,且由于腹内压的存在使补片与腹壁贴合紧密,利于周围组织的生长。本法具有创伤较小、固定牢固、不易复发的优势。但 IPOM 术中应用的补片须具备防粘连特性,目前常用生物补片材料为聚丙烯和聚四氟乙烯复合材料,应用双层复合补片时将防粘层接触腹腔脏器。因补片直接与腹腔脏器接触,腹腔粘连严重者慎用。

5) 肌肉与肌肉间的 inlay 修补法　由于本法的并发症发生率较高,临床应用受限。

6) 腹腔镜切口疝修补术　在腹壁切口疝周围打 3～5 个直径为 5～12 mm 的腔镜孔,腔镜下先分离腹腔内粘连,将防粘连补片置入腹膜腔内,修补腹壁缺损并固定补片。补片与缺损四周覆盖重叠 3～5 cm,在腹内压作用下与腹膜紧贴;补片固定建议采用疝钉＋缝线固定然后再用补片对缺损进行修补。与开放手术相比,具有显著的微创优势,同时补片放置可以完全在直视下进行,固定补片更加容易。

7) 重建手术　对于腹壁切口严重感染,伴切口裂开的时候,处理非常麻烦,需要耐心通过负压引流系统将切口处理干净,然后请整形外科和普外科一起行重建手术。

2. 疝内容物处理

如果疝出的内容物没有缺血表现,则可以直接回纳;但如果有缺血表现,则应当果断行坏死肠管切除,然后行重建。如果是结肠坏死,则可能需要行外置造口。

四、本中心治疗经验

食管癌术后腹壁疝并不常见,尤其是中国患者普遍较消瘦、负压低。但根据近年经验,这一并发症也不能忽视。术后应密切注意患者的主诉,一旦有腹痛和腹部包块表现,应立即行 CT 检查,诊断后立即手术,降低嵌顿坏死的发生率。

(孙益峰)

> ◢参考文献◣

［1］Barkun A N，Almadi M，Kuipers E J，et al. Management of nonvariceal upper gastrointestinal bleeding：guideline recommendations from the International Consensus Group［J］. Ann Intern Med，2019，171(11)：805 - 822.

［2］Linden P A，Towe C W，Watson T J，et al. Mortality after esophagectomy：analysis of individual complications and their association with mortality［J］. J Gastrointest Surg，2020，24(9)：1948 - 1954.

［3］Mei L X，Wang Y Y，Tan X，et al. Is it necessary to routinely perform feeding jejunostomy at the time of esophagectomy? A systematic review and meta-analysis ［J］. Dis Esophagus，2021，34(12)：doab017.

［4］Shiraishi O，Kato H，Iwama M，et al. A simple，novel laparoscopic feeding jejunostomy technique to prevent bowel obstruction after esophagectomy：the "curtain method"［J］. Surg Endosc，2020，34(11)：4967 - 4974.

［5］Vather R，Josephson R，Jaung R，et al. Gastrografin in Prolonged Postoperative Ileus：A Double-blinded Randomized Controlled Trial［J］. Ann Surg，2015，262(1)：23 - 30.

［6］Rybak M J，Le J，Lodise T P，et al. Therapeutic monitoring of vancomycin for serious methicillin-resistant Staphylococcus aureus infections：a revised consensus guideline and review by the American Society of Health-System Pharmacists，the Infectious Diseases Society of America，the Pediatric Infectious Diseases Society，and the Society of Infectious Diseases Pharmacists［J］. Am J Health Syst Pharm，2020，77 (11)：835 - 864.

［7］Fink C，Baumann P，Wente M N，et al. Incisional hernia rate 3 years after midline laparotomy［J］. Br J Surg，2014，101 (2)：e51 - e54.

［8］Saunders W B. Dorland's Pocket Medical Dictionary［M］. Pennsylvania，USA，1995.

［9］Lomanto S，Iyer G，Shabbir A. Laparoscopic versus open ventral hernia meshrepair：

a prospective study[J]. Surg Endosc,2006, 20:e1030 - e1035.

[10] Mudge M, Hughes L E. Incisional hernia: a 10-year prospective study of incidence and attitudes[J]. Br J Surg,1985, 72:e70 - e71.

[11] Millikan W K. Incisional hernia repair[J]. Surg Clin N Am, 2003, 83:e1223 - e1234.

[12] Luijendijk R W, Hop W C J, van den Tol P, et al. A comparison of suture repair with mesh repairfor incisional hernia[J]. N Engl J Med,2000, 343:e392 - e398.

[13] Flum D, Horvath K, Koepsell T. Have outcomes of incisional hernia repairimproved with time? A population-based analysis[J]. Ann Surg,2003, 237 (1) : e129 - e135.

[14] Cassar K, Munro A. Surgical treatment of incisional hernia[J]. Br J Surg, 2002, 89: e534 - e545.

第十一章

移植物相关并发症

引言

　　食管癌手术基本操作包含肿瘤切除、淋巴结清扫和消化道重建。从方便性来讲,胃是食管癌切除术中消化道重建最常采用的移植物。某些特殊情况下,例如既往有胃手术史、食管和胃双源癌等,则会使用到结肠或空肠。移植物经过选取、核定、裁剪、上提,进而行上消化道重建后,会面临吻合口瘘、移植物穿孔坏死、扭转或冗长、膈肌裂孔疝等并发症。同时,食管癌术后也会出现吻合口狭窄、管状胃排空动力差等并发症。此外,游离空肠间置作为一项相对特殊的消化道重建技术,如何做好围手术期移植小肠的血运监测十分重要。本章针对食管癌切除术后移植物相关并发症的预防、诊断和治疗逐一进行阐述。

·第一节· 吻合口瘘及移植物穿孔、坏死

一、吻合口瘘

1. 定义

任何食管癌术后吻合口完整性的缺损,都是食管癌术后的严重并发症,需要与残胃瘘区别。近年来,随着吻合技术的改进和成熟,吻合口瘘(anastomotic leakage)的发生率已大幅下降。上海市胸科医院食管外科现阶段常规采用 McKeown 术式,吻合口瘘的发生率基本上控制在 3%～5% 的较低水平。

2. 分类

以目前临床上最多采用的颈部吻合为例,食管癌术后吻合口瘘大体分为单纯颈部吻合口瘘和吻合口胸膜腔瘘。单纯颈部吻合口瘘处理相对简单,危害也较小。但吻合口胸膜腔瘘则由于吻合口瘘发生后,继而出现消化液渗漏至胸膜腔,引起胸腔和/或纵隔感染,处理困难且危害大。

3. 分级

根据 Clavien-Dindo 并发症分级标准,上海市胸科医院食管外科结合临床诊治实践,将吻合口胸膜腔瘘分级进行简化(SCH‐EG 分级),更适宜于临床应用推广(表 11‐1‐1)。

表 11‐1‐1　上海市胸科医院食管癌吻合口瘘分级标准

吻合口瘘分级	Clavien-Dindo 标准	上海市胸科医院标准
Ⅰ 级	无须药物、外科、内镜和介入治疗,多通过普通伤口换药可治愈	没有或无须影像学、内镜证实,不影响出院进程,简单换药,非感染性渗液
Ⅱ 级	伤口换药并抗感染治疗	局部、影像、内镜证实瘘,需敞开换药,局部感染(图 11‐1‐1)
Ⅲ 级	需要外科、内镜和放射介入治疗	出现下行性纵隔感染(图 11‐1‐2),需要深部引流(纵隔内)
Ⅲa 级	无须全麻	
Ⅲb 级	需要全麻	
Ⅳ 级	威胁生命,需要重症监护室监护	出现胸膜腔感染、气管消化道瘘(纵隔外)(图 11‐1‐3、图 11‐1‐4)
Ⅳa 级	单个器官功能不全	
Ⅳb 级	多器官功能不全	
Ⅴ 级	死亡	死亡(图 11‐1‐5、图 11‐1‐6)

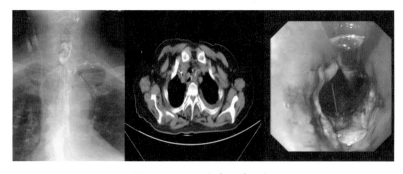

图 11‐1‐1　吻合口瘘Ⅱ级

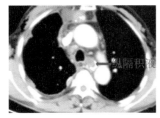 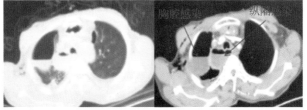

图 11‑1‑2 吻合口瘘Ⅲ级 　　图 11‑1‑3 吻合口瘘Ⅳ级(胸膜腔合并纵隔感染)

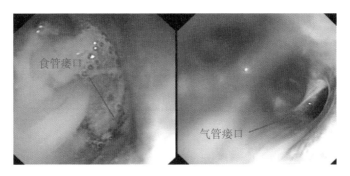

图 11‑1‑4 吻合口瘘Ⅳ级(食管气管瘘)

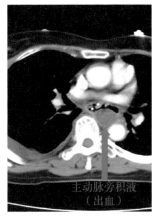 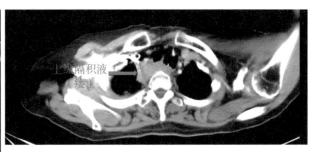

食管主动脉瘘

患者术后3周大呕血死亡

图 11‑1‑5 吻合口瘘Ⅴ级(食管主动脉瘘)

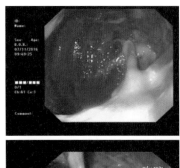

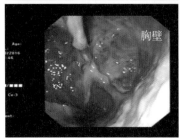

胸壁

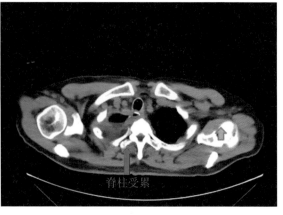

脊柱受累

坏死化脓性脊柱炎

图 11-1-6　吻合口瘘Ⅴ级(坏死化脓性脊柱炎)

4. 诊断

瘘的诊断除发现颈部伤口红肿、渗液、脓性分泌物外,可以在术后早期出现如体温升高、脓痰和呼吸急促等隐匿性瘘相关症状。提醒医师在术后一定密切观察,若怀疑吻合口瘘,应及时打开颈部伤口观察,必要时行食管造影、胸部强化 CT 和食管镜检查进行排除。其中强调早期使用食管镜进行确认,尤其是不明原因高热患者,即使颈部没有明显感染迹象,也要通过内镜排除纵隔及胸膜腔瘘的存在。

5. 处理

吻合口瘘继发出现胸腔及纵隔感染的处理原则为充分引流、抗感染治疗和加强营养。根据颈部伤口分泌物和胸管引流液药敏试验指导抗生素选择。优先选择鼻饲营养或空肠造瘘给予肠内营养支持。安全、通畅、有效的引流则是治疗吻合口瘘的最关键环节。放置胸腔和纵隔引流管时,避免造成心脏、血管及气道损伤。对于复杂的胸膜顶脓胸,建议在手术室全麻条件下行胸腔镜引导的可视化胸腔闭式引流安置术,引流路径归纳如下:

(1) 对于贴近胸壁的包裹性积液,可以在 B 超定位引导下放置引流管(图 11-1-7)。

(2) 对于位置深、叶间包裹或比邻重要脏器的包裹性积液,推荐 CT 引导下穿刺引流(图 11-1-8)。

(3) 遵循解剖间隙经颈部放置纵隔引流,并予以负压吸引(图 11-1-9)。

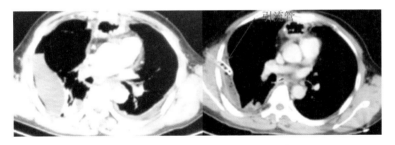

图 11-1-7　B 超引导下放置引流管

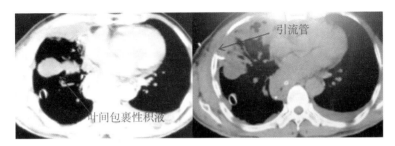

图 11-1-8　CT 引导下放置引流管

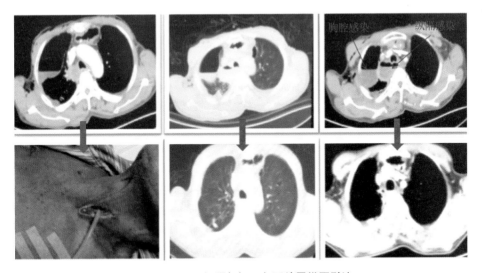

图 11-1-9　经颈部切口向下放置纵隔引流

（4）颈部持续负压吸引：对于单纯颈部吻合口瘘或者胃底残端瘘，若颈部渗液较多，需要每日多次反复换药，可以采用吸痰管来自制多孔引流管，放置于颈部切口处接持续低负压吸引，可以有效保持颈部伤口局部干燥，同时负压作用也有利于刺激肉芽生长，加速瘘口愈合。

（5）内镜下经瘘口放置内引流，多用于胸腔内吻合口瘘或者颈部吻合口瘘继发胸腔及纵隔感染。内引流经瘘口源头有效引流，减少消化液和脓液进入胸腔和纵隔。结合胸腔外引流，可以加速脓腔消失和瘘口愈合（图 11－1－10）。

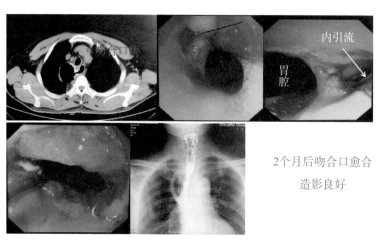

2个月后吻合口愈合
造影良好

图 11－1－10　食管镜下经瘘口放置内引流

（6）T 管的应用：对于顽固性单纯颈部吻合口瘘，特别是经胸骨后径路上提管胃的患者，由于吻合位置较浅，周围肌肉组织包裹少，采用经瘘口置入橡胶 T 管，可以有效减少唾液经伤口渗出，促进颈部伤口愈合。待周围组织生长完全包绕 T 管后，可直接拔除 T 管，窦道自行闭合（图 11－1－11）。

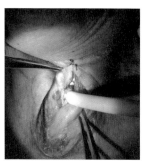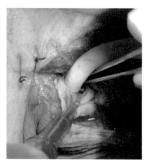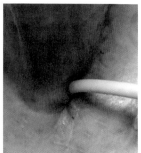

图 11－1－11　经瘘口放置 T 管引流

6. 预防

根据上海市胸科医院食管外科的临床实践，把握术中操作细节，可以有效降低术后吻合口瘘的发生率。

超长无张力细管胃的制作推荐细管胃裁剪（直径 2～3 cm），同时采用 Kocher 法将十二指肠侧腹膜松解技巧（图 11-1-12），尽可能延长管胃长度，为减少颈部吻合口张力创造条件。

（1）保留胃右动脉起始部 3 个分支，增加管胃血供（图 11-1-13）。

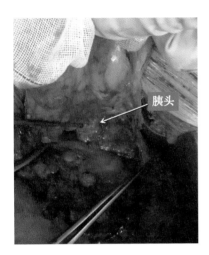

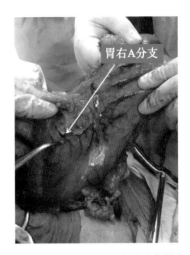

图 11-1-12　十二指肠侧腹膜松解显露胰头

图 11-1-13　保留胃右动脉起始部 3 个分支

（2）轻柔操作，保护管胃，减少胃浆膜挫伤和血管痉挛（图 11-1-14）。

（3）尽量使吻合部位靠近胃网膜右动脉供血区，这样可以增加吻合口的血供。若管胃条件较好，也可以离断部分胃网膜右动脉末端分支，将吻合部位选定在更加靠近胃网膜右动脉起始部的范围内（图 11-1-15）。

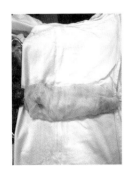

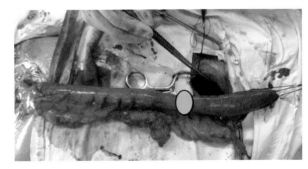

图 11-1-14　管状胃制作过程中采用温盐水纱布覆盖

图 11-1-15　尽量使吻合部位靠近胃网膜右动脉供血区

（4）推荐高位吻合，使吻合口位置位于颈部切口的上 1/3 处（图 11 - 1 - 16），这样可以减少术后吻合口因重力作用下降至胸廓入口水平以下的概率。同时，推荐腹部操作过程中多保留一些胃底、大弯侧的网膜组织，用于在完成吻合之前填塞胸廓入口（图 11 - 1 - 17）。通过以上两个操作技巧，可以有效减少吻合口瘘继发的胸膜腔感染。

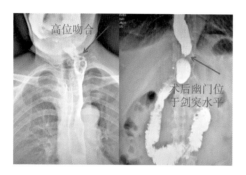

图 11 - 1 - 16　高位吻合术后造影

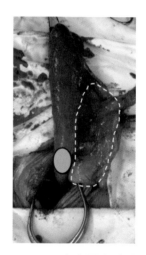

图 11 - 1 - 17　保留胃底、大弯侧网膜组织填塞胸廓入口

总之，食管癌术后吻合口瘘无法彻底消除，但可以尽量减少。保证无张力、高位、血运良好的细管胃食管吻合是预防吻合口瘘的核心。而一旦吻合口瘘发生，充分引流是治疗的关键。

二、移植物穿孔、坏死

食管癌切除术最常用的移植物是胃。在某些特殊情况下，如既往有胃手术史、食管和胃双源癌等，则会使用到结肠或空肠。任何原因引起的移植物穿孔和坏死都会威胁到患者生命。临床实践中移植物发生不同程度坏死大多因为缺血而造成。

移植物坏死常见类型和相应处理对策如下：

1. 管状胃上提至颈部和残食管吻合后，胃残端坏死

处理对策：此类情况在临床上并不少见，颈部胃残端瘘多数会被误认为吻合口瘘，通过局部换药大多能慢慢愈合。

2. 腹部游离胃时,损伤胃网膜右血管弓,造成管胃缺血坏死

处理对策:腹部操作过程中,如果损伤到胃网膜右血管弓,可以根据血管损伤处距离胃网膜右动脉起始部距离来进行取舍:①若只是损伤弓末端,可以通过管状胃裁剪、延长来增加管胃远端供血;②若距离胃网膜右动脉起始部较近,则术后出现管胃坏死的可能性极大,多数情况下被迫术中切除胃,颈部食管造口、空肠造瘘,等待二期手术重建消化道;③部分医师在损伤胃网膜右血管弓后,会选择保留胃右动脉将全胃(不对胃进行管状裁剪)直接经胸骨后径路上提至颈部和食管完成吻合,也有成功案例报道。我们建议,对于第三种情况,需要术后密切观察患者生命体征,可以早期打开颈部伤口,直视下观察胃底血运,如果出现胃坏死,则需要果断切除胃,颈部食管造口并空肠造瘘,等待二期手术完成消化道重建。

3. 结肠代食管术后结肠缺血坏死

结肠间置后如果出现结肠坏死其临床表现要比胃代更为隐匿,原因主要包括:①结肠代多位于胸骨后坏死后不会引起很严重的纵隔胸腔感染;②结肠坏死后往往会表现为浆膜包绕下的无菌性坏死;③通常不会有异味。所以结肠代坏死诊断不仅要观察颈部吻合口,还要观察腹腔间置结肠下吻合口处引流管颜色,一旦怀疑有结肠坏死,通常建议行消化内镜确认,如果内镜下显示黏膜灰白则可确诊(图 11-1-18)。

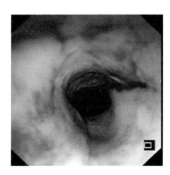

图 11-1-18　间置回肠黏膜苍白

处理对策:如确诊结肠出现坏死则应果断二次手术,切除坏死结肠(图 11-1-19)。颈部食管残端造口,端端如果吻合在残胃上,则缝合切口并放置引流,然后做空肠造瘘。如果前次吻合在空肠上,Roux-en-Y 则直接闭合空肠;如果是做的端侧空肠吻合,则需要做空肠切除再吻合或造口。二期消化道重建只能使用空肠,技术挑战很大。

上海市胸科医院多采用回结肠代食管,因此有些患者会表现为末端回肠缺血坏死,对于此类患者要综合考虑,有可能可以行局部回肠切除,然后二期行空肠间置或皮瓣重建。

4. 带蒂空肠长距离上提后末端缺血坏死

处理对策同结肠代。

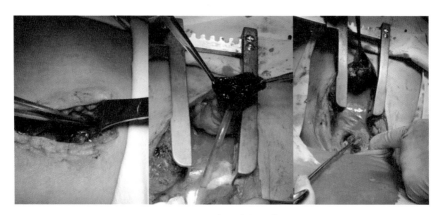

图 11 - 1 - 19　二次手术切除坏死结肠

5. 游离空肠颈部间置后血运不佳,缺血坏死

处理对策:需要拆除间置空肠,重新采用间置空肠,或胃或结肠代进行重建。

（郭旭峰）

第二节　食管术后气道-消化道瘘

一、定义

食管癌术后出现气道和消化道相连通定义为术后气道-消化道瘘。由于消化液可经瘘口进入气道,引起慢性或急性肺部感染,继而出现呼吸功能不全。根据上海市胸科医院 2015—2020 年单中心食管癌外科手术数据显示,食管癌术后发生气道-消化道瘘的比例为 0.4%（16/3 800）。尽管此类并发症发生率较低,但由于处理十分棘手,一旦发生则会严重威胁患者的生命。

二、原因和分类

1. 根据瘘发生的时间早晚划分

可以把气道-消化道瘘分为早期瘘和晚期瘘。

早期气道-消化道瘘的原因:①术后吻合口瘘基础上继发气道瘘;②术中能量器械对气道膜部的隐匿损伤,继发气道-消化道瘘,有时也可表现为单纯气道瘘。

晚期瘘则多见于：①术中植入物或吻合口的异物长期磨损气道膜部，如Hemolock、切割缝合器金属钉；②术后辅助放疗；③食管支架长期植入。

2. 根据消化道瘘的部位划分

可以分为气道-食管瘘（吻合口型）和气道-管胃瘘（管胃型），临床上前者多见而后者少见。

3. 根据消化道瘘口和气道瘘口是否直接相接划分

可以分为Ⅰ型瘘（对穿型）和Ⅱ型瘘（下行性纵隔感染型，或者成为"Z"型）（图11-2-1）。临床实践中以此种分类方法应用最多，有助于指导治疗策略的选择。

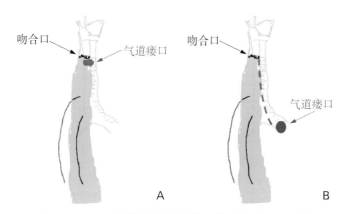

图11-2-1 Ⅰ型(A)和Ⅱ型(B)气道-消化道瘘示意图

Ⅰ型瘘（对穿型）常发生在术后早期，大多基于严重吻合口瘘引起气管膜部损伤、坏死、穿孔，继而造成吻合口和气道直接连通。Ⅱ型瘘（下行性纵隔感染型）发生相对较晚，多因为术后隐匿性吻合口瘘不容易被发现，继而出现了下行性纵隔感染并在气管后方形成局限性脓肿，导致在离开吻合口较远距离处出现气道瘘口（图11-2-2）。

临床上气道-消化道瘘多见于管胃经后纵隔食管床径路上提的患者，胸骨后径路理论上已经将管状胃和气道隔离开，可以避免术后气道-消化道瘘的发生。然而，临床上也会出现胸骨后径路重建消化道后颈部吻合口瘘下行性感染引起胸膜腔和/或纵隔感染，继发气道瘘，应归属于Ⅱ型气道-消化道瘘。

基于两种气道-消化道瘘形成原因不同，其临床表现、转归和预后都存在差异（表11-2-1）。理解各自的病理生理学特点，才能有的放矢施以合理治疗。

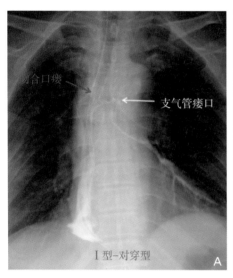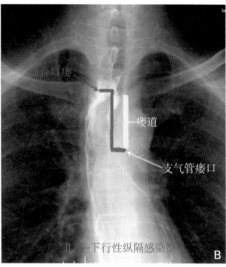

图 11-2-2　Ⅰ型(A)和Ⅱ型(B)气道-消化道瘘食管造影

表 11-2-1　两种不同类型气道-消化道瘘病理生理学差异

项　目	Ⅰ　型	Ⅱ　型
发生时间	较早	较晚
临床表现	突发剧烈咳嗽、咳出消化液样痰	频繁咳嗽、低热伴顽固性肺部感染、慢性中毒症状
吻合口瘘	较大	较小
气管瘘口位置	较高	较低
转归	急性呼吸衰竭、急性呼吸窘迫综合征(ARDS)	慢性中毒症状严重
发展	快	慢
预后	凶险	早期发现者好

三、诊断

　　Ⅰ型气道-消化道瘘常常伴随典型急性呼吸道感染症状,并以剧烈咳嗽伴大量水样或脓样痰起病为典型表现。但也有小的气道食管瘘临床症状不典型。通过急诊气管镜和食管镜检查可以明确诊断,尤其是气管镜更为必须,甚至可以在确诊后急诊同期行食管镜检查。

　　Ⅱ型气道-消化道瘘早期诊断很重要,对于伴有不典型症状,如进食后突发的逐渐加重的刺激性干咳、顽固性肺部感染和全身慢性中毒症状需要提高警惕,推荐积极给予胸部强化 CT、食管造影、气管镜和食管镜检查排除瘘的发生。

四、治疗

1. 气道-消化道瘘处理原则

明确诊断后,根据瘘分型和感染程度可以酌情采用放置引流、气管支架、食管支架和封堵器给予保守治疗(图 11 - 2 - 3)。某些情况下则需要再次手术。

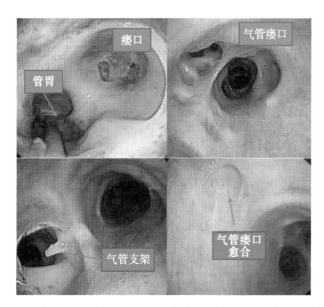

图 11 - 2 - 3 食管癌术后Ⅱ型气道-消化道瘘(左主支气管瘘口)

2. 手术适应证

患者出现如下情况:①急性呼吸功能不全;②非手术治疗无法纠正的稳定不闭合的瘘;③出血等严重的瘘相关并发症;④晚期瘘。

3. 手术径路选择

根据上海市胸科医院食管外科临床实践经验:

(1) 早期瘘多采用原切口径路,McKeown 手术后右进胸对吻合口以下气管-隆突-主支气管全长都可做修复。

(2) 晚期瘘应综合考虑瘘口位置、胸腔状况以及消化道处理。对于左胸弓下吻合术后,左胸径路最为直接,瘘口多位于左主支气管,直接修复容易。如果需要消化道分期重建,左胸径路操作方便。

(3) 若瘘口位于主动脉弓上气道,而胸胃在左胸时需要选用双径路。

（4）颈部衣领＋正中部分开胸适合中上段气管的瘘口直接修复。

（5）全喉切除术后的咽瘘多采用颈部或辅助胸骨部分劈开进路完成。

4. 技术细节

1）分离瘘管　锐性分离为主，左胸进路应注意主动脉弓下分离，必要性行弓上辅助。右胸进路尤其困难，有时需经胸胃切开辅助定位瘘口。

2）气道修复　分可以直接修复和需要阶段切除重新吻合两种情况。①如果气道通畅，气道一侧瘘口弹性好，面积小，间断缝合是最佳方法，但受制于气道-消化道瘘发生时间，晚期瘘勉强缝合的失败率高；②可尝试采用心包、牛心包、主动脉补片修补气道缺损，附加其他自体组织覆盖，但效果难于保证；③气管环切对端吻合，如果技术可行，这是最好的方法；④消化道气道化，适合于隆突区域的巨大瘘口（图 11‑2‑4、图 11‑2‑5）。然而，消化道气道化有时可引起晚期假性气道内毛细血管增生性大出血，需提高警惕。

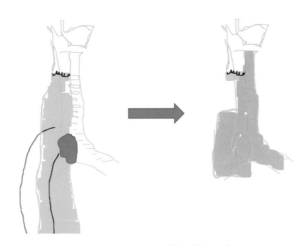

图 11‑2‑4　消化道气道化示意图

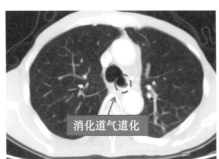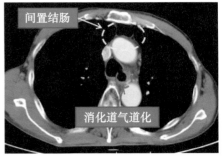

图 11‑2‑5　消化道气道化-再次手术胸骨后结肠重建消化道

综上，食管癌术后气道-消化道瘘随着细管胃的使用发生率在降低。早期瘘多数继发于吻合口瘘，气管支架可作为治疗首选，3～6个月后多数可以痊愈。晚期瘘常常与金属缝钉和术后放疗有关，患者术前身体状况则与治疗成败密切相关。

（郭旭峰）

第三节　食管术后裂孔疝

食管癌术后裂孔疝(post-esophagectomy hiatal hernia，PEHH)近几年逐渐被大家认识，主要是腔镜技术开展后，裂孔与管胃固定较少采用，同时管胃越来越细，裂孔间隙变得宽大，腹腔脏器尤其是结肠比较容易随上提胃进入胸腔，特别是胃结肠韧带分离不彻底的情况则更容易发生。在一份荟萃分析中发现，腔镜手术的 PEHH 发生率高达 1.0～26.3%（平均 6.3%），而传统开放手术则仅有 2.6%（0%～10%）。因此，PEHH 需要引起腔镜外科医师的重视。

一、病因

（1）多数和食管手术时裂孔扩大有关，尤其是一侧膈脚横断。上海市胸科医院在既往的病例中也显示和此操作有关，在放弃后 PEHH 有明显下降。目前食管癌手术以 MeKeown 和 Ivor-Lewis 居多，因此上提管胃后极少再次对裂孔进行固定，所以 PEHH 极难完全避免。

（2）对于胸骨后和食管床两种手术路径，食管床反而更易出现 PEHH，这可能和胃的引导牵拉有关；而胸骨后路径，裂孔在术后几天就完全闭合，很少出现裂孔疝。

二、临床表现

PEHH 典型的临床表现为脏器压迫肺组织引起的呼吸窘迫，坎顿引起的胸腹疼痛，或进食梗阻症状。其发病可以表现为脏器缺血引起的急腹症，也可以是轻症的上腹部不适。超过 50% 的患者是在术后随访影像学检查中被发现的。荟萃分析显示有症状的占 63%，而其余无临床不适。

PEHH 的内容物以结肠居多，其次是小肠，也可以两者都有，甚至有胰腺脾脏疝入的情况,并以左侧胸腔疝居多,主要是右胸进路食管切除后多数右侧胸腔粘连封闭的原因。CT 可以获得决定性诊断。

PEHH 的发生时间多在术后 3 个月之后,荟萃分析显示多在术后 2.3～28.8 个月后出现,这有可能与患者的活动量和进食量逐渐增加有关。

三、治疗

PEHH 的再手术适应证目前存有争议,是否需要紧急或择期手术治疗主要依赖于患者的主诉和可能的后果。如果是有明显的临床表现,那么再手术是必要的,否则可以选择观察。适当地控制饮食,每日口服橄榄油可以帮助肠道保持顺畅状态。如果持续观察 1 年以上没有变化,则多数会长期稳定。

PEHH 再手术的手术进路没有明确规定,但因为疝囊多在左侧,所以鲜有右侧手术进路。如果之前是行微创食管切除术(MIE),可以考虑行腹腔镜探查,但要适当选择打孔位置,避开小切口的附壁粘连部位,彻底分离粘连后,小心回纳疝入纵隔或胸腔的腹内容物。回纳之后要确切关闭裂孔,包括间断缝合膈裂孔,或者将胃与裂孔固定,当然也可以经左胸开放手术修复。

(华 荣)

·第四节· 吻合口狭窄

食管癌术后远期功能障碍中,除了胸胃排空、容纳、消化、反流障碍外,吻合口狭窄是最常见的临床问题。胃代食管术后的吻合口狭窄发生率为 18%～42%。吻合口狭窄即便通过扩张可以获得缓解,仍会降低患者的生活质量和营养状态。

一、定义

吻合口狭窄(anastomotic stenosis)的定义有不同的标准,分为主观性和客观性两类。主观性主要指是否有明显普食的吞咽困难,而客观性指是否存在影像学或内镜下的吻合口直径减小,通常两者结合起来更佳。比较常用的标准是患者有明显的吞咽困难,且直径 8 mm 的内镜无法通过。顽固性狭窄通常指吻合口需要连续扩张 5 次以上(间隔 2 周左右)。治愈标准为吻合口可以持续半年以上不需扩张治疗。

二、病因

关于食管癌术后吻合口狭窄的原因分析很多，包括吻合技术、是否有术后吻合口瘘发生、是否有放化疗病史、术后开始进食时间等。Katsunori Nishikawa 等研究发现：吻合口狭窄与直接手术、狭窄早期发生与术后早期严重黏膜缺血顽固性狭窄发生率较高有关(图 11 - 4 - 1)。

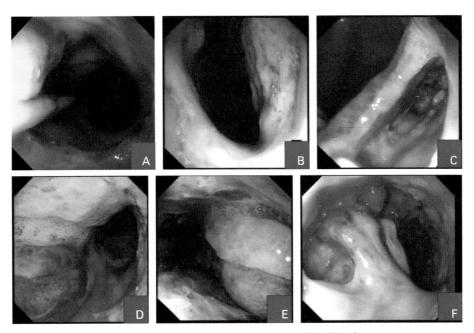

图 11 - 4 - 1 食管癌术后早期吻合口正常与缺血表现

注 A. 正常吻合口；B. 吻合口局部溃疡；C. 吻合口瘘；D. 正常胸胃；E. 胸胃缺血；F. 胸胃坏死。

不当的吻合技术会造成吻合口狭窄，尤其是手工吻合，如食管和胃两端出现口径大小不一、一侧缝线过密造成漏斗型狭窄。良好的显露是避免出现以上低级错误的关键。对于行器械吻合出现的狭窄，可能有以下几点：①吻合器选择口径过小；②食管、胃黏膜和肌层对合不齐，内壁隆起不平；③吻合口加固时，缝合过密、过深。

三、治疗

1. 内镜治疗

内镜下扩张是治疗吻合口狭窄最主要的方法。早期胃镜干预不仅可以帮助发现潜在的吻合口缺血改变,而且可以指导医师早期进行扩张干预。术后早期吻合口瘢痕组织较少,扩张后不易回缩,扩张效果好。

扩张装置分为球囊和探条两类。球囊柔软,可以扩张的尺寸多,患者舒适度高,但费用较昂贵。探条简单,扩张效果明显,但吻合口远端状况不清时务必谨慎。如使用球囊,根据吻合口狭窄的严重程度,球囊的直径分别从 10、11、12 mm 的 3 个不同增量最大直径中选择。通过盐水灌注,在每个与直径相关的压力(3～5 个大气压)下球囊膨胀持续 60 s,重复扩张治疗直到狭窄消退(图11-4-2)。

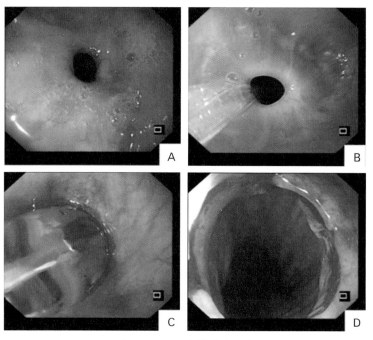

图 11-4-2　食管球囊扩张

注　A～D 表示球囊扩张过程。

2. 手术治疗

关于吻合口狭窄的外科治疗讨论很少,通常适用于源于吻合口瘘的顽固性吻合口狭窄,且更适用于胸骨后重建的情况,此时吻合口表浅,便于操作。狭窄吻合口切除后可以考虑行端端重新食管-胃吻合,或空肠间置重建(图 11-4-3)。

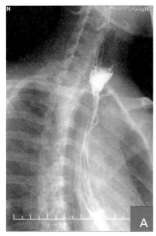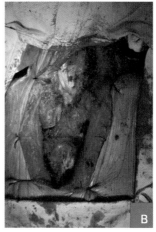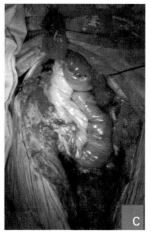

图 11-4-3 颈部吻合口狭窄切除再重建

注 A.造影显示吻合口狭窄;B.切除狭窄吻合口;C.空肠间置重建。

（华　荣）

·第五节· 移植物排空障碍

食管癌切除后需要各种替代物进行重建修复,由于所选替代物走行路径长,且多是非直线、一侧有系膜的自体消化道,术后可能出现进食后排空障碍问题。但排空障碍多指远段或出口输送障碍,近端狭窄多与吻合口或近段移植物缺血有关,不在本节讨论范围之内。

随着细管胃的流行,传统的功能性胃排空障碍已明显减少,但仍有 1%～2%的患者会出现此类食物传输障碍。根据引起移植物排空障碍的原因不同,可以分为功能性排空障碍和机械性排空障碍,如果按照不同移植物(如胃、空肠、结肠等)来划分,引起以上两类障碍的原因和表现也会有所不同。

一、功能性排空障碍

食管切除术后,胸胃等移植物运动功能失常,引起内容物潴留,但无器质性梗阻,称为功能性排空障碍。造成功能性排空障碍的原因:①切取胃、空肠、结肠等移植物时,支配神经功能受损,致使其运动功能及张力减弱;②移植物位于胸腔内负压环境,而腹腔内压力为正压环境,不利于内容物排空;③移植物上提造成过度拉伸,其蠕动收缩力下降。

1. 临床表现和诊断

(1)术后胃管引流量较多,尤其在拔除胃管后,患者出现较为频繁的呃逆、呕吐等不适。

(2)胸部 X 线片可见扩张的胸胃和气液平面。上消化道造影可见造影在胸胃内通过缓慢,但无明显梗阻,次日再行 X 线片检查仍可见胸胃内造影剂潴留。

(3)胃肠减压后,每日可引流出大量胃液,胃液量可超过 500 ml。

(4)胃镜检查胸胃及幽门未见明显梗阻和狭窄。

2. 治疗

功能性排空障碍一般经保守治疗 1～2 周后,大都可以恢复,尤其在细管胃中更容易缓解,无须二次手术。保守治疗方式主要包括以下两种:

1)禁食和胃肠减压　持续、有效的胃肠减压可以减轻胃黏膜水肿,促进移植物蠕动的恢复,是治疗排空障碍的最重要的措施。

2)促胃动力药物　鼻饲吗丁啉、莫沙比利等药物可在一定程度上缓解排空障碍。

二、机械性排空障碍

各种器质性原因造成的移植物排空障碍称为机械性梗阻,其又可以分为完全性机械性梗阻和不完全性机械性梗阻,如果处理不及时,可造成患者术后严重营养失衡,甚至死亡。因此,需高度重视和及时处理。移植物机械性梗阻的发生原因都与手术操作有关。

1. 临床表现和诊断

(1)完全性机械性梗阻的患者停止胃肠减压后,很快就会出现胸闷、气促等胸部压迫症状,继而出现恶心、呕吐等,呕吐物为咖啡样液体,不含胆汁。不完全性机械性梗阻的患者症状较轻,出现时间也较晚。

(2)消化道造影检查可见移植物极度膨胀,并有较大气液平面。

(3)胃镜检查在梗阻段不能通过,或通过阻力很大。

2. 临床分型和治疗

1)移植物扭转　移植物上提至主动脉弓上或颈部做吻合时,移植物出现扭转,此扭转多数会持续向下传递,并至相对固定的幽门处达到最大旋转,270°～360°,造成幽门附近梗阻。此技术失误在以往左胸手术中并不常见,因移植物上行路径多数直视可见,而在三切口手术或 Ivor Lewis 手术中则容易出现,尤其是对于初学者。避免扭转的原则除了对大小弯解剖方位有清晰认识外,能够在腔镜监视下上提会更安全。当术中怀疑有扭转时,应当机立断拆除吻合口并再次上提吻合。

当胸胃出现扭转时,会有明显的胃液引流增多,或恶心、呕吐症状,上消化道造影再次见到胸胃远端出现排空障碍。上消化道内镜可见胃黏膜有旋涡样改变,但内镜多可通过(图 11-5-1)。

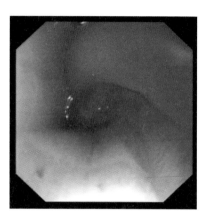

图 11-5-1　内镜下显示胸腔胃扭转

对于幽门处出现严重扭转的患者,需二次手术纠正,对于术后早期(7 天内)粘连尚可分离的情况下,建议再次进胸,将胸胃从周围组织松解后,将旋转均匀分布在全胸胃路径上,并进行适当固定,可以起到良好的治疗作用。如果仅仅对幽门处进行成形是不可行的。如果胸胃完整游离困难,可能需要切除胸胃并二期行结肠代食管手术。此外,在幽门上方离断胃并与空肠做短路吻合也是可行的。

2) 束带卡压　如果胃结肠韧带游离不充分,或患者术前已有腹腔粘连,胃网膜右血管及韧带有牵拉,医师上提胸胃时,大弯侧向前旋转过多,会使胃结肠韧带卡压至胃窦上方,并造成排空障碍。

这一情况治疗比较简单,需要二次手术,充分松解腹腔粘连,松解裂孔,一般不需要重新做吻合。

3) 胃窦机械变形　上提胸胃,致使胃窦部变形,造成幽门梗阻。但临床极少见。

4) 膈肌裂孔缝合过紧　目前多数情况下裂孔都不做固定缝合,即使固定也是非全周固定,临床上也不多见。

5) 移植物长度冗长迂曲　移植物过度冗长可造成内容物排空不畅。这一并发症可以发生于走行食管床,移植物会在膈上胸膜腔出现打折,进而出现排空障碍。此外,也可以发生在胸骨后走行时,此时移植物会因为一侧胸膜破损而坠入胸膜腔,并出现排空障碍(图 11-5-2)。

3. 预防

(1) 食管重建时,要将移植物充分游离,保证在无张力情况下进行吻合。

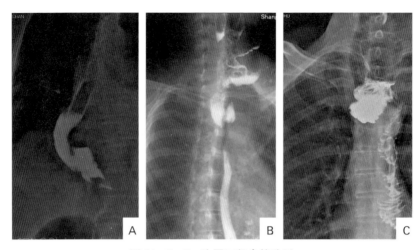

图 11-5-2　胸胃冗长食管造影

注　A.胸胃冗长;B.间置空肠冗长;C.间置回结肠回肠冗长。

（2）为避免移植物扭转,在做食管重建前,要仔细检查移植物的纵轴方向,尤其是食管裂孔上缘。如胃代食管时,提起游离的胃注意观察未经游离切断的胃结肠韧带和肝胃韧带与胃窦部和幽门部的连接关系,同时用手触摸幽门部有无扭转征象。若术中在完成食管胃吻合后发现胸胃扭转,应立即拆开吻合口,矫正胃的扭转后重新吻合。

（3）隔裂孔的大小要适度,以能够容纳四指为宜,既不会压迫胃窦部,又不会造成术后其他腹腔脏器疝入胸腔。

（4）如果食管胃吻合后,胃窦部有张力,应进行幽门成形术,以避免术后幽门梗阻。

（华　荣）

第六节　游离空肠间置术后观察及管理

食管切除或毁损后均需要替代物重建,通常情况下胃是最为常用的替代物,主要因为胃获取容易、血供稳定,经过一定的裁剪后可以上提至颈部任何位置。但胃代食管上提后也会带来一些的负面生理改变,如反流、排空障碍、细管胃造成早期进食量下降以及长期营养不良。

在一些特殊情况下,需要切除或修复的食管仅仅局限在颈部,这时如果把全食管切除＋胃代重建对患者上消化道生理功能影响太大,此时游离空肠间置是最好的重建方法。游离空肠间置是取一段空肠间置移植在颈部,上下与食管或口底吻合完成消化道连接,并将间置空肠动静脉与颈部血管重建吻合,完成异位血供。游离空肠间置可完全保留胃、贲门、胸段食管的生理结构和功能,患者术后生活质量得到最大保证。此外,空肠血运好,与食管口径相似,术后出现吻合口瘘的概率低。

本节主要讨论游离空肠间置术后的观察与管理,重点讨论术后一般注意事项、空肠移植物活度的判断与处理,以及消化道吻合情况的评估。

一、术后常规管理

1. 抗凝策略

游离空肠间置后是否需要常规抗凝尚有争议,上海市胸科医院曾经使用1支肝素24 h持续微泵抗凝,但术后颈部引流多,有2例患者需再次手术清除血块。因此,抗凝建议改为术后第1天开始每天皮下注射1支低分子肝素,直至患者出院。有研究显示,术中出血量增加是术后发生移植血管栓塞的危险因素,可能因为术中过多出血影响了患者的凝血功能。

2. 抗血管痉挛药物

参考心脏外科冠状动脉搭桥术后经验,上海市胸科医院常规在术后使用3天钙离子阻断剂防止血管痉挛,但目前并无太多证据支持。

3. 引流管管理

空肠间置术后引流管的管理尤为重要,一方面放置引流管的位置要合适,做到引流彻底,减少无效腔及积液,又要防止引流管的副损伤,特别是移植血管吻合口附近的引流管;术后引流管观察时要注意引流液的量及颜色,因为术后常规使用抗凝剂,所以要及时处理可能的引流管堵塞,保持引流管通畅。

二、空肠移植物活度的判断与处理

游离空肠间置术的关键是移植空肠的活度,术后对于移植物活度的判断尤其重要。目前各中心多采用信号空肠或超声的方式评估。

1. 信号空肠的设立与评估

信号空肠是一个非常好的术后监测手段,因为其和体内移植肠管共用一套肠系膜供血系统,所以它在体外的存活状况可以准确地反映体内肠管状态。

1) 信号空肠观察要点　信号空肠每日需要保持湿润,定期观察肠管颜色是否红润,并穿刺抽吸肠液,观察肠液是否清亮,是否有臭味(图 11-6-1)。

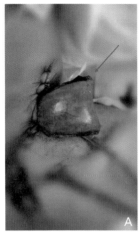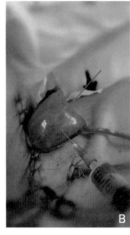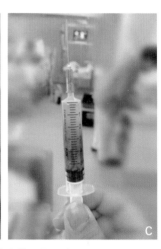

图 11-6-1　信号空肠观察(A)及抽液处理(B、C)

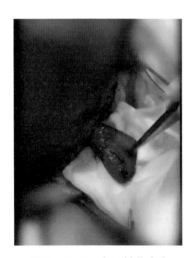

图 11-6-2　空肠刺激试验

2) 空肠刺激试验　取完肠液后可用镊子间断刺激空肠,活性好的空肠段可观察到微弱的肠管收缩(图 11-6-2)。

3) 信号空肠切除　术后第 7 天左右如果信号空肠活力正常,可结扎系膜,切除信号空肠,剪断系膜时可再次观察系膜动脉有无明显出血。

2. 多普勒超声评估

国外有中心报道术中、术后使用多普勒超声评估移植空肠的血供情况,有利于术中判断移植血管通畅情况以及术后评估移植肠段血供。这种方式使用范围较窄,尚未得到普遍认可,可作为留置信号空肠方式的补充。

3. 空肠移植物坏死的处置

一旦怀疑移植物坏死,应立即行二次探查手术,如确认坏死应及时切除坏死空肠,彻底清创后,行再次空肠移植或其他重建方式,如胃代或胸大肌皮瓣局部重建。如有延迟,局部感染严重,可能不得不行咽部造口,甚至全后全食管切除后行口底造口,为后续处置带来困难。移植物坏死多是由于移植血管栓塞引起,上海市胸科医院曾处置 1 例移植物坏死病例,术中探查见移植动脉栓塞(图11 - 6 - 3)。

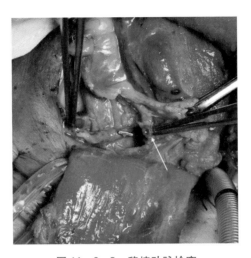

图 11 - 6 - 3　移植动脉栓塞

注　箭头所示为剪开的栓塞动脉。

三、消化道吻合情况的评估

1. 消化道造影

空肠间置术后 7～10 天可行上消化道碘水造影检测,一方面可初步评估有无明显吻合口瘘,另一方面可以了解移植空肠有无冗长(图 11 - 6 - 4)。

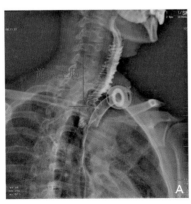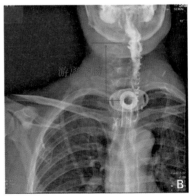

图 11 - 6 - 4　术后行上消化道碘水造影检查

注　A、B 分别为侧位及正位显影。

2. 消化道内镜检查

术后内镜检查可直观评估消化道吻合情况,了解有无吻合口瘘及吻合口狭窄,也可以通过内镜直接观察移植空肠的颜色及活力情况。术后 7 天以后行内镜检查一般无增加吻合口损伤的风险。图 11-6-5 显示术后正常近端会厌-空肠吻合口及远端空肠-食管吻合口,同时观察到正常的移植空肠段。图 11-6-6 显示术后缺血移植空肠情况。

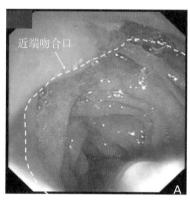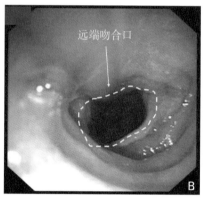

图 11-6-5　正常间置空肠近端(A)及远端吻合口(B)

注　空肠缺血状态,空肠颜色灰暗,活力下降。

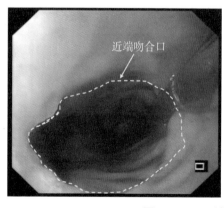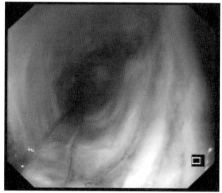

图 11-6-6　缺血移植空肠情况

3. 颈胸部 CT 检查

术后特殊情况下可行颈胸部 CT 检查,可以了解局部有无积液、积气,排除小的吻合口瘘及局部感染灶。

四、本中心治疗经验

空肠间置是治疗局限性颈部食管病变的理想方法，可以最大限度地保护消化道生理功能，获得理想的重建效果。小血管重建的显微外科技术是手术成功的关键因素，术后的观察处置也非常重要。术后出现空肠移植物坏死的比例并不高，我中心统计发生率约为4%，国外中心统计结果为4%～10.3%，虽然如此，术后仍需密切评估空肠移植物活度，一旦怀疑坏死可能，应及时处置，避免导致更加严重的并发症。通过标准化的术后管理，游离空肠间置术是一项安全、可行的手术方案。

（李　斌）

参考文献

[1] Low D E, Alderson D, Cecconello I, et al. International consensus on standardization of data collection for complications associated with esophagectomy: Esophagectomy Complications Consensus Group (ECCG) [J]. Ann Surg, 2015, 262 (2): 286 - 294.

[2] Buskens C J, Hulscher J B, Fockens P, et al. Benign tracheo-neo-esophageal fistulas after subtotal esophagectomy [J]. Ann Thorac Surg, 2001, 72(1): 221 - 224.

[3] Bakhos C, Alazemi S, Michaud G, et al. Staged repair of benign tracheo-neo-esophageal fistula 12 years after esophagectomy for esophageal cancer [J]. Ann Thorac Surg, 2010, 90(6): e83 - e85.

[4] Wang S, Tachimori Y, Hokamura N, et al. A retrospective study on nonmalignant airway erosion after right transthoracic subtotal esophagectomy: incidence, diagnosis, therapy, and risk factors [J]. Ann Thorac Surg, 2014, 97(2): 467 - 473.

[5] Crespin O M, Farjah F, Cuevas C, et al. Hiatal herniation after transhiatal esophagectomy: an underreported complication [J]. J Gastrointest Surg, 2016, 20 (2): 231 - 236.

[6] Murad H, Huang B, Ndegwa N, et al. Postoperative hiatal herniation after open vs. minimally invasive esophagectomy: a systematic review and meta-analysis [J]. Int J Surg, 2021, 93: 106046.

[7] Chung S K, Bludevich B, Cherng N, et al. Paraconduit hiatal hernia following esophagectomy: incidence, risk factors, outcomes and repair [J]. J Surg Res, 2021, 268: 276 - 283.

[8] Benzie A L, Darwish M B, Basta A, et al. Hiatal hernia after esophagectomy: a single-center retrospective analysis of a rare postoperative phenomenon [J]. Am Surg, 2021: 31348211054546.

［9］ Konradsson M，Nilsson M. Delayed emptying of the gastric conduit after esophagectomy［J］. J Thorac Dis，2019，11(Suppl 5)：S835 – S844.

［10］ Zhang R，Zhang L. Management of delayed gastric conduit emptying after esophagectomy［J］. J Thorac Dis，2019，11(1)：302 – 307.

［11］ Benedix F，Willems T，Kropf S，et al. Risk factors for delayed gastric emptying after esophagectomy［J］. Langenbecks Arch Surg，2017，402(3)：547 – 554.

［12］ Nishikawa K，Fujita T，Yuda M，et al. Early prediction of complex benign anastomotic stricture after esophagectomy using early postoperative endoscopic findings［J］. Surg Endosc，2020，34(8)：3460 – 3469.

［13］ Van Heijl M，Gooszen J A，Fockens P，et al. Risk factors for development of benign cervical strictures after esophagectomy［J］. Ann Surg，2010，251(6)：1064 – 1069.

［14］ Onoda S，Kimata Y，Yamada K，et al. The best salvage operation method after total necrosis of a free jejunal graft? Transfer of a second free jejunal graft［J］. J Plast Reconstr Aesthet Surg，2011，64(8)：1030 – 1034.

［15］ Erichsen S B，Slater J，Kiil B J，et al. Oncological results and morbidity following intended curative resection and free jejunal graft reconstruction of cervical esophageal cancer：a retrospective Danish consecutive cohort study［J］. Dis Esophagus，2022，35(3)：doab048.

［16］ Ueno M，Osugi H，Suehiro S，et al. Evaluation of blood flow by color Doppler sonography in free jejunal interposition grafts for cervical esophageal reconstruction［J］. World J Surg，2005，29(3)：382 – 387.

第十二章

食管癌术后脓毒症/脓毒性休克

引言

　　食管癌术后感染性并发症多见。食管癌手术属Ⅱ类切口手术,其手术范围广、创伤大,牵涉胸、腹腔及颈部,并包含消化道吻合;除手术相关部位感染及外科并发症相关感染外,手术及麻醉创伤对呼吸系统的直接影响显著,患者术后早期气道自主清理能力普遍低下,在气道管理不当情况下极易发生气道分泌物阻塞、肺不张,并形成术后肺部感染;肿瘤患者术前放化疗、营养不良及免疫力低下;食管癌手术患者高龄化趋势,术后重要生命器官储备功能不足。以上综合因素导致临床食管癌术后极易发生感染。而食管癌术后脓毒症,乃至脓毒性休克即是上述感染病程造成全身性器官功能障碍的高级阶段。

　　食管癌术后脓毒症是一种严重的临床综合征,致死率高,医疗花费高昂。在胃肠道及胸科的肿瘤择期手术,术后脓毒的病死率可高达25%。食管癌术后脓毒症与术后早期可能发生的任何类型感染相关,是临床治疗的重点和难点。在上海市胸科医院,因术后呼吸系统感染导致脓毒症者罕见,因移植物吻合口瘘及其导致的胸膜腔或纵隔感染是术后脓毒症发生的最主要原因。一般而言,高龄、糖尿病、慢性肝病、肾病、心功能不全均为术后感染的高危因素。但就前述病因学来看,任何降低术后吻合口瘘的措施均可减少术后脓毒症的发生。在食管癌术后,脓毒症及脓毒性休克的早期识别、正确治疗及必要时的外科干预是降低其病死率和改善预后的关键。

·第一节· 脓毒症概述

一、定义

脓毒症(sepsis)是重症医学临床治疗的重点和难点,随着对疾病及相关临床研究理解的深入,其概念和诊断标准不断进步,带来临床诊治的优化。

脓毒症1.0和2.0定义及诊断标准分别于1992年和2001年相继发表。脓毒症定义为感染及其引起的全身炎症反应综合征(system inflammatory reaction syndrome,SIRS),制订了SIRS的诊断标准。而脓毒症2.0在1.0的基础上,附加了21条诊断指标,但因其指标过多,应用过于复杂而未成主流。

随着感染相关的生理和病理生理学等研究及认识的深入,脓毒症3.0的定义及诊断标准已于2016年由美国重症医学会与欧洲重症医学会联合发表,新定义认为脓毒症是宿主对感染的反应失调,产生危及生命的器官功能损害,新定义强调了感染导致宿主产生内稳态失衡,并存在潜在致命性风险,需紧急识别和干预。脓毒症新定义强调感染导致的器官功能障碍,描述了比普通感染患者更复杂的病理生理学状态。此外,由于SIRS通常情况下仅反映机体对感染产生的适度反应,在部分肿瘤或免疫低下高龄人群,即便脓毒症发生,其也未达到SIRS的诊断标准,缺乏敏感性和特异性,因此脓毒症3.0终止采用SIRS这一诊断。

二、脓毒症3.0的诊断标准

脓毒症3.0重新定义了脓毒症及脓毒性休克。

根据脓毒症3.0的定义及诊断标准,脓毒症的根本应为器官损伤,其诊断标准应以器官功能障碍为核心表达。在定义器官功能障碍时,专家组认为序贯器官功能衰竭评分(sequential organ failure assessment,SOFA)业已被业界普遍接受(表12-1-1),也是反映患者病情严重程度方面相对精确的量表。分析显示,与SOFA<2分相比,SOFA≥2分患者死亡风险增加2~25倍。因此,脓毒症3.0提出新的脓毒症诊断标准,即SOFA≥2分。

表 12-1-1　序贯器官功能衰竭评分(SOFA)表

系统	变量	0分	1分	2分	3分	4分
呼吸	PaO_2/FiO_2(mmHg)	>400	≤400	≤300	≤200	≤100
	呼吸机支持				是	是
血液	血小板(10^9/L)	>150	≤150	≤100	≤50	≤20
肝脏	胆红素(μmol/L)	<20.5	≤34.1	≤102.5	≤205.1	>205.2
循环	平均动脉压(mmHg)	≥70	<70			
	多巴胺(μg/(kg·min))			≤5	>5	>15
	多巴酚丁胺(μg/(kg·min))	任何剂量				
	肾上腺素(μg/(kg·min))				≤0.1	>0.1
	去甲肾上腺素(μg/(kg·min))				≤0.1	>0.1
神经	GCS评分	15	13~14	10~12	6~9	<6
肾脏	肌酐(μmol/L)	<106	≤176	≤308	≤442	>442
	尿量(ml/d)				≤500	≤200

　　而脓毒性休克是指脓毒症合并出现严重的循环障碍和细胞代谢紊乱,其死亡风险较单纯脓毒症显著升高。显而易见,脓毒性休克患者的病情更重,死亡风险更高。脓毒性休克的诊断标准:①持续性低血压,在充分容量复苏后仍需血管收缩药以维持平均动脉压≥65 mmHg;②血清乳酸浓度>2 mmol/L。

　　照此诊断标准,脓毒性休克患者的病死率>40%。

三、病因

1. 呼吸系统感染

在食管癌手术中,呼吸系统感染性并发症多见,原因主要包括以下几点:

(1)术后镇痛治疗不足。

(2)术后声门运动障碍、早期膈肌活动障碍。

(3)术前密集放化疗、营养不良及免疫状态低下者肺部感染风险增加。

(4)食管癌手术患者高龄化趋势,重要生命器官储备功能不足。

(5)高体重指数或低体重者。

(6)术前基础疾病,如糖尿病、慢阻肺,以及自身免疫性疾病等。

(7)术前心肺肾功能不全。

(8)术后早期气道管理不当。

(9)术前感染状态未良好控制。

食管癌术后早期常见气道自主清理能力低下。相较其他胸部手术,食管癌患者术后早期常需密集地人工清理气道。对气道分泌物量大及声门运动障碍者常需及时气管切开。

虽然食管癌术后极易发生感染,但若无外科并发症,在气道充分引流及抗感染、外科营养综合措施下,术后新发单纯肺部感染者治疗效果较好,罕见进展为术后脓毒症。

2. 植入物相关感染

血管内植入物,如中心静脉导管可为术后脓毒症的来源,实际临床处理中通常在患者疑似感染后首先移除并更换。在上海市胸科医院,部分因遵循术后深静脉置管无菌操作及定期更换深静脉置管,静脉导管致血流感染相对罕见。

3. 外科相关并发症感染

在上海市胸科医院,移植物吻合口瘘及其导致的胸膜腔或纵隔感染是食管癌术后脓毒症发生的主要原因。

·第二节· 脓毒症的诊断

外科手术后脓毒症患者的病死率高,早期处理将大大改善患者的综合预后。对食管癌术后发生的脓毒症及脓毒性休克同样须遵循早期识别、早期诊断、早期治疗的原则。

在脓毒症 3.0 诊断框架下,SOFA 计算繁复,且需实验室检查,难于在非重症监护室中快速使用。研究者通过多元回归分析发现,呼吸频率≥22 次/min、Glasgow 昏迷评分≤13 分(表 12 - 2 - 1)、收缩压≤100 mmHg,这 3 项危险因素对脓毒症发生的预测价值较高,由此提出了床旁快速 SOFA 的概念(表 12 - 2 - 2)。

表 12 - 2 - 1 Glasgow 昏迷评分表

项目	临床表现	记分
运动	按吩咐动作	6
	对疼痛刺激定位反应	5

项目	临床表现	记分
	对疼痛刺激屈曲反应	4
	异常屈曲（去皮层状态）	3
	异常伸展（去脑状态）	2
	无反应	1
语言	正常交流	5
	言语错乱	4
	只能说出（不适当）单词	3
	只能发音	2
	无发音	1
睁眼	语言吩咐睁眼	3
	疼痛刺激睁眼	2
	无睁眼	1

表 12-2-2　快速序贯器官功能衰竭评分（SOFA）

临床表现	1分	0分
意识形态	是	否
收缩压≤100 mmHg	是	否
呼吸频率≥22 次/min	是	否

在食管癌术后早期，临床医师应每日根据个人经验评估患者，一旦怀疑感染即"疑似"感染，应即刻评估器官功能状态。在非重症监护室环境，可行快速SOFA，即评估患者的呼吸频率、收缩压和意识状态，如果 3 项指标中有 2 项阳性即可怀疑为脓毒症，此时应进一步进行完整的 SOFA，如 SOFA≥2 分即诊断为脓毒症。此流程将诊断和起始治疗权利还给了临床一线医师，促进了脓毒症的早期诊断和治疗（图 12-2-1）。

值得注意的是，尽管是诊断标准，快速 SOFA 却不应仅作为诊断标准使用，更重要的在于帮助临床医师尽早识别感染的严重程度，并启动早期器官功能评价及后续治疗。

尤其在对临床医师尚未意识到发生感染的患者，如发现患者符合快速SOFA 的诊断标准，则应及时处理并积极明确感染来源，尽早启动针对感染病灶的处理。

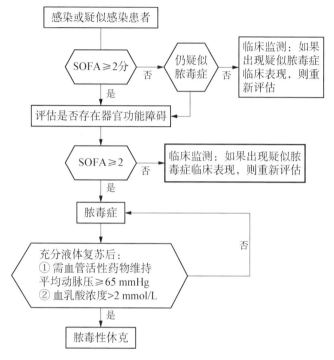

图 12‑2‑1　脓毒症和脓毒症休克的诊断流程

·第三节· 脓毒症/脓毒性休克的治疗

一、感染源控制

感染源控制,尤其是手术相关并发症的感染源控制,是食管癌术后脓毒症患者救治的重中之重。

如前述,在上海市胸科医院,移植物吻合口瘘及其导致的胸膜腔或纵隔感染是食管癌术后脓毒症发生的主要原因。在食管癌手术,移植物经过选取、裁剪、上提,行上消化道重建后会面临吻合口瘘、移植物穿孔坏死、扭转或冗长、膈肌裂孔疝等并发症。具体对吻合口瘘而言,食管癌术后吻合口瘘大体分为单纯颈部吻合口瘘和吻合口胸膜腔瘘。全球食管切除术后吻合口瘘的发生率为5.7%~14.3%,颈部吻合瘘的发生率远高于胸内吻合。

吻合口胸膜腔瘘则由于吻合口瘘发生后,消化液直接渗漏至胸膜腔,引起胸腔和/或纵隔感染,处理棘手且危害大,极易继发脓毒症。单纯颈部吻合口瘘处理相对简单,危害较小,但在某些情况下,局部感染会下降到胸腔并产生纵隔脓肿、胸膜气肿、伴胸内病灶和气道食管瘘,在上述情形下,如处理不及时,脓毒症的发生也是其必然结果。

食管癌术后不明原因突发的体温、心律(心动过速)、神志、内环境、气道分泌物性状/量改变及重要器官功能状态的恶化,均应立即评估上述外科并发症发生的可能。胸腔积液、纵隔气肿、胸管异常引流(胆汁或疑似胃内容物)、肠科细菌培养阳性,则可以通过临床怀疑作出诊断。吻合口漏的早期征象还可能包括 C 反应蛋白升高、降钙素原升高以及术后 1 周内的白细胞计数增多。也有报道,新发房颤也可能是吻合口漏的早期预警信号。与临床观察同时,临床医师应即刻启动完整的 SOFA,评估并及时启动脓毒症的序贯集束治疗。

临床须积极通过影像学(食管造影、胸部强化 CT 等)、食管镜等手段进一步调查消化道的完整性。在 McKeown 术式,应及时打开颈部伤口观察。即使颈部无明显感染迹象,也须通过内镜排除纵隔及胸膜腔瘘的存在。值得一提的是,未得到引流纵隔包裹性脓肿向气道破溃时,常引起一过性气道大量异常脓性分泌物,可伴随高热及全身毒血症状,并向严重的肺部感染转归,相当部分患者可进展为 ARDS,须及早行支气管内镜调查气道的完整性,并在气道瘘存在时及早行覆膜支架置入,有效隔离保护气道。

对已发生的胸腔及纵隔感染,处理原则为充分引流、强化抗感染治疗及外科营养。

吻合口瘘及食管癌术后胸膜腔/纵隔复杂脓腔的外科处理,可参阅本书移植物相关并发症章节。

在具体感染源控制中,必须权衡具体外科干预措施的利益与风险,部分积极的干预措施将导致进一步的出血、感染播散、瘘或其他器官损伤。通常应追求最小侵入性措施来有效处理感染源,但必要时也应考虑手术干预。

上海市胸科医院的既往临床经验表明:如感染源未能得到有效处理,尽管实施符合脓毒症集束综合治疗及合适的抗生素治疗,这些患者的危重状态将难以获得改善。在脓毒性休克患者,试图保守治疗而不进行感染源的控制,通常将导致整体治疗的失败。

二、初始集束化治疗

食管癌术后脓毒症的集束化治疗涵盖了抗生素的使用时机、液体复苏方案、复苏治疗效果监测、血流动力学管理、感染监测等多方面内容。

早期目标导向治疗策略最早由 Rivers 等在 2001 年发表的一项临床研究中提出,可显著降低脓毒症患者的病死率,目前已成为现代脓毒症治疗措施的基石。

《拯救脓毒症运动(Surviving Sepsis Campaign,SSC)指南》从 2004 年第一版开始的每一个版本中,脓毒症集束化治疗一直是治疗的核心。从 2005 年起,集束化治疗和《SSC 指南》发表分开单独发展,是脓毒症治疗策略改进的重要组成部分。2018 年 4 月,*Intensive Care Medicine* 与 *Critical Care Medicine* 同时在线发表了《拯救全身性感染战役集束化治疗:2018 年更新》。其中集束化治疗措施如下,并将其囊括为确立脓毒症诊断后的 1 h 集束化治疗:①测定血乳酸水平(如果乳酸初始水平>2 mmol/L,应动态监测);②在应用抗生素前留取血培养;③应用广谱抗生素;④合并低血压或乳酸浓度≥4 mmol/L 时,快速输注晶体液 30 ml/kg;⑤如液体复苏治疗中或之后仍低血压,应用升压药物维持平均动脉压≥65 mmHg。

具体治疗过程如下:

1. 立即开始治疗

在 2018 年版更新中,SSC 将 3 h 和 6 h 的集束化治疗合并为单个"1 h 集束化治疗",并且明确提出立即开始复苏和患者管理,临床医师立即开始治疗,特别对于低血压的患者,不应为了评估复苏而等待某个指标。复苏完成需要 1 h 以上,但是复苏的开始和治疗,如测定乳酸、留取血培养、液体复苏、抗生素使用、在威胁生命的循环不稳时开始血管活性药物使用,均需立即开始。

2. 乳酸指导复苏

SSC 建议对于发生脓毒症或脓毒性休克的成人,如乳酸水平升高,应用乳酸来指导复苏,以降低乳酸水平(弱建议,证据质量低)。血清乳酸作为反映灌注的指标,水平升高可代表组织缺氧,β肾上腺能受体多度激活导致糖酵解加速,以及其他和不良预后相关的病因。一系列随机对照研究显示,乳酸指导的复苏策略能够明显降低患者的病死率。

3. 液体复苏

早期有效液体复苏是稳定脓毒症诱导的组织低灌注或感染性休克的关键。

SSC强调识别患者存在脓毒症和/或低血压和乳酸升高后立即给予初始液体复苏，并且在3h内完成。该指南推荐至少使用30 ml/kg的静脉晶体液。使用胶体液并未见明显获益，同时由于白蛋白价格昂贵，因此在脓毒症和感染性休克患者中强烈推荐使用晶体液。

4. 使用广谱抗生素

应立即开始单用或是连用静脉注射的广谱抗生素经验性治疗，覆盖食管癌术后早期所有的可能病原菌。一旦病原菌和药敏试验明确，经验性抗生素治疗应当立即改为目标性治疗。

5. 使用血管活性药物

紧急恢复脏器足够的灌注压是复苏中的关键部分，且不能被延迟。如果初期液体复苏之后血压并不能够恢复，需要在第1个小时内开始使用血管活性药物，维持平均动脉压≥65 mmHg。

SSC的1h集束化治疗修订面临较为显著的争议，反对者认为缺乏高质量的前瞻性证据支持1h集束化治疗。为回应质疑，2019年9月美国重症监护协会和急诊医师协会发表联合声明，医院不应实施1h捆绑，并获得美国急诊医学会的认可。而后SSC更新了1h捆绑包，并未作出重大修改。

目前，对于早期目标导向治疗策略脓毒症集束化治疗仍有争议。针对集束化脓毒症治疗ARISE、ProCESS、ProMISE这3个多中心、大样本随机对照研究均未得到阳性结论。但10余年来，随着SSC主张的广泛传播，普遍增进了临床对脓毒症早期诊治的意识，这导致脓毒症患者的病死率在过去10年中下降了15%～20%，同时也造成了"常规治疗组"的治疗措施较10年前更为积极激进。目前，作为脓毒症治疗核心的复苏集束，对临床治疗仍具有纲领性的指导意义。

三、初始抗生素的选择

脓毒症/脓毒性休克患者每延迟1h实施抗生素覆盖，病死率将逐步显著攀升。

初始抗生素方案需广覆盖。经验性抗生素使用需考虑的因素非常多，包括既往史、现病史、流行病学因素等；患者方面，重要的因素包括症状、感染部位、合并症、慢性器官衰竭，内科疾病、植入物、免疫抑制、近期感染史、特殊病原定植，以及近期抗生素使用史等。

食管癌术后并发脓毒症，抗生素方案应覆盖食管手术部位常见病原菌及上消化道菌群,包括革兰氏阴性菌及厌氧菌。

四、液体管理及血流动力学支持

1. 容量复苏目标

容量复苏的目标永远是器官灌注,而非具体某项生理参数。《SSC 指南》主张通过前述初始集束化措施,将患者的血乳酸尽快降至正常水平。在脓毒症乃至脓毒性休克患者中,及时有效的液体复苏与预后密切相关。在《SSC 指南》中明确初始复苏的目标为维持中心静脉压在 $8 \sim 12$ mmHg,平均动脉压 $\geqslant$ 65 mmHg。

2. 容量评估手段

临床可通过中心静脉压的监测指导液体复苏的总量。但应指出,虽中心静脉压作为复苏目标在临床易于实现,但在食管癌术后脓毒症休克患者,应尽可能在 PICCO 监测下使用中心静脉压指导容量复苏的实况。实际上,中心静脉压仅在静脉回流驱动压对心输出量起决定性作用时,才可作为血流动力学的良好指导依据。随着扩容治疗,中心静脉压上升至超过 10 mmHg 时,而心输出量不再增加,表明此刻继续容量复苏,循环改善空间已十分微小,应适时停止补充容量,防止容量过负荷。除中心静脉压外,临床可采用多种手段评估容量的补充及具体参数的动态变化。

在容量复苏的任何时刻,抬腿试验可直观地显示此时继续扩容对宏观循环的直接影响。每搏量及每搏量变异度是可靠的容量反应性指标。当每搏量变异度<10%时,提升心脏已工作在 Starling 曲线的顶部,如此时宏观循环仍不理想,应积极考虑容量之外的复苏措施。中心静脉内径变异度可通过床边超声测得,如在自主呼吸状态下变异度微小,进一步提升容量复苏对循环的益处将非常有限。

在早期容量复苏中也应同时评估容量过负荷的可能性,应注意过高的中心静脉压可通过阻碍肾静脉的回流而损害肾脏,高血容量导致的肾静脉压增高可独立于肾前性因素外引起急性肾功能不全,构成医源性急性肾损伤。

3. 血管活性药物

在容量复苏的任何时刻,临床判断进一步容量复苏对循环益处将非常有限时,或宏观循环及器官灌注仍不满意时,应及早使用血管活性药物。首选儿茶酚胺类药物为去甲肾上腺素。

在上海市胸科医院,如在复苏监测中明确心肌收缩力不足,且已初步补足血容量的患者,作用相对温和的多巴胺是通过正性肌力改善循环的一线用药,在剂量达到 8 mg/(kg·min)而心肌收缩力仍不满意时,肾上腺素及多巴酚丁胺都可加入复苏治疗。

4. 液体(晶体、胶体、人工胶体)选择

在脓毒性休克患者复苏中,多项指南均不建议使用人工胶体。在初始液体复苏后,通常仍需要进一步行液体治疗。在上海市胸科医院,通常使用平衡晶体液作为进一步的复苏治疗液体,应避免给予患者大量 0.9% 的生理盐水。

在显著低蛋白血症(<30 g/L)的患者,应积极应用白蛋白,自早期复苏治疗开始及早恢复患者的胶体渗透压。一旦纠正至 35 g/L 以上,继续过度给予白蛋白则临床无显著收益。

五、血液净化治疗

血液净化是食管癌术后脓毒症的有效抢救性治疗手段,但关于术后血液净化治疗的最佳时机,目前尚无一致性指标和指南推荐。

在上海市胸科医院,治疗脓毒症的综合方针为早期干预,通常在诊断脓毒症休克 12~48 h 内开始血液净化治疗。临床急性肾损伤诊断达 3 级,或急性肾损伤诊断达 2 级,但现病程中出现危及生命的容量、电解质或酸碱平衡紊乱时,应积极考虑开始血液净化治疗干预(肾功能损伤分级详见本书第九章)。

静脉-静脉血液滤过为上海市胸科医院主要采用的治疗模式,作为一种血液净化模式,可清除导致感染性休克中宏观血流动力学崩溃的炎症因子,从而改善患者预后。患者获益可包括两个方面:①针对脓毒症相关的急性肾损伤,行肾脏替代治疗,稳定内环境及水平衡;②针对脓毒症引发的全身炎症状态及多器官功能障碍综合征。脓毒症诱导的急性肾功能不全常常与肾前性因素有关,如肾灌注压降低和全身性低血压。

如依据细胞因子监测,患者毒血症显著、促炎因子如白介素-6 水平高(白介素-6>250 pg/ml,甚至白介素-6>1000 pg/ml)者,在血液滤过治疗基础上,附加血液灌流炎症吸附措施,以减少全身感染状态对重要生命器官的损害。

食管癌术后脓毒症相关急性肾损伤的诊断及分级采用 2012 年美国肾脏病基金会(KDIGO)所确立的诊断标准:①48 h 内血肌酐增高≥0.3 mg/dl(>26.6 μmol/L);②血肌酐增高至大于或等于基础值 1.5 倍,且明确 7 d 之内发生;③持续尿量<0.5 ml/(kg·h),持续 6 h 以上。符合以上情况之一即可诊断为急性肾损伤。

六、糖皮质激素

目前,大剂量糖皮质激素已不作为脓毒症和脓毒性休克的常规用药。

食管癌术后患者因存在消化道吻合,通常不建议在术后 1 周内使用糖皮质激素。有循证证据提示,脓毒性休克患者若对血管活性药物无反应时,应用小剂量类固醇激素可能对疾病状态有益。食管癌术后脓毒性休克患者,如处顽固性休克状态,容量复苏及缩血管药物均难以纠正循环状态,短时威胁患者生命时,可采用 200 mg/d 氢化可的松静脉应用。

七、本中心治疗经验

食管癌手术创伤大,包含消化道吻合,术后感染性并发症多见。

术后呼吸系统感染多见,气道管理需求高,但食管癌术后脓毒症的主要病因为移植物吻合口瘘及其导致的胸膜腔或纵隔感染,为严重的临床综合征,致死率高。

食管癌术后发生的脓毒症/脓毒性休克须遵循早期识别、早期诊断、早期治疗的原则,其中手术相关并发症的感染源控制,是食管癌术后脓毒症患者救治的重中之重。在处理原发感染因素的同时,应利用有效手段(SOFA 等)对患者反复进行器官功能评估,早期确立脓毒症诊断,早期给予有效集束化治疗,遵循脓毒症患者在液体复苏、宏观循环管理、抗生素方案选用及复苏监测的循证依据,综合有效救治后可望降低脓毒症患者的病死率。

食管癌术后脓毒症/脓毒性休克患者血液净化治疗为有效的救治手段,但目前尚未有高级别循证依据。本中心经验性介入指征为脓毒性休克诊断成立,或脓毒症伴急性肾损伤 3 级,或脓毒症伴急性肾损伤 2 级但同时存在危及生命的容量、电解质或酸碱平衡紊乱。

(李赛琪)

参考文献

[1] Singer M,Deutschman C S,Seymour C W,et al. The Third International Consensus Definitions for Sepsis and Septic Shock(Sepsis - 3)[J]. JAMA,2016,315(8):801 - 810.

[2] Evans L,Rhodes A,Alhazzani W,et al. Surviving sepsis campaign:international guidelines for management of sepsis and septic shock 2021[J]. Intensive Care Med,

2021,47(11):1181-1247.

[3] Fried E, Weissman C, Sprung C. Postoperative sepsis [J]. Curr Opin Crit Care, 2011,17(4):396-401.

[4] Kassis E S, Kosinski A S, Ross P, Jr., et al. Predictors of anastomotic leak after esophagectomy: an analysis of the society of thoracic surgeons general thoracic database [J]. Ann Thorac Surg, 2013,96(6):1919-1926.

[5] Van Heijl M, Van Wijngaarden A K, Lagarde S M, et al. Intrathoracic manifestations of cervical anastomotic leaks after transhiatal and transthoracic oesophagectomy [J]. Br J Surg, 2010,97(5):726-731.

[6] Seesing M F J, Scheijmans J C G, Borggreve A S, et al. The predictive value of new-onset atrial fibrillation on postoperative morbidity after esophagectomy [J]. Dis Esophagus, 2018,31(11).

[7] Rivers E, Nguyen B, Havstad S, et al. Early goal-directed therapy in the treatment of severe sepsis and septic shock [J]. N Engl J Med, 2001,345(19):1368-1377.

第十三章

食管癌术后乳糜漏

引言

　　食管癌根治手术过程涉及食管切除,胸部、腹部和颈部的广泛淋巴结清扫以及消化道的重建。据报道,食管切除术后的并发症发生率高达 50%,乳糜(chyle)渗漏是一种相对罕见的并发症,但可危及患者生命。如果不及时治疗,可导致低钠血症、低蛋白血症、水肿和营养不良,尤其当免疫功能下降时,可引起败血症,导致围手术期病死率增加。乳糜漏的治疗方法包括保守治疗、药物治疗、介入治疗和外科手术治疗。本章就食管切除术后乳糜漏的危险因素、诊断和治疗方法进行阐述。

·第一节· 概　述

一、胸导管和右淋巴导管的解剖

1. 胸导管的解剖

　　胸导管起源于腹部的乳糜池,由 2 条腰淋巴干与肠干汇合而成。经右胸奇静脉与主动脉之间的主动脉裂孔进入胸腔,在第 5 胸椎水平处横穿左胸,进入左颈锁-锁骨下静脉交界处。其长度 36～45 cm,直径 2～3 mm,为一内附上皮的肌性管道,从第 6 胸椎以上,每隔几厘米就出现瓣膜,在它进入静脉角处尚有成对的瓣膜,瓣膜结构使得淋巴液在胸导管内循着一定的方向流动,并防止静脉血反流至胸导管,其管径可随充盈程度而变化。胸导管引流下肢、盆部、腹部、左上肢、左胸部和左头颈部的淋巴液,即全身 3/4 部位的淋巴。胸管的解剖位置,常以膈肌裂孔和胸廓上口为界,将其分为颈、胸、腹三段。

颈段胸导管的末端,胸导管出胸廓上口后,抵达颈根部,上行约 4 cm 后,开始呈弓状弯曲转向侧方,走行于颈动脉鞘与颈静脉后方、膈神经的前方,经前斜角肌内缘转向下,在左锁骨下静脉和左颈内静脉交汇点注入静脉系统,极少数也有汇入右侧静脉角,其进入静脉的部位和方式也不一致,约 80% 以单一终支进入,也有以 2 支、3 支或 4 支进入静脉,并有多种汇入变异。

胸段胸导管由膈肌裂孔进入胸部,在后纵隔内起始部循沿脊柱表面胸膜外、右侧肋间动脉之、食管之后(降主动脉与奇静脉之间中点偏右)上升,至第5、6 胸椎水平时斜向降主动脉弓和食管后方转向脊柱左前方,在胸膜返折以下沿食管左前方上升,最后在左锁骨下动脉后内侧出胸廓上口,胸导管下段常被覆右侧胸膜,上段大部分则由左侧胸膜覆盖。胸段胸导管变异也较多,主要包括双支或多支、直接汇入奇静脉、呈"Y"形汇入双侧静脉角

腹段胸导管起始部,多呈襄状膨大,称乳糜池。乳糜池长 3~4 cm,直径2~3 cm,通常贴于脊柱,变动于第 11 胸椎至第 2 腰椎之间,平第 1 腰椎者较多,占 38%,少数最低可达第 4 腰椎,其形状各异,多为球形结构,个体差异也较大。其中左、右腰干及肠干以不同形式共同汇合而成。

40%~60% 的病例中胸导管路径是典型的,而其他 40%~60% 的患者有胸导管的解剖变异。在食管手术中,胸导管及其变异分支的损伤均有引起术后乳糜渗漏的可能。

2. 右淋巴导管

右淋巴导管由右颈干、右锁骨下干和右支气管纵隔干汇合而成,注入右侧静脉角,引流右上肢、右胸部和右头颈部的淋巴,即全身 1/4 的淋巴。右淋巴导管与胸导管之间存在交通。

二、乳糜的病理生理学特征

每天约有 2.4 L 乳糜通过淋巴系统转运,胸导管的主要作用是携带 60%~70% 的摄入脂肪(浓度为 0.4~6 g/dl)从肠道进入循环系统。乳糜由来自胃肠道系统的淋巴液和乳糜微粒组成。淋巴液中主要含有蛋白质、白细胞、电解质、脂溶性维生素、微量元素,以及从间质液中吸收的葡萄糖。乳糜微粒由酯化单甘油酯和脂肪酸组成,这些长链脂肪酸是经胆盐分解产物形成,通过肠绒毛区的特殊淋巴管吸收到淋巴系统中。为了防止逆流,乳糜主要在呼吸肌的作用下

在胸导管内按一定方向流动,并进一步由胸导管平滑肌和瓣膜进行调节。调节乳糜流动的因素包括饮食、肠道功能、体力活动、呼吸频率以及腹内压和胸内压的变化。

三、乳糜漏的诊断

在乳糜漏患者中,从引流管排出的液体通常呈乳白色。排放液的颜色具有一定的代表性,但必须根据实验室检查结果进行诊断,而不是通过目视检查。乳糜状渗出的另一个原因是假性乳糜,也称胆固醇样乳糜状渗出液,这是与慢性炎症疾病相关的富含胆固醇的液体。假乳糜在临床上被定义为乳白色积液、胆固醇水平>200 mg/dl、三酰甘油水平<110 mg/dl、胆固醇/三酰甘油比值>1,以及在显微镜下通常存在胆固醇晶体。乳糜漏需符合以下诊断标准:三酰甘油水平>110 mg/dl、胆固醇水平<200 mg/dl 以及乳糜微粒的存在。然而,当患者禁食时,可能不符合上述标准,引流颜色可能是浆液性的,三酰甘油水平正常。食管手术后,如果引流管量大,且不随时间减少,则应首先怀疑乳糜漏。

·第二节· 乳 糜 胸

乳糜液在胸腔内积聚,即为乳糜胸(chylothorax),通常是由于胸导管或其主要分支在术中有损伤形成漏口所致。乳糜胸是食管切除术后相对少见的并发症。尽管现代食管癌的手术策略有所改进,但在接受食管切除术的患者中,乳糜胸的发生率仍有 1.1%～21%。2021 年上海市胸科医院食管外科报道,食管切除手术后乳糜胸发生率约 2.0%。

一、病因

1. 患者一般状况较差

食管癌患者通常高龄,且由于食管阻塞长期不能正常进食,容易出现贫血、低蛋白血症、营养不良等状况,此类患者术后并发乳糜胸的概率增加。若患者自身合并肝硬化、肾病综合征以及右心衰竭等疾病时,乳糜胸发生率则会明显增高。肥胖患者食管癌根治术后并发乳糜胸主要是由于肥胖导致的组织脆性增大,术中易出血造成视野不清而损伤胸导管,同时由于纵隔内脂肪组织堆积可能出现大块结扎时漏扎胸导管的可能。

2. 新辅助治疗

食管癌新辅助治疗对术后乳糜胸发生率的影响目前尚存在争议。有学者认为中段食管癌经过新辅助治疗,缓解不佳的患者肿瘤区域与胸导管界限不清,可增加胸导管损伤的风险,但完全缓解患者有可能会降低乳糜胸的风险。有的学者认为新辅助放化疗增加了乳糜胸的发生率,并有更多心血管和血栓栓塞事件的趋势。术前对纵隔的辐射可能会损害局部淋巴系统,从而影响小淋巴管残端的愈合,从而引起乳糜胸。

3. 肿瘤原因

通常患者的临床 TNM 分期越高,胸导管越容易受损,因为肿瘤在较高的临床分期与胸导管的界限不清。此外,由于肿瘤原因,有时需要整块切除胸导管,随着手术范围的增加,胸导管干或分支损伤的风险增加。

4. 解剖因素

胸导管是全身最长、最粗的淋巴管,在胸腔内脊柱旁走行部分,前方紧邻食管,解剖关系十分密切,游离食管时损伤胸导管的风险较大,发生乳糜胸的风险也随之增加。另外,有文献报道预防性胸导管结扎并不能降低乳糜胸的发生率,主要原因可能为胸导管解剖变异,术中损伤了变异的胸部或腹腔分支。

5. 手术因素

术者对胸导管解剖结构不清,术中操作粗暴;手术中大多使用电刀、超声刀等能量器械游离食管及淋巴结,损伤部位多采用电凝处理而很少结扎,产生的焦痂容易脱落,封闭已破损的淋巴管效果并不可靠。部分术者倡导常规行胸导管结扎术预防术后乳糜胸,但实际上结扎过紧或过松的情况均有发生。若结扎过紧,则有可能对胸导管构成人为的切割性损伤反而造成乳糜胸;而结扎过松,则不能达到结扎预防乳糜胸的目的。

二、病理生理学特征

乳糜液含有多种重要成分和细胞。术后一旦发生乳糜,可导致严重的代谢紊乱,丢失蛋白质和维生素,抗体和淋巴细胞也随同丢失,使机体的免疫力下降,出现凝血障碍、营养不良、甚至死亡。乳糜胸时,虽然机体免疫力低下,但临床上却极少看到合并脓胸的发生,这是由于乳糜液中的卵磷脂和脂肪酸具有抑菌作用,且无菌的乳糜液刺激性较少,很少引起胸膜疼痛和纤维性炎症改变。

大量乳糜液积聚于胸膜腔,使肺受压,肺活量降低,纵隔移位,静脉回流受阻,从而产生一系列呼吸和循环功能紊乱。此外,由于食管癌手术中造成对侧胸膜的破裂,可以发生双侧乳糜胸。

三、诊断

1. 临床表现

术后早期乳糜胸的典型临床表现是胸腔引流液呈乳白色,或突然出现大量非血性的非感染性胸液。没有胸管的患者或因胸腔积液突然大量增加,有进行性加重的呼吸困难。除此之外,患者会有不同程度的低容量、低营养表现。

2. 实验室检查

1)胸腔积液常规　乳糜液呈白色,无异味,放置后其上层呈奶油样,pH值7.4～7.8,比重1.012以上,淋巴细胞占70%～100%(一般淋巴细胞>90%,有诊断价值),通常三酰甘油水平>110 mg/dl、胆固醇水平<200 mg/dl。

2)乳糜实验　胸腔积液涂片后用苏丹Ⅲ染色,在显微镜下见到脂肪球即为乳糜实验阳性。该实验具有特殊的诊断价值,也是诊断一般性乳糜胸较为常用的方法。

3)乙醚实验　抽取胸腔积液50 ml,加入几滴乙醚后静置24 h,若表面出现脂肪颗粒,则乳糜的可能性大;或加入乙醚后震荡,浑浊胸液转为澄清液,乳白色随即消失可诊断。

3. 影像学检查

淋巴管造影术是诊断和治疗淋巴漏的重要技术,但目前能够开展的单位寥若晨星。相较而言,放射性核素淋巴显像技术操作简单且安全无创。近年来,有研究显示MRI能够检测胸内淋巴管的形态变化,并可有效确定乳糜胸患者的乳糜渗漏点,可作为诊治乳糜胸患者的一个新的选择,但临床报道较少。

四、治疗

乳糜胸的治疗各家意见不统一,对手术创伤的大小和手术时机仍有争议,目前国内外学者倾向于及时手术干预。

1. 保守治疗

1)使用时机　食管癌术后乳糜胸多在开始肠内营养后出现,一旦确诊首选保守治疗,如1周内不能有效缓解,应及早手术干预。

2)常规治疗措施

(1)充分的胸腔引流,恢复有效肺功能,缓解患者症状。

（2）术后早期严格禁食，后期可以考虑给予清流或低脂、高糖、高蛋白食物和中性链三酰甘油饮食。

（3）纠正水、电解质失衡，充足的全静脉营养，适当给予输血、血浆或白蛋白等，维持水、电解质平衡。

3）药物治疗

（1）奥曲肽：是目前治疗乳糜漏的常见药物之一。奥曲肽是 1973 年发现的一种神经内分泌激素，同时可以影响消化系统和淋巴系统。生长抑素改善乳糜漏有两种可能机制：①通过减少胃、胰腺和肠道分泌物来减少乳糜的生成；②收缩内脏和淋巴管中的平滑肌，减少淋巴液的流量。奥曲肽治疗乳糜胸的剂量目前尚无指南共识，常规推荐剂量为每 8 h 200 μg 皮下注射或静脉持续微泵。目前文献报道奥曲肽对乳糜胸的总治疗时间为 3～24 天，从奥曲肽治疗开始到乳糜渗漏停止的时间为 1～15 天。一般来说，在乳糜渗漏停止后，奥曲肽会再使用 1～2 天，以确保效果。

（2）依替福林：是一种拟交感神经药物，常用于直立性低血压。它有类似于生长抑素的作用，能够减少乳糜产生和促进损伤部位修复。日本学者报道食管术后乳糜胸采用依替福林＋常规治疗，成功率高达 75%。

（3）奥利司他：是一种胰脂肪酶抑制剂，可干扰十二指肠中的脂质代谢并阻止脂质吸收，可作为减少乳糜分泌的辅助药物。

4）粘连剂　对乳糜胸的作用甚微，甚至可以引起胸腔粘连和局部引流困难，目前很少推荐，尤其是大量乳糜胸的患者。

5）介入治疗　经淋巴管介入治疗是一种技术难度较大的方法。通常在进行淋巴管造影时，造影碘油本身就有刺激淋巴管炎症的作用，甚至可以适当添加其他药物，通过栓塞和炎症刺激两种方法，最后完成乳糜管的闭合。也有报道采用经腹股沟淋巴结穿刺注射或经皮穿刺乳糜池的方法对淋巴漏进行治疗。

综上，保守治疗可作为试验性治疗，也可作为术前准备，确有部分患者通过保守治疗痊愈，但其存在一定的风险。食管癌患者由于长期禁食，加之大量乳糜液的丢失，必将造成机体代谢、营养和免疫系统的严重障碍，甚至引发吻合口瘘的严重后果。

2. 手术治疗

大多数乳糜胸经保守治疗后能够痊愈，如果乳糜胸持续存在，需要考虑外科干预，但手术时机的选择目前存在争议，国内外学者大部分根据自己的临床经验提出不同主张，通常每日引流量超过 800～1 000 ml 或者持续 5～7 天无法缓解,均考虑外科干预。但由于目前多数患者主要行微创手术,再手术难度低,因此手术时机明显前移。一旦明确诊断,且引流量大,就应早期行外科胸导管结扎术。

(1)术前准备:术前2～3h口服或管饲高脂物质(牛奶300～500 ml或橄榄油100～200 ml),可以使胸导管充满乳糜,更容易辨认。

(2)手术径路:除非右侧胸腔有手术史或明确的致密胸膜粘连,无论前次手术进路如何,均首选右侧胸腔镜下胸导管结扎术。这主要是胸腔镜右侧更易显露胸导管的中下全程,同时目前流行的细管胃对纵隔遮挡较少,同时乳糜条件下,纵隔粘连较轻,因此首选右侧。

(3)手术方法:结扎位置通常选择在纵隔低位,但亦不能太低,否则显露困难。若结扎后有明显腹腔渗漏出现,尤其是肝硬化患者,需要行胸导管奇静脉吻合术,一般推荐在第10胸椎水平结扎。胸导管在下纵隔会移行至纵隔外侧,但仍位于奇静脉和主动脉之间,此时胸导管外系膜脂肪比较厚,需要耐心分离。但奇静脉务必确认,然后再显露胸导管。此时必须与交感神经区别开,否则容易误判。由于是在胸腔镜下显露结扎,要求单独结扎胸导管,而非传统大块结扎。缝扎和Hemolock容易造成胸导管的误伤,采用双钛夹的方法均能获得满意效果(图13-2-1)。

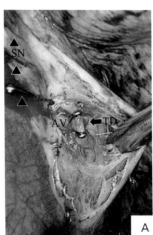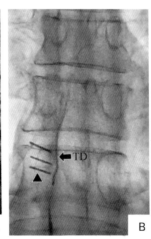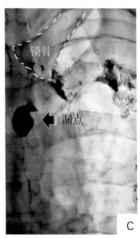

图13-2-1 食管癌术后乳糜胸

注 A.两次结扎手术照片,三角示前次结扎错误位置,箭头示正确结扎;B.乳糜管造影清晰显示第1次结扎并未成功,胸导管通常;C.造影显示漏点位于上纵隔(虚箭头示)。TD:胸导管;SN:交感神经。

若术后发现手术结扎失败,应果断寻求淋巴管造影,避免再次手术失败的尴尬局面。

· 第三节 · 乳 糜 腹

乳糜腹(chyloperitoneum)定义为腹腔内含有外观呈乳白色、富含三酰甘油的积液。导致乳糜腹的病因包括腹部恶性肿瘤、肝硬化、感染或炎症或创伤,包括腹部淋巴结清扫。食管术后乳糜腹发病率低,国内外多为个案报道。

一、腹部淋巴系统解剖

腹腔毛细淋巴管汇合成集合淋巴管,逐步汇合成较大的淋巴管肠干、肝干、左右腰淋巴干,三者联合成乳糜池,位于主动脉和下腔静脉(第1~2腰椎前方)之间,约有半数病例无此囊状池,而仅呈现淋巴管丛,汇合成胸导管。乳糜池的众多变异导致手术中容易损伤,且损伤后定位处理困难。

二、病因

(1)腹部淋巴清扫时淋巴管损伤,食管术后乳糜腹可能与腹部淋巴结清扫相关,多数是在清扫腹腔干、腹主动脉周围淋巴结时损伤肝干、肠干或乳糜池造成。在腹部操作结束时应常规检查腹腔干和肝总淋巴结的解剖区域,如果怀疑有渗漏,可对此区域缝扎,可预防乳糜腹的发生。

(2)胸部胸导管结扎后,上游侧支循环未建立,腹腔淋巴管内压力增高,可能会出现乳糜渗漏,在肝硬化的患者中特别容易出现,这主要是此类患者腹腔淋巴管压力更高,且有效侧支较少。因此,肝硬化患者绝对不能行胸导管结扎术,一旦误扎有时需要行胸导管奇静脉吻合术以解决回流问题。

(3)胸导管损伤在裂孔区域,因此可形成胸腹伴淋巴漏。

三、临床表现和诊断

食管手术后乳糜腹患者多表现为无痛性腹胀,或伴呼吸障碍,后期有消瘦和营养不足,最终可致死亡。少数患者表现为急腹症,后腹膜、肠系膜浆膜层牵张或伴发感染可引起腹痛。乳糜的实验室诊断同乳糜胸,在此不再赘述。

四、治疗

1）保守治疗　乳糜腹治疗与乳糜胸相似，尤其是保守治疗和药物治疗。

2）增加腹腔压力　胸腔内压力始终为负，腹腔压力始终为正，夹闭引流管，增加腹腔压力，可能会使乳糜漏消失。但有可能会导致患者出现腹部不适、呼吸困难或继发性胸腔积液。

3）腹腔穿刺　仅用于诊断，腹胀严重时抽除腹水仅用作暂时缓解症状的目的。

4）腹腔内注射硬化剂　在 CT 和透视系统辅助下将硬化剂 OK-432 注入可疑的漏点，有成功的报道。

5）低剂量放疗　低剂量电离辐射具有抗感染和凋亡作用，可导致创伤后组织纤维化或瘢痕形成。因此，低剂量辐射可消除乳糜泄漏点，放疗总剂量 10 Gy，每日 1 Gy，照射区域包括第 12 胸椎（胸导管区域）到第 2 腰椎（乳糜池区域）。

6）外科结扎漏口　乳糜腹治疗比乳糜胸更为困难，二次手术失败率很高，手术前可通过淋巴管造影明确乳糜漏位置，若确认是裂孔区域胸导管破裂，可考虑经腹修补，或者是肝硬化引起可考虑行胸导管奇静脉吻合。

7）腹腔-颈静脉倒转引流术　乳糜本质上是无菌的，可以通过腹膜-颈静脉分流术排入静脉循环，该方法是治疗顽固性乳糜腹的有效手段，但需要专用的引流管道和有经验的淋巴外科医师实施。

·第四节· 乳糜尿

一、病因

乳糜尿（chyluria）是乳糜漏的一种特殊形式，为腹膜后手术较常见的并发症，食管术后乳糜尿发生的可能性较小，仅见个案报道。食管切除术后乳糜尿的发生机制尚不明确，可能原因为胸导管结扎后上游淋巴回流受阻，进而引发肠淋巴系统与肾盂之间的吻合，使含有乳糜的淋巴液混入尿液中形成乳糜尿。

二、诊断

乳糜尿的诊断通常始于临床体征和症状，很难早期诊断。尿液呈乳白色，如果乳糜与尿液中的血细胞混合,乳糜的颜色可能从透明(如果没有摄入肠内脂肪)到红棕色不等。如果怀疑有乳糜尿,应检测引流液的成分。当尿三酰甘油水平＞110 mg/dl 时,即可确诊乳糜尿。淋巴管造影也有助于明确淋巴渗漏位置。

三、治疗

乳糜尿的内科治疗方案与乳糜胸、乳糜腹相似。内科治疗失败,则有必要对渗漏部位进行手术结扎,术前应行淋巴管造影确认渗漏位置。肾蒂淋巴管结扎术可以完全阻断淋巴管向肾内的反流通路,是目前公认的治疗乳糜尿最成熟、有效的术式。该术式要求术中必须完全离断肾脏与肾周脂肪组织的连接,骨骼化肾蒂血管,结扎肾门处淋巴管,输尿管至少游离至髂血管分叉处,最后需要进行肾固定术。

·第五节· 乳 糜 颈

一、病因

食管手术后颈部乳糜漏发生率较低,未见确切报道,常发生于三野淋巴结清扫术后,因胸导管在颈部的解剖变异较大,且可有多个终末支注入静脉系统,而且壁薄质脆极易损伤,尤其对于颈部淋巴结清扫的患者,更易损伤颈部胸导管,导致乳糜颈。

二、诊断

术后如果颈部引流量增加,尤其是在给予肠内营养后,同时在锁骨上区域观察到红斑、淋巴水肿,则强烈怀疑乳糜渗漏可能。引流颜色常为乳白色,如果已在胸部结扎胸导管,引流可能是浆液性的。此外,即使患者正常进食,右侧颈部的乳糜渗漏也可能是浆液性的。

三、治疗

1. 保守治疗

乳糜颈保守治疗类似于乳糜胸和乳糜腹,夹闭引流管、伤口加压包扎可能有效,但可能会形成淋巴囊肿。

2. 硬化剂治疗

硬化剂可使组织纤维化,封闭淋巴漏口,可通过引流管或经皮注射硬化剂如 OK‑432、四环素或多西环素。但硬化疗法应谨慎使用,因为它可能损伤周围组织。有报道硬化剂局部注射后,继发膈神经麻痹、霍纳综合征等并发症。

3. 伤口负压吸引疗法

负压吸引可以促进伤口内肉芽增生,封闭无效腔,促进淋巴漏口闭合。伤口负压吸引为颈清扫术后乳糜漏提供了另外一种新的疗法,无创且安全,可用于保守治疗失败的难治性病例。

4. 外科手术治疗

当保守治疗无效时,应再次手术治疗,术前可让患者高脂饮食,刺激乳糜产生以帮助定位渗漏点,明确漏口位置后,丙烯线缝扎可以确切解决问题。

(李春光)

参考文献

[1] Takeuchi H, Miyata H, Gotoh M, et al. A risk model for esophagectomy using data of 5354 patients included in a Japanese nationwide web-based database [J]. Ann Surg, 2014,260(2):259‑266.

[2] Seow C, Murray L, Mckee R F. Surgical pathology is a predictor of outcome in post-operative lymph leakage [J]. Int J Surg, 2010,8(8):636‑638.

[3] Defize I L, Schurink B, Weijs T J, et al. The anatomy of the thoracic duct at the level of the diaphragm: A cadaver study [J]. Ann Anat, 2018,217:47‑53.

[4] Ilczyszyn A, Ridha H, Durrani A J. Management of chyle leak post neck dissection: a case report and literature review [J]. J Plast Reconstr Aesthet Surg, 2011,64(9): e223‑e230.

[5] Lama A, Ferreiro L, Toubes M E, et al. Characteristics of patients with pseudochylothorax-a systematic review [J]. J Thorac Dis, 2016,8(8):2093‑2101.

[6] Weijs T J, Ruurda J P, Broekhuizen M E, et al. Outcome of a Step-Up Treatment Strategy for Chyle Leakage After Esophagectomy [J]. Ann Thorac Surg, 2017,104 (2):477‑484.

[7] Yang Y, Li B, Yi J, et al. Robot-assisted Versus Conventional Minimally Invasive Esophagectomy for Resectable Esophageal Squamous Cell Carcinoma: Early Results of a Multicenter Randomized Controlled Trial: the RAMIE Trial [J]. Ann Surg, 2022, 275(4):646‑653.

[8] Gronnier C, Trechot B, Duhamel A, et al. Impact of neoadjuvant chemoradiotherapy

on postoperative outcomes after esophageal cancer resection: results of a European multicenter study [J]. Ann Surg, 2014,260(5):764 - 70; discussion 770 - 771.

[9] Chen S, Zhao Y, Chen H. Risk factors of chylothorax after esophagectomy [J]. J Thorac Dis, 2019,11(5):1749 - 1752.

[10] Lei Y, Feng Y, Zeng B, et al. Effect of Prophylactic Thoracic Duct Ligation in Reducing the Incidence of Postoperative Chylothorax during Esophagectomy: A Systematic Review and Meta-analysis [J]. Thorac Cardiovasc Surg, 2018,66(5):370 - 375.

[11] Cannizzaro V, Frey B, Bernet-Buettiker V. The role of somatostatin in the treatment of persistent chylothorax in children [J]. Eur J Cardiothorac Surg, 2006,30(1):49 - 53.

[12] Ohkura Y, Ueno M, Iizuka T, et al. Effectiveness of etilefrine regimen for chylothorax after esophagectomy with thoracic duct resection [J]. Esophagus, 2018, 15(1):33 - 38.

第十四章

食管术后出血

引言

普胸外科手术后将面临多种并发症,包括肺炎、心律失常、术后失血、肺不张、乳糜胸等。术后出血可发生在不同类型的开胸术后,但风险取决于原发疾病以及手术的性质和范围。本章主要讨论需要外科干预的食管癌术后出血并发症。

第一节 概 况

食管切除及消化道重建后,由于操作步骤繁杂、手术创面大,并发症发生率较其他普胸外科手术更高,但术后出血需外科干预或需开胸探查的比例较其他并发症低。目前,一般将早期再开胸探查术定义为首次手术后 72 h 内的再次开胸,术后第 3 天以后再次开胸定义为迟发性开胸探查。二次开胸在普胸外科报道中发生率为 1.01%~4.6%;其中,因术后出血引起的二次开胸比例占 0.7%~1.9%。上海市胸科医院 2009 年 1 月至 2014 年 12 月,19 304 例肺切除患者中共有 195 例(1.01%)患者二次手术探查,其中 143 例(0.7%)为术后出血。上海市胸科医院食管亚专科 2015 年 12 月至 2022 年 5 月,共完成食管癌根治术 5 236 台,需二次开胸探查术的患者为 104 例(1.9%),因出血需二次手术探查的患者为 26 例(0.49%),术后二次开胸探查的比例高于肺切除的患者,但因术后出血而需二次手术干预的比例低于肺切除的患者。上海市胸科医院食管癌术后二次开胸手术的原因和特点参见表 14-1-1。

表 14-1-1　上海市胸科医院食管癌手术后二次手术的出血部位和例数

出血部位	例数	早期(例)	迟发(例)
胸部	14	7	7
肋间动脉	2	1	1
食管滋养动脉	1	1	0
管胃(系膜和切缘)	4	2	2
食管床	3	2	1
吻合口	1	0	1
主动脉	1	0	1
支气管动脉	2	1	1
腹部	9	6	3
膈下动脉	2	2	0
胃短动脉	2*	1	1
胃网膜左	2	1	1
冠状静脉	1	0	1
创面渗血	1	1	0
腹壁切口	1	1	0
颈部	3	1	2
甲状腺	1	0	1
甲状腺下动脉	1	1	0
颈静脉	1	0	1

注　其中 1 例胃短动脉残端出血患者表现为胸腔出血,先行剖胸探查,发现血液自膈肌食管裂孔进入胸腔,翻身剖腹探查发现出血部位来自胃短动脉残端。

·第二节· 出血原因与特点

一、与术后出血相关的全身因素

术前长期应用抗凝药物而未及时停药或应用中和药物;既往有营养状态差、糖尿病等基础疾病等;术前行诱导放化疗患者。

二、胸腔出血原因

胸腔出血理论上应多在术后 72 h 内行剖胸探查,但食管癌患者胸腔术后最常见的出血与其他胸部手术不同,迟发性剖胸探查与急性剖胸探查的比例为1∶1;且最常见的出血原因与管胃有关。肺手术后最常见的出血原因为肋间血管、纵隔血管、支气管动脉等结扎不牢固或钛夹脱落等原因。根据上海市胸科医院资料分析,管胃出血是术后出血的主要原因,其出血部位多为胃短动脉残端、胃网膜右动脉分支出血、胃切缘渗血;其次是食管床渗血,不一定找到确切的出血点;支气管动脉、食管滋养动脉等体循环动脉出血较少见。因胸腔内食管手术过程中需要游离和切断的血管与肺手术相比较细小,术后突发大出血的概率很低,食管手术过程中处理较粗的血管为奇静脉,因大多数中心均用Hemolock 处理并切断奇静脉,管胃上提有可能导致 Hemolock 脱落而出现大出血的情况,术中即可发现处理。

另有胸腔较少见的出血是由于吻合口瘘引起胸腔内局限性感染引流不畅,或吻合钉摩擦主动脉。导致主动脉腐蚀或机械摩擦穿孔而引起出血,多伴有吻合口瘘或纵隔感染等并发症,患者会突然出现大咯血或呕血,如胸管未拔除,会出现胸管大量出血,一般救治成功率较低。吻合口瘘、胸腔感染等引起的出血一般为迟发性出血;管胃切缘渗血或管胃网膜血管出血等虽然出血量较支气管动脉、肋间动脉少,但胸腔内负压的作用下难以自止,需二次剖胸止血。

三、腹腔出血的原因

食管癌术后腹腔出血没有单独报道,腹腔镜胃癌术后出血的概率为0.5%~1.3%;开放胃癌根治术的概率为 0.8%~2.1%;上海市胸科医院腹部出血需二次手术探查的概率为 0.17%,远低于胃癌手术患者。其原因为食管癌患者腹部操作较胃癌根治简单,故出血概率也远低于普胸外科胃癌根治术。腹腔出血的常见原因为血管夹脱落、超声刀或电刀应用后,焦痂脱落导致血管裂开;其次为手术操作面渗血。较常见的部位:①胃网膜左动脉、胃短血管出血:目前血管游离使用超声刀居多,血管往往埋在网膜脂肪里,对于肥胖患者游离网膜时,血管超声刀离断不确实,术中很难发现;②膈下动脉出血;③脾脏包膜损伤;④胃冠状静脉出血;⑤结肠或空肠代食管患者,结肠或空肠系膜血管或边缘血管出血。

四、颈部出血原因

颈部常见出血原因:①甲状腺下动脉残端出血;②颈静脉出血;③甲状腺表面小动脉出血或渗血;④胃残端出血。

因颈部较表浅,容易发现出血,对于小的渗血或出血点,压迫或床边清创即可完成。但对于较大或较深的血管出血,床边清创难以完成,如颈静脉出血、甲状腺下动脉出血,出血量大,且难以暴露,建议在手术室完成。食管癌术后吻合口瘘导致的甲状腺出血一般是由于术中损伤甲状腺包膜、术后吻合口瘘、胃液外溢腐蚀甲状腺创面引起的出血,建议在手术室清创。

第三节 诊断和治疗

一、诊断

胸腹腔出血患者大多有不同程度的失血性休克表现,如心率增快(>120 次/min),血压下降,收缩压<90 mmHg;如果胸腔出血患者胸管未拔除,胸管内可见大量血性胸液引出,胸部 X 线显示患侧大片致密影,或多次复查胸片提示胸腔积液进行性增多。

腹部出血患者:如安置腹腔引流管,引流液增加或性状发生改变。如果无腹腔引流管或拔除,在排除胸腔问题后,应重视腹部体征的判断,如询问患者是否有腹胀,体检是否有腹部膨隆,叩诊是否有移动性浊音等;高度怀疑腹腔出血的患者行腹部超声和穿刺明确诊断。

另外,可急诊行血气或血常规检查辅助判断,按血红蛋白下降 10 g/L,累计失血 400～500 ml,红细胞计数下降 10×10^{12}/L 计算,血红蛋白和红细胞前后比较可大致判断出血量的多少。

二、治疗

一旦确诊胸、腹腔内存在出血,且患者出现心率快、血压低等失血性休克的表现,应立即考虑稳定循环的同时安排急诊二次开胸、腹手术。

患者循环稳定,对于胸部出血,出血量超过 200 ml/h,并持续 3 h 或胸部 X 线片显示患侧致密影超过肺容积的 20%,应考虑急诊剖胸探查手术。

二次剖胸探查的手术重点是正确识别出血点并进行止血,清除胸腔内血块。支气管动脉或食管固有动脉出血可以采用钛夹夹闭或丙烯线缝扎的方法,主动脉根部血管残端建议垫片修补,因吻合口瘘导致胸腔感染出血的患者根据具体情况决定是否行管胃切除。

腹腔出血手术探查原则同胸腔，清除血凝块、结扎或缝扎出血点，并需反复确认出血点结扎牢固，清洗腹腔并放置引流。

颈部出血清除血凝块，暴露并发现出血位置，处理出血点，彻底清创并建立良好引流。

（孙益峰　顾海勇）

参考文献

［1］ Aoyama T，Atsumi Y，Hara K，et al. Postoperative bleeding after esophagectomy for esophageal cancer in patients receiving antiplatelet and anticoagulation treatment［J］. Anticancer Res，2020，40(4)：2359 - 2364.

［2］ Motoyama S，Sato Y. Re-operation for intrathoracic complications after surgery for thoracic esophageal cancer (chylothorax，trachea-bronchial fistula，post-operative bleeding)［J］. Kyobu Geka，2021，74(10)：883 - 889.

［3］ Yang Y，Gao W，Zhao H，et al. Risk factors and consequences of perioperative reoperation in patients undergoing pulmonary resection surgery［J］. Surgery，2016，159(2)：591 - 601.

［4］ Foroulis C N，Kleontas A，Karatzopoulos A，et al. Early reoperation performed for the management of complications in patients undergoing general thoracic surgical procedures［J］. J Thorac Dis，2014，6 Suppl 1：S21 - 31.

［5］ Sirbu H，Busch T，Aleksic I，et al. Chest re-exploration for complications after lung surgery［J］. Thorac Cardiovasc Surg，1999，47(2)：73 - 76.

［6］ 曹慧慧，肖熙，孟辉. 普胸外科胸腔内出血评估及其处理进展［J］. 中国胸心血管外科临床杂志，2017，24(8)：640 - 644.

第十五章

内镜黏膜下剥离术后并发症

引言

近年来,内镜黏膜下剥离术(endoscopic submucosal dissection,ESD)在我国得到广泛开展,成为治疗早期胃肠道肿瘤的主要方式。对于早期食管癌患者,ESD 术后的长期生存与外科手术类似。ESD 具有外科手术无法比拟的创伤小、并发症小、费用低、患者住院时间短等巨大优势。食管 ESD 主要的相关并发症为穿孔和狭窄。

第一节 穿 孔

一、术中穿孔

术中穿孔(intraoperative perforation)是食管 ESD 最严重的并发症之一,术中穿孔的发生率为 1.5%～5%,可能在术中引起纵隔气肿、气胸,从而引起严重的呼吸循环障碍。处理不当的穿孔还会引发食管瘘、纵隔感染,并危及患者生命。

多数穿孔的出现是因为刀头不在视线下而进行的"盲切"引起,如出血引起的视野模糊、黏膜下注射不充分等。操作者经验不足、控刀能力低是引起术中穿孔的主要原因。Masaaki 等人的一篇回顾性分析提示,切除范围＞75%环周是发生术中穿孔的独立危险因素。同时作者发现,大多数穿孔发生在食管的左壁,这很可能是因为患者均采取了左侧卧位,由于液体在低洼部位的聚集导致了对左壁剥离时视野最差。

为降低穿孔的风险,在进行食管 ESD 时应采用气管插管、全身麻醉的方式,这样可以尽量减少呼吸、心跳对食管壁造成的影响,使操作在平稳状态下进行。内镜的灌注气体应当采用二氧化碳,有助于气体的快速弥散。

在穿孔出现后,操作者应当首先评价其对生命体征造成的影响并在此后的手术过程中保持关注,再根据生命体征、穿孔的大小、手术进程等情况来决定是首先进行穿孔的修补还是先完成病灶的切除。

ESD 术中穿孔往往是刀头切开固有肌层引起的,创面通常较小,呈点状或线状,周围固有肌层无明显损伤,故大多数穿孔可通过金属夹进行夹闭。夹闭时须保证夹取足够多的组织,并与环形肌形成一定的角度。因为穿孔周围组织表面致密柔韧的黏膜层已在 ESD 操作中被剥离,故须警惕金属夹夹闭角度不当引起松弛的肌纤维撕裂,造成穿孔越来越大的严重后果。

对于一些面积过大,金属夹夹闭困难的穿孔,可以考虑使用全覆膜支架进行穿孔封闭。尤其是对于切除范围较大的病变,支架除可以封闭穿孔之外,还可以预防狭窄的发生。新鲜穿孔的修复愈合速度较快,故支架 4~6 周后即可取出,可减少支架相关并发症,如肉芽过度生长引起狭窄等情况的出现,但不适用于过高位置的穿孔。

此外,亦有将聚羟基乙酸膜(polyglycolic acid, PGA)用于食管 ESD 穿孔的报道。PGA 是一种网状具有一定延展性及张力的高分子聚合物,作为一种医用高分子材料被广泛应用于临床中骨缺损的修复、肌肉的缝合等方面。术者用异物钳将裁剪好的 PGA 送至穿孔处展开覆盖穿孔面,并以纤维蛋白胶或金属夹将 PGA 固定于穿孔处。PGA 具有封闭穿孔面、促进创面愈合等作用,适用于无法利用金属夹进行夹闭的穿孔。

在利用各种手段对穿孔进行封闭后,还需要对患者进行禁食、管饲肠内营养、积极抗感染治疗等,以促进穿孔愈合,避免继发纵隔、胸膜腔或血液感染发生。

二、迟发性穿孔(穿孔并感染)

ESD 术中发现的穿孔在目前技术条件下多数可以获得满意的处置,并多数不会出现延迟性的腔外感染,但仍有部分患者术中不明确,或虽经过处置仍出现延迟性的纵隔胸腔感染。此类严重并发症的处置同自发性食管穿孔。

ESD 的创面如果很大,患者通常会有少量的纵隔气肿,尤其是环形肌有损伤但纵行肌完整的情况下。此时在锁骨上窝可触及皮下气肿,但通常并不引起明显的感染症状。这种情况在充分的胃肠减压下无须特别处理。

但如果穿孔大，并出现明显的纵隔感染，患者会出现明显的发热、胸痛、呼吸困难等表现，早期会出现双侧胸膜腔积液，此时多是反应性的，但后期感染会迅速穿透一侧胸膜，形成胸腔内感染和脓胸。

三、穿孔感染的处置原则

1. 充分的纵隔及胸膜腔引流

有效的引流是控制感染的关键。一旦怀疑食管穿孔应立即行胸部 CT 检查，并根据影像提示行对应的胸膜腔引流；如果双侧积液，可以行双侧引流。一旦出现感染性胸腔积液，应行较粗胸管的闭式引流术，必要时应果断行胸腔镜引导下的胸膜腔廓清和充分引流，避免胸膜腔分隔引流不畅。充分的肺复张也是促进食管穿孔愈合的关键。

2. 内镜下食管腔内引流

在怀疑食管穿孔的情况下，建议在充分麻醉下行食管镜检查，明确瘘口，并有效放置瘘内引流管、胃减压管和空肠营养管，这三管的放置对于病情改善至关重要。

3. 建议取出已有食管支架

很多医师担心支架取出会加大瘘口，甚至出现大出血。但在已经出现感染的情况下，支架属于异物，会影响瘘口愈合，甚至在支架的张力下，反而会进一步加大食管的损害，甚至移位后出现气道食管瘘。

4. 外科干预

对于 ESD 穿孔后是否需要外科手术，要视情况而定，因为 ESD 之后食管相对洁净，穿孔范围小，在充分引流的情况下多数可以获得满意的保守治疗效果。但如果纵隔有持续的感染，并且引流不畅，或者胸膜腔复张不好，则需要积极手术进行纵隔清创，甚至食管切除旷置，并行二期重建。

· 第二节 · 狭 窄

一、概述

食管狭窄（esophageal stenosis）是食管 ESD 术后常见的并发症，可极大地影响患者术后的生活质量。既往相关研究已经证实,黏膜缺损范围超过四分之三食管环周是术后狭窄形成的独立危险因素,术后食管狭窄的发生率达66%～100%,而全环周病变术后狭窄率高达100%。另外,病变长度>3 cm,术后组织学浸润深度超过黏膜固有层(M2)也是预测狭窄的独立危险因素。术中损伤食管黏膜的固有肌层,将增加狭窄的发生率,但目前尚无相关数据支持。

为预防食管 ESD 术后狭窄的出现,首先要尽量避免全环周切除,尽量保留正常黏膜的纵向连续性。全环周病变的食管黏膜上皮仅能从创面的口侧和肛侧爬行,而非全环周病变的黏膜可以从口侧、肛侧和侧边同时爬行生长。因此,在进行食管黏膜病变 ESD 的过程中,术前应精准评估、标记病变范围,术中应尽量避免环周切除,可明显降低术后狭窄的发生率。

2020 年日本《食管癌 ESD/EMR 指南》中,对于环周病变长度>5 cm 的患者,推荐的治疗方式是外科切除或放化疗而并非内镜下切除,主要原因是内镜下切除可能引起顽固的食管狭窄,从而严重降低患者的生活质量。

二、预防措施

1. 激素在食管 ESD 术后狭窄预防中的应用

如果食管 ESD 切除范围大于三分之二环周,就需要对术后狭窄进行预防。对于食管 ESD 术后狭窄的预防,目前主要方法就是类固醇激素。多项动物研究表明,内镜切除术后梭形成肌纤维细胞和胶原纤维增生明显,黏膜内腺体被胶原纤维取代,导致食管黏膜下层纤维化、肌层萎缩。类固醇激素可以抑制炎症反应和胶原纤维的合成,促进胶原分解,从而降低术后狭窄的发生率。多项研究表明,激素的使用可以明显减少大于四分之三食管环周切除患者术后狭窄的发生,且能明显降低狭窄患者需要进行球囊扩张的次数。对于全环周切除的患者,激素不能避免狭窄的出现,但同样能明显减少狭窄后需要进行的扩张次数。目前激素给药途径主要有两种:口服和局部注射。

1) 口服激素　具有给药方式简单、疗效确切等优点,是目前最广泛使用的给药方式。一般使用的口服激素为泼尼松,在患者开始进食流质后(术后 1～3 天)开始给药。起始剂量为 30 mg/d,然后依次减量。较广泛采用的给药方案为 8 周方案,即(30 mg - 30 mg - 25 mg - 25 mg - 20 mg - 15 mg - 10 mg - 5 mg)的递减方案。此外,还有许多其他方案在临床中应用,如 12 周方案,起始剂量30 mg,每 2 周递减 5 mg;3 周方案,30 mg - 20 mg - 10 mg,3 周结束。

口服激素的预防效果与其疗程和剂量呈正相关,但其不良反应也同样。因此,各方案均是在疗效和不良反应之间寻找一个平衡点。口服激素的主要不良反应包括骨质疏松、感染、血糖异常、消化道反应等。在口服激素的过程中,应当用药预防骨质疏松、消化性溃疡,并同时监测血糖、感染情况等,避免造成严重后果。

2) 局部注射激素　是指在 ESD 术后对残存的黏膜下组织进行激素注射。目前常用于局部注射的激素为长效激素曲安奈德。同口服激素方案类似,各学者也报道了不同的注射方案。有手术后即刻注射的单次方案,术后即刻、术后1 周注射的 2 次方案,术后 3、7、10 天分别注射的 3 次方案等。注射的单点剂量及总剂量也各不相同。一般而言,术后食管黏膜缺损面积越小、注射激素剂量和频次越多,术后狭窄的发生率越低。为取得术后狭窄良好的预防效果,Ishihara 等推荐曲安奈德的注射总剂量不少于 80 mg。

与口服激素相比,局部注射避免了对全身的不良影响,目前得到广泛使用。但它同样有一定的风险性,如注射时误入固有肌层,可能引发食管穿孔;此外,局部注射还增加了后期球囊扩张时穿孔的风险。对于局部注射剂量的控制也是个难题。这些都限制了局部注射激素在临床中的使用。

3) 联合方案　局部注射和口服激素联合使用也是目前较多见的激素给药方式。一般是在术后即刻进行黏膜下注射,再续以口服激素。

目前各种给药方案中,并没有某种方案比其他方案展现出明显的优势。在实际工作中,术者应当根据切除创面情况、患者自身情况个体化用药,在保证疗效的同时尽量减少药物的不良反应。

4) 食管腔内填充疗法　近期,Satoshi 等报道了一种新的激素食管腔内填充疗法,展现出了良好的临床疗效和较小的不良反应。该方案的操作流程:在ESD 术后第 2、8 天分别进行食管腔内激素填充。填充时先吸尽胃内气体,内镜退至手术创面,将 80 mg 曲安奈德溶于 20 ml 液体内,完全填充于创面所在食管内,并保持患者卧位 5 min 以上以保证药物的局部吸收。此后每 2 周复查1 次胃镜,直到上皮完全修复。如复查中出现轻度狭窄(内镜能勉强通过),则以内镜刮除新生上皮后再追加激素填充;如出现严重狭窄(内镜不能通过),则以球囊扩张后再进行激素填充。在总计 75 处切除大于四分之三环周的病灶(含 14 例全环周切除)中,最后所有患者实现无狭窄的上皮修复,有 20 例(26.7%)出现轻度狭窄,追加激素填充(中位追加激素次数 3 次)后上皮修复,未出现狭窄;有 13 处(17.3%)出现严重狭窄,进行球囊扩张(中位次数 2 次)后上皮修复，未出现狭窄。值得注意的是，在 14 例全环周切除患者中，仅有 6 例出现严重狭窄。

本临床试验为一多中心试验，取得了比既往激素方案更好的临床疗效，并且避免了口服或局部激素注射的不良反应，在未来可能有较好的应用前景。

2. 预防性球囊扩张

既往有学者通过在食管大面积 ESD 术后进行每周一次预防性球囊扩张的方法来预防食管狭窄，可以减少一部分食管狭窄的出现。但该方法预防效果欠佳，花费较大，且相关并发症多，目前已较少使用。

近年来我国有学者研制了自助式球囊扩张设备，用于术后狭窄的预防。该设备为经鼻球囊扩张导管，在 ESD 术后置入固定球囊于狭窄部位，在体外进行自助式注气（或注水）扩张。该设备使患者可以随时在家通过充放球囊进行扩张，花费低，可自主调节扩张时间，扩张效果好。它的主要不良反应是长期经鼻置管（2～3 个月）引起的不适感，并可能出现球囊移位。

3. 预防性食管金属支架置入

使用食管金属支架预防食管大面积病变 ESD 术后狭窄，目前相对来说争议比较大。全覆膜金属支架对于 ESD 术后狭窄的预防作用是明确的，但支架上下缘肉芽组织增生、胸痛、出血、支架移位等并发症，限制了其临床应用。目前，预防性食管金属支架置入一般仅用于全环周切除后狭窄的预防或伴有食管穿孔的 ESD 术后狭窄的预防，其置入时间应尽量缩短，以避免支架上下缘肉芽组织增生造成的继发性狭窄。

三、治疗

即便使用了各种预防措施，在很多情况下，食管 ESD 术后狭窄仍无法避免。常规胃镜不能通过（直径＜9 mm）是狭窄的基本诊断标准。食管狭窄出现后的首选治疗是内镜下扩张。

1. 内镜下扩张治疗

内镜下扩张治疗是食管 ESD 术后狭窄的首选治疗方法，扩张器可选择探条或球囊。两种扩张器在治疗的有效性和安全性上无明显差异性，但球囊的舒适性会更好一些。术中第一次进行扩张的直径大小要根据术前和术中评估的食管狭窄处直径来选择，一般认为在一次治疗中扩张器尺寸的增加从小到大不应超过 3 次。重复扩张治疗的频率取决于食管狭窄的复发速度，通常需要 1～2 周重复扩张治疗，直至复查时胃镜能轻松通过狭窄段。内镜下扩张的常见并发症为食管穿孔。有研究提示,ESD 术后球囊扩张出现穿孔的危险因素为 ESD 术后进行了预防性激素注射及球囊尺寸>15 mm。

2. 放射状切开

内镜下放射状切开是对于球囊扩张无效的顽固性狭窄的一种有效治疗方法。操作时术者选用 IT 刀或钩刀对狭窄处的瘢痕进行放射状切开,扩大管腔直径,同时还可以挖除狭窄处的瘢痕组织,避免狭窄的再发。在切开后还可以在瘢痕处进行激素的局部注射,以减少瘢痕组织的再生。多项研究结果表明,内镜下放射状切开对于 ESD 术后的顽固性狭窄具有较好的效果及可操作性,并可反复进行。

3. 金属支架置入

ESD 术后出现顽固性狭窄时,金属支架仍是一个可以选择的治疗方式。需特别注意要及时取出支架,避免出现长期放置后无法取出的情况。

目前,食管 ESD 术后狭窄的预防及治疗仍是临床的一个难点和热点,内镜医师、学者们仍在尝试各种不同的防治方法。我们期待着这一问题能及早得到解决,使食管 ESD 的适应证进一步放宽,并改善 ESD 术后患者的生活质量。

(苏瑜琛)

参考文献

[1] Yamamoto Y, Kikuchi D, Nagami Y, et al. Management of adverse events related to endoscopic resection of upper gastrointestinal neoplasms: Review of the literature and recommendations from experts [J]. Dig Endosc, 2019, 31(Suppl 1):4-20.

[2] Noguchi M, Yano T, Kato T, et al. Risk factors for intraoperative perforation during endoscopic submucosal dissection of superficial esophageal squamous cell carcinoma [J]. World J Gastroenterol, 2017, 23(3):478-485.

[3] Oyama T. Esophageal ESD: technique and prevention of complications [J]. Gastrointest Endosc Clin N Am, 2014, 24(2):201-212.

[4] Aadam A A, Abe S. Endoscopic submucosal dissection for superficial esophageal cancer [J]. Dis Esophagus, 2018, 31(7).

[5] Sato H, Inoue H, Ikeda H, et al. Clinical experience of esophageal perforation occurring with endoscopic submucosal dissection [J]. Dis Esophagus, 2014, 27(7):617-622.

[6] Ishihara R, Arima M, Iizuka T, et al. Endoscopic submucosal dissection/endoscopic mucosal resection guidelines for esophageal cancer [J]. Dig Endosc, 2020, 32(4):

452 - 493.

[7] Kotani S，Shibagaki K，Yuki T，et al. A multicenter retrospective study of the esophageal triamcinolone acetonide-filling method in patients with extensive esophageal endoscopic submucosal dissection [J]. Scand J Gastroenterol，2021，56(6)：647 - 655.

第十六章

食管术后围手术期液体管理

引言

　　随着外科手术、麻醉水平的不断提高以及人均寿命的增加,更多合并基础疾病和高龄的食管癌患者获得接受手术治疗的机会,因此术后围手术期液体管理也变得更为复杂,需要根据每个患者的病情制订理想的补液计划和个体化治疗方案。同时,食管切除术是一种高风险手术,术后并发症高达40%,30天病死率国外报道在3%~5%之间。但上海市胸科医院可控制在1%以下,这和出色的外科技术以及严谨的术后管理密不可分。

　　肺部并发症和吻合口瘘是食管手术最常见的并发症。引起这些并发症的机制是多因素的,而围手术期液体输入被认为是该级联反应的主要驱动因素。围手术期液体过多可能导致肺水肿、急性呼吸窘迫综合征(ARDS)、呼吸衰竭和组织水肿。另一方面,限制性补液方案可能引起冠状动脉灌注的不足,肾功能和消化道的灌注增加。因此,应当避免血容量过负荷和低血容量的发生。

第一节　液体管理的目的和影响因素

　　食管外科手术围手术期液体治疗的目标是维持和恢复血管内容量,并保证足够的器官灌注(即提供足够的氧输送),同时避免出现过量的液体负荷。

　　维持液体平衡应特别重视体内发生的第三间隙损失,指液体存在于体内但不参与血管内容量,而且损失量可能一时难以察觉,多见于食管手术以及手术时间较长体液丢失严重的胸部手术。对于这部分患者,术后短时间内的血容量恢复可能是不充分的、浮于表面的。但既往对于食管癌患者的描述多为严重营养不良、脱水,但随着国民营养状况的改善和早期诊断的进步,术前第三间隙严重丢失的食管癌患者已不多见。

可能影响临床液体治疗效果的因素还包括患者年龄和心、肺、肾功能基础状况。手术本身相关的并发症(如吻合口瘘、脓胸、乳糜胸等)也密切影响着临床液体治疗的效果。对于容量的准确判断,特别是食管手术患者的容量负荷,仅参考目前任何一个指标参数都是片面的,也不是粗略计算当日患者的出入量就能判断准确,必须动态连续的观察,并结合临床治疗的效果以进行每日的精准评估。

·第二节· 食管术后液体管理

食管手术后患者创伤大,术中体液丢失多,胶体渗透压明显改变,术后出现全身炎症反应及毛细血管渗漏,引起多种病理生理学变化,如何准确、连续地评估其容量状态十分重要。上海市胸科医院目前开展多项临床试验,聚焦进展期食管肿瘤患者,术前进行免疫治疗、全身化疗、局部放疗等多种新辅助治疗结合,这类患者的早期液体管理将直接影响各个组织器官的灌注,可能引发肝肾功能不全甚至全身器官功能障碍等。因此,高危重症患者的液体管理更需要量化、精细化、个体化的策略。

食管手围术期的高危因素:①高龄(>65岁);②术前中重度肺功能障碍;③营养状况差(BMI<18 kg/m²);④肝肾功能异常;⑤短期内高频度的放疗;⑥免疫治疗/化疗的不良反应(骨髓抑制、神经毒不良反应);⑦急诊/抢救性手术等。

一、容量评估的监测手段

1. 直腿抬高试验

从平卧位至45°抬高下肢,将下肢容量血管的血液快速转移回心脏,模拟快速补液试验,将容量血管内150～300 ml的血液回流到大循环。由抬腿导致的心肌扩张效应在90 s左右达到顶峰,然后在几分钟内消失。

抬腿试验有两种方法,主要取决于患者的起始体位,在抬腿前后对心输出量进行测量。研究显示,抬腿试验预测效果可靠,即使面对心律失常和自主呼吸存在的患者仍然有效。每搏输出量的变异度(stroke volume variation, SVV)在抬腿后升高5%～10%,可以提示容量反应性存在;SVV>10%强烈提示容量有反应性,而SVV<5%则不提示存在容量反应性。

抬腿试验常常因为患者体位限制而无法进行,有一定的局限性,使用高剂量的血管活性药物、严重的外周血管病变、腹腔内压升高或者下肢截肢后的患者将明显降低抬腿试验的敏感性。

2. 床旁超声

在使用超声评估血管内容量状态时,需要明确临床状况,超声检查可了解患者循环系统的病理生理学变化,动态反映血管容量反应性。血压在很大程度上受血管舒缩功能的影响,无法反映心脏的射血能力,也不能完全通过血压来判断容量状态。如果治疗一味地提高血压,导致心脏后负荷过高则影响心室射血,不利于关注。超声是重症医学科监测容量,反映患者实时Frank-Starling心功能曲线状态的工具。

静态容量指标通过测量循环系统某个时间点的指标获得。传统的临床治疗中判断输液是否有利取决于静态的血流动力学指标,如中心静脉压、右心房压、肺动脉楔压和左/右心室舒张末内径。这些指标在实践中,用于预测对液体输注的反应,评估左心室心肌长度在心功能曲线上的位置。容量反应性的研究显示,单纯通过前负荷指标并不能有效预测患者的容量反应性。

测量各心腔内径可作为静态反映心脏充盈的指标,在明显低血容量患者左心室收缩末期内径会较前相对缩小。另外,在正常的左心室,持续的血容量下降会引起乳头肌靠近,最终心率增加,加速了心腔排空,进一步引起血管塌陷。左心室舒张末面积在预测容量反应性上的效果与动态血流动力学指标接近,且常常作为术中超声指导管理大量液体进出的指标。

右心房和右心室的形态也可以提供患者低血容量状态的证据,引起右心扩张的原因是多种多样的,且经常是因为其压力增高而不是容量过多。容量状态的判断不能缺少右心形态的证据。

呼吸动作影响回心血量引起左心室舒张末容量的改变,导致每搏输出量的周期性变化,这一参数称为SVV。这一变化可以通过床旁超声获得,用以判断容量反应性:①当SVV<10%时,提示心脏处于心功能曲线的顶端;②当SVV为10%～15%时,此时为SVV预测的临界区域,预测容量反应缺乏证据;③当SVV>15%时,提示有明显的容量反应性,心脏处于心功能曲线上升阶段。

SVV 是反映容量反应性的准确且可重复的指标。研究显示，SVV 在预测机械通气患者容量反应性的敏感度和特异度均＞80%，其 ROC 曲线下面积≥0.9。

注意：心律失常本身会引起 SVV 的明显变化，测量心律失常患者的容量反应性需要更长时间的数据记录，且有无反应性之间只相差 5%的差异，会使得结果不准确，故心律失常患者不能使用 SVV 判断容量反应性；潮气量也会同样影响回心血量和速度的变异度，当潮气量＜6 ml/kg 或＞8 ml/kg 时会各自引起 SVV 变异程度的减少或增大，可降低 SVV 预测容量反应性的准确度。因此，评估容量反应性时，将潮气量调至 6～8 ml/kg 更可靠。

3. 脉搏指数连续心输出量（PICCO）监测

食管外科手术中众多原因可导致患者术中和术后呼吸、循环功能不稳定。术中单肺通气致缺氧性肺血管收缩引起的肺血管阻力增加，术中对肺的挤压造成肺血管床减少所致的肺血管阻力增加均可造成右心室后负荷增加。

此外，肺微血管栓塞、肺血管顺应性下降等也可造成右心室后负荷增加；此时，右心室必须增强收缩力、克服增加的肺血管阻力才能满足左心室充盈，即维持适宜左心室前负荷的需求。右心室往往首先出现代偿性右心室扩张，但其程度有限。伴随着右心室扩张与右心室射血阻力增加，右心室容量增加导致中心静脉压（central venous pressure，CVP）增加，而右心室射血分数降低，治疗措施应根据肺血管阻力的变化和右心室功能进行调控。值得注意的是，由于右心室扩张是增加右心室收缩性的最大代偿机制，虽然扩充容量是治疗的基本措施，但在食管外科手术中补充容量应慎重。

（1）当 CVP＞10 mmHg，而心输出量并不增加时，或右心室舒张末期容积增加而右心室射血分数不变或下降时，即应停止补充容量。

（2）若 CVP 等于肺动脉楔压，提示左心室舒张期充盈受限，即使肺动脉楔压提高也不能增加肺静脉容量。

（3）当右心室扩大而无顺应性时，心房收缩对右心室充盈很重要，此时应维持窦性心律或使用心房起搏，应选用正性肌力药物，以增强右心室的收缩功能。

二、液体的选择

1. 白蛋白

人血白蛋白有浓度 5%和 25%的溶液。5%人血白蛋白有 70%的容量效应，而浓度为 25%的人血白蛋白溶液与血浆等渗。人血白蛋白经过巴氏消毒，不会传播任何已知感染性疾病。一项初步研究发现,在心脏手术后应用20%的白蛋白溶液可减少液体正平衡、减少快速补液量以及减少血管加压药的剂量。

由于胸部手术麻醉诱导以及创伤应激等影响,可出现全身血管扩张、毛细血管通透性增加、肾上腺皮质激素分泌上升、水钠潴留、功能性细胞外液向第三间隙转移,为维持重要脏器的灌注,术中给予的容量负荷必然是相对正平衡。其次,较大范围的淋巴结清扫可能影响术后淋巴回流,导致胸内容量负荷的增加。

普通患者术后可通过自身调节恢复到术前容量水平,但老年或存在心肺基础病变的患者术后早期体内细胞外液含量多于普通患者,且依靠自身调节排出比较慢,如果细胞外液"回流期"液体出入平衡未能得到良好控制,细胞外液持续增多,相应肺水含量增高,肺血管阻力增加,则会严重影响呼吸功能,出现"相对性肺水肿"表现,如不及时处理极易导致呼吸衰竭,从而导致以呼吸、循环为主的功能性并发症增加。

体外、体内和离体实验的结果表明白蛋白具有多功能性质,包括:①维持糖萼完整性和通过从红细胞释放血源性化学信号1-磷酸鞘氨醇,部分恢复受损的血管通透性;②抗感染和抗氧化作用;③失血性休克或内毒素血症后微循环和血流动力学的改善;④作为有效的血浆容量扩张器。

内皮糖萼在调节血管通透性中起重要作用。糖萼和内皮细胞损伤发生在几种临床情况下,包括败血症、失血性休克、高血容量和高尿酸血症。白蛋白在生理上与甘氨酸结合,有助于维持血管完整性和正常毛细血管通透性。由于这些特性,白蛋白有可能改善以糖萼受损为特征的临床症状。

2. 晶体

晶体液是由电解质和无菌水组成的溶液,相对于血浆可能为等渗、低渗或高渗。应用最为广泛的是电解质组成与血浆相似并加入缓冲物(如乳酸盐)的平衡电解质溶液(又称缓冲晶体溶液),如乳酸林格氏液。

通常选择平衡电解质晶体液用于常规围术期补液,以维持正常血容量和/或补充失血。晶体液通常按$1.5:1.0$的容量比(即晶体液量与失血量的比值)给予,直至达到目标容量。避免向患者给予大量生理盐水(浓度0.9%),因为已有证据显示可导致高氯性酸中毒。有几项观察性研究和随机研究表明,一些其他不良结局(尤其是急性肾功能损伤)的发生风险与生理盐水有关。

一项针对随机对照试验的荟萃分析共纳入1096例外科患者,发现与生理盐水相比,围手术期使用缓冲(即平衡)电解质溶液的患者轻度代谢紊乱(尤其是轻度代谢性酸中毒)的发生率更低。

食管外科围手术期非限制性液体治疗与较高的发病率和呼吸系统并发症有关,然而限制性补液可能会加重肾功能负担,并增加与血管升压药相关的需求。研究显示,接受液体超负荷治疗的患者发生术后呼吸并发症的风险高出10.24倍。

Alam 等发现,围手术期输液量增加是急性肺损伤的危险因素。对于此类患者,主张在维持内环境稳定前提下进行限制性输液,匀速输入并控制单位时间入量,严格保证出入量的负平衡。对于尿量偏少、无法靠自身调节达到液体负平衡的患者,应积极给予白蛋白和利尿剂治疗。

· 第三节 · 食管外科围手术期的液体平衡

食管癌或贲门癌患者因术前进食可能受影响,体液或多或少地处于负平衡状态;加之手术创伤大,术中和术后体液从血管内流失到第三间隙(小肠、大肠、周围体腔),都决定了食管癌或贲门癌术后早期机体容易出现液体分布和容量的异常改变。如何正确地认识和进行液体治疗,对于食管围手术期患者尤为重要。

一、食管外科围手术期的液体丢失

食管外科手术后体液丢失量千差万别,取决于手术类型、手术时患者的情况、手术所针对的基础疾病以及应激反应的严重程度。主要可见以下几种形式:

1. 出血

术后出现主诉口渴、头晕、低血压、面容苍白的患者均应考虑有无出血。然而,这些均为迟发表现,只有在失血量超过患者血容量的 15% 时才会发生。临床上以心动过速较多见,当心动过速与体温无相关性时,应首先考虑容量负荷丢失过多的可能。在判断出血的可能状况下,虽然可以采取调整补液的速度和总量,但往往会出现血红蛋白含量渐进性下降,并需要血液制品来纠正急性失血性贫血。临床较难判断的隐匿性出血的变化,可能需要影像学检查(如胸片、B超等)来确定出血来源。

2. 外科引流

食管外科手术后,常见的外科引流包括胸腔引流管、腹腔负压小球、纵隔引流管等,消化道引流系统(如鼻胃管、空肠造瘘管)可在术中或术后排出大量液体。同样,食管癌手术会涉及颈、胸、腹 3 个解剖区域,这些体腔都会有液体引出,而泌尿系统(即尿液)也可能导致大量液体排出。若液体短时间排出超过 1 L,且未能充分补液以恢复正常灌注,可能会导致低血容量和电解质紊乱。

3. 液体流入第 3 间隙

第 3 间隙是指毛细血管渗漏和富含蛋白的血清外渗到软组织(如皮肤、脂肪、肌肉)、器官、深部体腔(如胸腔、腹腔)或腹膜后组织间隙的过程。该现象通常发生在食管手术后 48～72 h 内,并会加剧应激反应,分为以下几种:

(1) 液体流入软组织间隙会导致水肿,而从腹膜或胸膜表面渗漏的液体会产生腹水或胸腔积液。

(2) 较大的非解剖性腔隙或手术过程中产生的腔隙,如肺不张引起的局限性胸部空腔,可导致大量液体进入新产生的潜在腔隙。

(3) 缺血后再灌注。例如,动脉闭塞会导致强烈的局部炎症反应和广泛的组织水肿,从而导致腔隙综合征。低白蛋白血症会促进液体转移进入第 3 间隙;根据血管内流体力学平衡的原理,低白蛋白血症会降低血管内胶体渗透压,加剧局部的应激反应,增加血管内皮的通透性,从而诱发体液转移。有些体液含有较高浓度的白蛋白(如腹水),造成级联反应,可能对血流动力学产生较大影响。

(4) 非显性体液丢失:与开胸手术中暴露时间过长有关。研究指出,开胸暴露造成的体液丢失为 0.5～1 ml/(kg·h),具体丢失量与器官暴露程度和疾病严重程度有关。微创手术的蒸发丢失较少。术后,因较大的开放性伤口(特别是食管合并全喉切/结肠代食管手术)及术后短期内持续发热,也会发生大量的非显性体液丢失;呼吸机支持(术中、术后)相关的非显性体液丢失也需记入液体平衡的考量。

二、食管癌手术后液体分布的特点和治疗策略

食管癌手术可以引起严重的应激反应和全身炎症反应综合征,造成毛细血管渗漏,功能性细胞外液向第三间隙转移。因此,术后早期必须给予足量的液体以维持相对正常的血压(基线水平 10%左右波动)和尿量[1.0 ml/(kg·h)],临床表现为总液体入量大于总液体出量,即液体的正平衡;随着病情恢复和应激源的去除,全身炎症反应消退,血管通透性恢复,组织间隙液体回流进入功能性细胞外液,临床上表现为即使输入较少的液体也会出现明显的尿量增加,液

体总入量小于液体总出量,即液体的负平衡。不同阶段食管外科围手术期的液体治疗的目标并不完全一致。

1. 限制性补液并不适合食管癌患者

由于大多数食管癌患者术前长期禁食,体液处于负平衡状态。加之手术难度大、时间长,对机体影响大,临床上还多沿袭着传统的观念和措施进行液体治疗。即术后早期通过大量输入晶体液来补充血容量,往往会出现大出大入的局面,导致术后体重增加、组织水肿等。随着循证医学的发展,这些传统的临床常规治疗受到质疑和挑战,逐渐形成外科患者体液治疗的现代观念。

2003 年,丹麦 Brandstrup 一项随机对照研究表明,以不改变体重为目标的限制性围手术期静脉补液方案减少了选择性直肠切除术后的并发症。2008年,Shenhai 等进行的一项食管癌、贲门癌围手术期液体平衡的研究中,提示术后早期的液体平衡情况与术后并发症的发生具有明显相关性。由于食管癌术后液体分布的特点,术后早期在机体尚未进入液体回流阶段需要给予相对多的液体以维持机体的生理需要,但应保证脏器灌注及内环境稳定的最低液体需求。因此,建议按照 35～40 ml/kg 控制总的入液量,并强调匀速输入。对于老年(年龄＞70 岁)或者有心、肺、肾功能不全的患者则要求更严格控制液体总量及补液速度,积极利尿,补充白蛋白,保证术后早期液体的动态平衡(即术后早期正平衡,应激反应恢复后负平衡)。

2. 早期肠内营养和传统肠外营养对食管癌患者液体管理的影响

食管癌患者术前多合并营养不良,术前禁食以及手术创伤都可导致患者术后处于高分解代谢状态,因此术后早期营养支持显得尤为重要。

目前对于肠内营养(enteral nutrition,EN)相比肠外营养(parenteral nutrition,PN)是否能够降低食管癌术后并发症率仍未有明确的定论。美国和欧洲的大量临床研究显示,肠外营养组的术后并发症发生率明显高于肠内营养组,《儿童和成人肠内营养使用指南》明确指出"胃肠道手术后早期阶段不应常规使用肠外营养"。但在日本最近的一项调查显示,使用肠外营养(35.8%)和肠内营养(37.8%)比例十分接近。2010 年,日本 Junichi 等进行了一项针对食管癌术后肠内营养和全肠外营养比较的临床研究,结论显示无论是术后并发症发生率或者白蛋白、CRP 以及 TH1/TH2 水平,两组患者均未有明显差异。

食管癌患者手术后行全肠外营养可使大量高浓度营养物质直接进入外周组织,使多种消化道分泌的消化酶减少,生理性化学杀菌作用减弱,肠道的正常黏膜屏障受到破坏。但长时间禁食后,由于肠黏膜屏障能力减弱、免疫功能紊乱,容易引起肠道菌群的异位。早期肠内营养特别是术前营养供给,能够有效改善患者的营养状况,促进肠道功能的早期恢复,保护肠道屏障功能,稳定肠道黏膜的免疫状态。术前长期禁食的患者,也有很大概率出现术后腹胀、腹泻,而导致部分患者单纯依靠肠内营养很难达到营养需要量。

因此,对于食管癌术后患者主张早期(24 h 后)即通过空肠造瘘或十二指肠营养管给予肠内营养,初始速度为 10～20 ml/h,同时仍需要适量的肠外营养,以补充细胞外液和含氮量的不足,在随后几天可根据患者胃肠道情况逐渐增加,以达到患者需要的最小热量需求[1 kcal/(kg·h)],然后静脉输液可成比例减少,为提高胶体渗透压可补充适量白蛋白。当患者进入液体回流的恢复期,液体摄入量减少,可给予温和的利尿剂帮助利尿。对于由于各种原因引起的较长时间仍不能恢复进食,需要依赖空肠造瘘或十二指肠营养的患者,在输出肠内营养液的同时应注意补充适量水分,并定期监测电解质水平,防止高浓度的肠内营养引起的高渗性脱水等并发症。

第四节 食管外科围手术期的内环境紊乱

食管外科围手术期患者的液体管理繁简不一,无基础疾病的患者术后静脉维持性补液治疗可确保充分的器官灌注、防止分解代谢、确保电解质和酸碱平衡。上海市胸科医院食管外科目前同时进行了多项国际、国内的大型临床研究,聚焦中晚期食管肿瘤,此类患者在术前需接受免疫治疗、放化疗等新辅助治疗,围手术期除了维持性治疗外,还需要更复杂的复苏性补液治疗,以纠正术前和术中的液体丢失、手术应激反应、基础疾病状态、持续的胃肠道液体丢失、失血以及其他体液丢失,临床上经常出现电解质紊乱和酸碱失衡等病理状态。

一、酸碱失衡

食管外科围手术期管理过程中可以根据临床参数和床旁检查评估器官灌注是否充足,大多数患者能在未完全补足预估容量的情况下恢复正常器官灌注,但对于术前接受新辅助治疗的危重症群体,对器官灌注进行持续的临床评估至关重要。

血清乳酸水平、碱缺失和中心静脉血氧饱和度是器官灌注的生化终末产物,通常用于确认复杂生理状况的患者(如食管术后合并脓胸、吻合口瘘、支气管胸膜瘘等)的终末器官灌注是否充足。当患者出现低血容量时,器官灌注受损会导致无氧代谢,从而产生乳酸。乳酸需由碱来缓冲,造成体内碱缺失。同样,灌注不足的组织会比正常组织摄取更多的氧,导致中心静脉血氧饱和度降低。有研究发现,血清乳酸浓度>4.0 mmol/L 的乳酸酸中毒可造成患者的病死率增加。同时,应鉴别肝功能障碍患者的血清乳酸水平。若患者在充分的液体治疗后乳酸和中心静脉血氧饱和度仍持续升高,则需进一步评估。

1. 代谢性酸中毒

代谢性酸中毒的主要原因:①早期的液体复苏不全导致组织器官灌注不足,引起乳酸堆积;②围手术期的低蛋白血症,术前基础营养差,引起高阴离子间隙代酸;③围手术期丢失大量的碱性肠液等。

2. 呼吸性酸中毒

呼吸性酸中毒的主要原因:①疼痛引起的呼吸功能不全,术前肺功能弥散较差的患者,术后引起的二氧化碳潴留;②术后声门水肿、咳痰无力引起的呼吸困难;部分患者由于术中损伤膈神经引起胸腹矛盾呼吸,多见于男性患者。

3. 代谢性碱中毒

代谢性碱中毒的主要原因:①术后胃液大量丢失;②围术期发生的肠梗阻可造成液体进入第三间隙(腹腔或肠腔)引起异常的代谢性碱中毒,临床诊疗中须作鉴别诊断。

二、电解质紊乱

食管外科围手术期的电解质紊乱常见的原因有容量负荷过度、液体平衡紊乱、围手术期输血、肠外营养等。

1. 低钾血症

低钾血症的主要原因是食管手术患者围手术期长期禁食,术后维持量未计算生理需求量及额外丢失量,低钾是食管外科围手术期最常见的电解质紊乱,约占90%以上。早期未给予足够的补充维持细胞内外钾离子平衡,极易造成心律失常,产生相关并发症。

2. 高钠血症

高钠血症多见于围手术期液体负平衡矫枉过正,患者失水多于失钠,早期常表现为口渴,术后早期如发生神经系统异常(如谵妄)应引起足够的重视,可通过胃肠道补充丢失的水分。同时在计算出入量时,应严格考量患者的隐性失水(如皮肤蒸发、呼吸机引起的气道丢失、发热等),而不是一味地限制性补液及液体负平衡。

3. 低磷、低镁血症

低磷或低镁血症的主要原因是摄入不足,肠外营养可能忽略食管患者的额外丢失,造成围手术期的电解质紊乱。

三、本中心治疗经验

食管肿瘤术后患者的液体管理繁简不一。液体管理包括补充性治疗和/或维持性治疗。所需的液体量取决于手术应激反应的严重程度、基础外科疾病及患者的整体健康状况。

许多术后患者都需要补液治疗,以补偿术前或术中残留的体液不足、手术应激反应引发的液体丢失到第 3 间隙,以及补充持续性胃肠道液体丢失或其他体液丢失。维持性补液治疗可在不能耐受口服或肠内摄入的术后患者中维持机体水、电解质和酸碱状态,并避免分解代谢。

术后静脉输注的液体在血管腔内的保留度取决于许多因素,包括手术应激反应的严重程度。手术应激反应的触发因素包括:①进入主要体腔(如食管手术);②严重的组织破坏或者器官暴露;③大量失血($>500\,\mathrm{ml}$ 或 $7\,\mathrm{ml/kg}$);④血流动力学不稳定;⑤严重感染。

晶体液仍是术后补充性和维持性液体治疗的首选。补液治疗使用等渗或高渗液体,钠含量有助于扩容,维持血浆渗透压,并将液体保留在血管腔内。具体选择取决于丢失体液的成分。

对于维持性补液治疗,使用含或不含添加剂(如葡萄糖、钾)的等渗或低渗溶液来维持正常的酸碱状态、电解质和容量状态。对于器官功能正常的术后患者,维持性补液量在 $1\sim1.5\,\mathrm{ml/(kg\cdot h)}$ 即可满足需求。如果存在器官功能障碍、静脉给予药物或营养治疗等,则可能需要调整补液量。

非休克状态下,可在维持液中添加葡萄糖以刺激基础分泌,并防止肌肉分解。但若不采取营养支持,则 5 天后还是会出现肌肉分解,营养支持最好通过肠内给予。因此,早期的肠内营养对患者的预后极为重要。

在减量或停止维持性补液治疗之前,应尽早建立肠内营养。一些患者可能需要继续接受调整容量的静脉补液,直到耐受全肠内营养。对于不能耐受肠内营养的患者,可能仍需要肠外营养。肠外营养速率会随着维持性液体的削减而等量增加,以便在数小时中维持每小时目标的输注速率。

同时应关注患者的内环境变化,食管外科患者的酸碱紊乱及电解质失衡较普遍,主要原因是食管外科不仅是胸部手术,牵涉到呼吸状态的改变,同时食管手术也包含了消化道的重建,围手术期的液体丢失常常较隐匿且无法量化计算,需在临床诊治过程中引起足够的重视。

（沈　轶）

参考文献

［1］Foroulis C N，Kotoulas C S，Kakouros S，et al. Study on the late effect of pneumonectomy on right heart pressures using Doppler echocardiography ［J］. Eur J Cardiothorac Surg，2004，26(3):508 - 514.

［2］Brandstrup B，Tonnesen H，Beier-Holgersen R，et al. Effects of intravenous fluid restriction on postoperative complications: comparison of two perioperative fluid regimens: a randomized assessor-blinded multicenter trial ［J］. Ann Surg，2003，238 (5):641 - 648.

［3］Oshima K，Kunimoto F，Hinohara H，et al. The evaluation of hemodynamics in post thoracic esophagectomy patients ［J］. Hepatogastroenterology，2008，55(85):1338 - 1341.

［4］Seike J，Tangoku A，Yuasa Y，et al. The effect of nutritional support on the immune function in the acute postoperative period after esophageal cancer surgery: total parenteral nutrition versus enteral nutrition ［J］. J Med Invest，2011，58(1 - 2):75 - 80.

［5］Wei S，Tian J，Song X，et al. Association of perioperative fluid balance and adverse surgical outcomes in esophageal cancer and esophagogastric junction cancer ［J］. Ann Thorac Surg，2008，86(1):266 - 272.

第十七章

食管外科围手术期抗菌药物合理应用

引言

随着现代医学的进步和发展,食管外科手术患者围手术期并发症的发生率明显下降,但感染仍是食管外科手术患者围手术期的重要并发症之一。食管手术由于涉及胸腹腔,手术时间长、创伤大,术后并发症多,消化道瘘的发生率亦较高,加上部分患者病程较长,存在营养不良、低蛋白血症等感染的高风险因素。合理应用抗菌药物,对食管外科手术患者围手术期感染的预防和治疗有极大的临床价值。

本章主要介绍食管外科患者围手术期使用抗菌药物预防和治疗感染的原则及具体方案。

第一节 预防性应用抗菌药物

一、预防用药的目的

食管外科手术预防性使用抗菌药物的目的是为了预防手术部位感染,包括浅表切口感染、深部切口感染和手术涉及的器官/腔隙感染。食管外科手术部位主要是上消化道,结肠代食管手术涉及下消化道,大部分是择期手术,属于Ⅱ类切口(清洁-污染手术),食管穿孔破裂等急诊手术属于Ⅲ类切口(污染手术)。上下消化道存在大量人体寄生菌和定植菌群,手术可能污染手术部位引起感染。基于多个随机对照试验的结果显示,在食管和胃十二指肠手术围手术期使用抗菌药物对于降低手术部位感染有显著性地获益。因此,食管外科手术推荐预防性使用抗菌药物。

二、预防用药的原则

1. 食管手术部位常见病原菌

食管手术经胃肠道,如果没有严重的溢出,手术部位感染率约为 3.3%。一项基于 7 项临床试验的荟萃分析显示,胸腔镜-腹腔镜食管切除术与开放式食管切除术相比,手术伤口的感染率大幅下降[400/41 *vs* 449/15,*R* = 3.21(1.77~5.81)]。

2015 版《抗菌药物临床应用指导原则》(以下简称《原则》)中指出,胸部手术(食管、肺)可能的污染菌为金黄色葡萄球菌、凝固酶阴性葡萄球菌、肺炎链球菌、革兰氏阴性菌。涉及胃肠道如胃代食管、结肠代食管,手术部位感染可能的污染菌是革兰氏阴性菌、链球菌和厌氧菌(口咽部如消化链球菌,肠道如脆弱拟杆菌)。

2. 抗菌药物的选用原则

根据手术部位可能的污染菌、细菌对抗菌药物的敏感性、药物代谢药动学/药物效应动力学特性(pharmacokinetics/pharmacodynamics,PK/PD)等综合因素考虑选用合适的抗菌药物。手术预防不推荐使用广谱甚至超广谱抗菌药物。并尽可能选择单一抗菌药物,避免不必要的联合应用。2017 版美国疾病控制和预防中心(Center for Disease Control and Prevention,CDC)《手术部位感染的预防指南》指出:不推荐在手术切口上使用抗菌剂(如药膏、溶液或粉末)用来预防,手术部位感染。

三、预防用药的方案

1. 抗菌药物品种选择

2015 版《原则》建议:胸外科手术(食管、肺)选用第一、二代头孢菌素,涉及胃肠道手术(如胃、十二指肠、小肠)可选用第一、二代头孢菌素;或头孢霉素类,涉及肠道的手术(如结肠),可以选择第一、二代头孢菌素 ± 甲硝唑;或头孢曲松 ± 甲硝唑,或单用头孢霉素类(头孢霉素类具有二代头孢和抗厌氧菌作用)。

《原则》中指出根据循证医学的证据,手术预防用抗菌药物推荐的品种:第一代头孢为头孢唑啉,第二代头孢为头孢呋辛。关于头孢霉素类,《原则》没有推荐品种,《热病:抗微生物治疗指南》(新译第48版)中头孢霉素类推荐使用头孢西丁。

国外文献有推荐食管手术预防用药为头孢唑啉,对于青霉素过敏患者推荐使用万古霉素,对于存在厌氧菌高负荷的患者,也可选用头孢吡肟。

2. 给药方案

手术部位暴露时,局部组织内的抗菌药物需快速达到足够的杀菌浓度,以达到预防感染的作用。为保证药物的生物利用度,预防给药宜选择静脉给药途径(静脉注射或静脉输注)。头孢菌素类应在皮肤、黏膜切开前0.5～1h内或麻醉开始时静脉滴注,必要时可静脉注射。对于无法快速给药,需输注较长时间的药物,如万古霉素、甲硝唑,应在手术前1～2h开始静脉滴注。

通常食管手术前给予一剂预防用抗菌药物(一剂的对应剂量:头孢唑林1～2g,头孢呋辛1.5g,头孢西丁1～2g,头孢曲松2g,头孢吡肟1g,万古霉素0.5～1g,甲硝唑0.5g),静脉注射或静脉滴注,后续头孢唑啉、头孢呋辛每8h给予一剂,共给药1～3剂。万古霉素、头孢曲松、头孢吡肟、甲硝唑,每12h给予一剂,总共1～3剂。

如果手术时间超过3h,或手术时间超过所用药物半衰期的2倍以上,需要追加一剂。术中如果出血超过1500ml,也应再追加一剂。

食管手术中清洁-污染手术预防用抗菌药物维持时间一般为24h,污染手术必要时延长至48h。已有文献报道,预防超过48h,耐药菌感染的机会增加,且持续使用抗菌药物会增加艰难梭菌感染的风险。另外,2017版美国疾病控制和预防中心发布的《手术部位感染的预防指南》指出:即使有引流管,也不需要使用额外的抗菌药物。

3. 抗甲氧西林金黄色葡萄球菌(MRSA)的筛查和去定值

近年来,MRSA的流行率急剧上升,相关的文献显示,近7%的患者筛查MRSA显示阳性。已有研究证明,MRSA的定植与MRSA引起的手术部位感染及其总体风险相关。大量文献已探索术前进行MRSA定植,术前定植方案包括术前使用2%莫匹罗星软膏鼻腔涂抹5天,术前第1、3和5天使用葡萄糖酸氯己定沐浴和术中使用万古霉素进行预防。上海市胸科医院的食管手术患者术前常规进行鼻咽部MRSA筛查,对于MRSA阳性患者进行去定植处理,给予2%莫匹罗星鼻腔涂抹,术前1h给予万古霉素0.5～1g,静脉滴注,术后使用1～3剂。

MRSA筛查阴性的患者转化为MRSA阳性状态并发生手术部位感染的

危险因素包括:高龄、总体手术部位感染风险和手术中使用万古霉素预防感染。有文献报道,在 MRSA 阴性患者中单独使用万古霉素预防感染,会使甲氧西林敏感金黄色葡萄球菌(methicillin-susceptible staphylococcus aureus,MSSA)引起的手术部位感染的风险升高。因此,不建议对 MRSA 筛查阴性的患者常规使用万古霉素预防感染。

四、调整特殊患者的给药方案

1. 肥胖患者

预防性抗菌药物的剂量应根据患者的体重进行调整。《热病:抗微生物治疗指南》(新译第 48 版)推荐对于体重指数(BMI)>30 kg/m^2 的患者进行剂量调整。如使用头孢唑啉,体重<120 kg 者,单剂给药 1~2 g;体重>120 kg 者,单剂给药为 3 g。使用万古霉素,体重<90 kg 者,单剂给药 1 g;体重>90 kg 者,单剂给药为 1.5 g。其他药物也可根据体重计算给药剂量,以 mg/kg 为单位。

2. 老年人

头孢菌素类大多经肾脏排泄,在老年人中的半衰期较年轻人明显延长,可按照肾功能适当减量或延长给药时间(参见肝肾功能不全)。头孢唑啉较头孢呋辛肾毒性明显,老年人和儿童宜选用头孢呋辛作为预防用药。万古霉素应根据患者的内生肌酐清除率进行剂量调整,有条件的医院建议测量血药谷浓度,根据谷浓度(通常控制在 10~15 ng/ml),采用最大后验贝叶斯法进行剂量调整。

3. 儿童

1) 头孢唑啉 服用 1 个月以上,30 mg/(kg·d),分 3~4 次给药,严重感染可增加至 100 mg/(kg·d)。

2) 头孢呋辛 1 岁以上单次静脉给药 50 mg/kg,术中每 4 h 重复给药 1 次,每次最大剂量 1.5 g。

3) 万古霉素 儿童剂量 10 mg/kg,每 6 h 给药一次;儿童的最大剂量每日不超过 2 g。

4. 肝功能不全

(1) 头孢唑啉和头孢呋辛无须调整剂量。

(2) 万古霉素可加重肝功能损伤,出现黄疸及谷丙转氨酶(ALT)、谷草转氨酶(AST)、甲胎蛋白(AFP)水平升高。因此,应慎重给药,并定期监测肝功能,若出现异常应停止给药。

5. 肾功能不全

1）头孢唑啉（成人）　包括：①内生肌酐清除率＞50 ml/min，首剂 1 g，每 8 h 给药 1 g；②内生肌酐清除率 20～50 ml/min，单次 0.5 g，每 8 h 给予 0.5 g；③内生肌酐清除率 10～19 ml/min，首剂 0.5 g，每 12 h 给予 0.25 g；④内生肌酐清除率＜10 ml/min，首剂 0.5 g，每 24 h 给予 0.25 g。

2）头孢呋辛（成人）　包括：①肌酐清除率＞20 ml/min，单剂 1.5 g，每 8 h 给药 1 次；②内生肌酐清除率 10～20 ml/min，单剂 0.75 g，每 12 h 给药 1 次；③内生肌酐清除率＜10 ml/min，单剂 0.75 g，每 24 h 给药 1 次。

3）万古霉素　起始剂量为 15 mg/kg，后可根据血清药物浓度优化剂量及给药间隔，谷浓度控制在 10～15 ng/ml 之间。

· 第二节 · 感染的抗菌药物治疗

一、围手术期感染的抗菌药物治疗原则

1. 严格掌握用药指征

根据患者的症状、体征、实验室检查，或放射、超声等影像学结果，诊断为细菌、真菌感染者方有指征应用抗菌药物。

2. 尽早查明感染病原菌

对临床诊断为细菌性感染的患者应在开始抗菌治疗前，及时留取相应合格标本（尤其血液等无菌部位标本）送病原学检测，以尽早明确病原菌和药敏结果，并据此调整抗菌药物治疗方案。

3. 抗菌药物的初始经验性治疗

临床诊断为细菌性感染的患者，在未获知细菌培养及药敏结果前，或无法获取培养标本时，可根据患者的感染部位、基础疾病、发病情况、发病场所、既往抗菌药物用药史及其治疗反应等推测可能的病原体，并结合当地细菌耐药性监测数据，先给予抗菌药物经验性治疗。

4. 尽早过渡到精准的目标性治疗

根据病原菌、感染部位、感染严重程度和患者的生理、病理情况，以及抗菌药物药效学和药动力学证据制订抗菌治疗方案，包括抗菌药物的品种、剂量、给药次数、给药途径、疗程及联合用药等。

二、围手术期手术部位感染的抗菌药物治疗

围手术期手术部位感染是常见的围手术期并发症之一，可分为切口浅部组织感染、切口深部组织感染、器官/腔隙感染。手术部位术后感染率为1%～3%，占外科患者医院感染的35%～40%。

1. 围手术期手术部位感染的病原谱

围手术期手术部位感染最常见的病原菌是金黄色葡萄球菌，其中MRSA所致手术部位感染率逐年升高，凝固酶阴性葡萄球菌也会导致围手术期手术部位感染的发生。此外，革兰氏阴性菌导致围手术期手术部位感染的情况亦十分常见，主要致病菌为肺炎链球菌、鲍曼不动杆菌、铜绿假单胞菌、肺炎克雷伯菌及大肠埃希菌等。

2. 初始经验性抗感染治疗

手术部位感染的诊断一旦明确，即应尽早开始治疗。除手术切开引流脓肿、行清创术去除坏死组织、进行适当的伤口护理等外科干预措施外，必要而适当的初始经验性抗菌药物治疗也是关键要素之一。

一项有关浅表和深部手术部位感染管理的国际多学科共识指出，手术切口感染初始经验性治疗应同时覆盖革兰氏阴性菌及阳性菌（尤其是MRSA）。抗革兰氏阴性菌的治疗应基于产超广谱β内酰胺酶的肠杆菌科和多药耐药微生物非发酵菌在当地的流行情况进行选择。针对MRSA感染，可根据感染的严重程度，考虑使用口服（如米诺环素、复方磺胺甲噁唑、克林霉素、利奈唑胺等）或静脉输注（如万古霉素、替考拉宁、替加环素、利奈唑胺、达托霉素等）抗菌药物进行治疗。目前，口服治疗被建议用于轻度感染，静脉用药则被建议用于治疗严重感染。中度感染可通过口服途径或1～2次静脉内剂量治疗，然后转为口服治疗。对于能够耐受口服治疗且已出现临床改善的严重感染患者，应尽快从静脉用药过渡至口服用药。

3. 目标性抗感染治疗和疗程

一旦明确微生物培养和药敏试验结果，应针对病原菌立即调整抗菌药物治疗方案，并进行目标性抗感染治疗。

围手术期手术部位感染的抗感染疗程需结合患者感染的严重程度、致病菌耐药性、抗感染治疗的临床疗效等因素综合考虑，一般在开始抗感染治疗后72 h进行首次评估，此后每3天进行一次。抗感染疗程一般为14天，可根据患者情况适当延长抗感染疗程。

三、围手术期呼吸系统感染的抗菌药物治疗

围手术期呼吸系统感染是常见的围手术期呼吸系统并发症之一,绝大部分发生在术后,按发生部位可分为上下呼吸道感染。上呼吸道感染指鼻腔至咽喉之间由生物因素引起的炎症,下呼吸道感染主要包括气管-支气管炎和肺炎。其中,在围手术期呼吸系统感染中,又以围手术期肺炎最为常见,对预后影响亦是最大。

1. 围手术期肺炎的病原谱

食管外科围手术期肺炎几乎是院内获得性肺炎(hospital acquired pneumonia,HAP)。HAP 常见致病菌主要为鲍曼不动杆菌、铜绿假单胞菌、金黄色葡萄球菌、肺炎克雷伯菌及大肠埃希菌等。而在不同时间发生的 HAP,其病原谱亦存在显著差异。早发性 HAP(入院时间≤5 天)的常见病原菌为肺炎链球菌、流感嗜血杆菌等耐药性相对较低的细菌,而迟发性 HAP(入院时间>5 天)则以多重耐药的革兰氏阴性杆菌如肺炎克雷伯菌、铜绿假单胞菌、大肠埃希菌、不动杆菌以及 MRSA 为主。近年来,随着细菌耐药性的增强,耐碳青霉烯类革兰氏阴性菌感染亦不少见。

2. 初始经验性抗感染治疗

食管手术后早期(≤5 天)出现的肺炎,或者患者自身不存在多重耐药菌感染高危因素时,抗菌药物的选择除了覆盖常见的肺炎链球菌、流感嗜血杆菌、革兰氏阴性杆菌、金黄色葡萄球菌外,还需覆盖厌氧菌。此时可选用青霉素类、第二代或第三代头孢菌素、β-内酰胺酶抑制剂复合制剂或氟喹诺酮类抗菌药物。

对于术后晚期(>5 天)出现的肺炎,或存在多重耐药菌感染高危因素的患者(90 天内曾使用抗菌药物;住院时间超过 5 天;居住在耐药菌高发的社区或特殊医疗机构;正在接受免疫抑制治疗或免疫功能障碍)的患者,除上述病原菌外还应考虑需覆盖铜绿假单胞菌、产 ESBL 的肠杆菌科细菌(如肺炎克雷伯菌)、不动杆菌属及 MRSA。治疗选择上可选用 β-内酰胺类或 β-内酰胺酶抑制剂复方制剂(如头孢哌酮/舒巴坦、哌拉西林/他唑巴坦)或碳青霉烯类药物(如亚胺培南、美罗培南);严重的革兰阴性耐药菌感染可联合氟喹诺酮类(如左氧氟沙星)、氨基糖苷类抗菌药物(如阿米卡星、庆大霉素)或磷霉素;若考虑革兰阳性耐药菌感染则可联用糖肽类药物(如万古霉素、替考拉宁)或利奈唑胺。

3. 目标性抗感染治疗和疗程

食管外科患者围手术期肺炎的目标性抗感染治疗与 HAP 类似,一旦获取

确切的病原学依据,应针对相应的病原菌,及时转为目标性治疗并调整抗感染治疗方案。

围手术期肺炎的抗感染疗程需结合患者感染严重程度、致病菌、抗菌药物治疗后的临床疗效等因素进行综合考虑,一般在开始抗感染治疗后 48～72 h 评估疗效,抗菌药物使用总疗程一般为 7～10 天。但对多重耐药菌感染、肺脓肿及存在免疫功能缺陷患者,需适当延长抗感染疗程。

四、围手术期腹腔感染的抗菌药物治疗

围手术期腹腔感染是食管术后另一个常见的、处理棘手的难题,多为术后感染,可合并休克、脏器功能损害。因此,需要选择合适的手段控制感染源,并合理应用抗菌药物进行治疗。

1. 围手术期腹腔感染的常见病原菌

食管手术涉及上下消化道,细菌种群繁多,多为条件致病菌。围手术期腹腔感染几乎为多种细菌引起的混合感染。上消化道感染以肠道杆菌科细菌为主(如大肠埃希菌、肺炎克雷伯菌);而在下消化道,除肠道杆菌科细菌外,厌氧菌出现的概率大增,其中主要是拟杆菌属尤其是脆弱拟杆菌。

2. 初始经验性抗感染治疗

食管癌术后患者一旦明确腹腔感染的诊断,应尽快开始抗感染治疗。初始经验性治疗需覆盖革兰氏阴性肠杆菌和革兰氏阳性球菌,并尽可能选择可以覆盖厌氧菌的抗菌药物进行治疗。

对于轻-中度的腹腔感染,可供选用的单药治疗方案有头孢西丁、厄他培南、莫西沙星、替加环素、替卡西林/克拉维酸,而联合用药方案则可采用一至三代头孢菌素(如头孢唑林、头孢呋辛、头孢曲松、头孢噻肟)或氟喹诺酮类抗菌药物(如左氧氟沙星、环丙沙星)联合甲硝唑进行抗感染治疗。

对于严重的腹腔感染,经验性治疗可选用碳青霉烯类(如亚胺培南/西司他丁、美罗培南、多利培南)、β-内酰胺酶抑制剂复合制剂(如头孢哌酮/舒巴坦、哌拉西林/他唑巴坦)的单药治疗方案,亦可采用三、四代头孢菌素(如头孢他啶、头孢吡肟)或氟喹诺酮类抗菌药物(如左氧氟沙星、环丙沙星)＋甲硝唑的联合用药治疗方案。

3. 目标性抗感染治疗和疗程

一旦明确微生物培养和药敏试验结果,应针对相应的病原菌,立即调整抗菌药物治疗方案,并进行目标性抗感染治疗。

除非感染源难以控制，一般明确致病菌的抗感染疗程应在 4～7 天。如果抗感染治疗后，患者仍有持续或复发的腹腔感染症状，应行影像学检查以进一步明确诊断，并根据培养结果再次调整抗菌药物治疗方案。

·第三节· 碳青霉烯类耐药革兰氏阴性杆菌感染治疗

食管外科围手术期感染最常见的病原菌是革兰氏阴性菌，过去 10 余年中革兰氏阴性菌的耐药性逐渐增强，特别是碳青霉烯类耐药革兰氏阴性杆菌，常见的有铜绿假单胞菌、鲍曼不动杆菌、肺炎克雷伯菌及其他耐碳青霉烯类肠杆菌科，给临床感染的治疗带来很多困难。由于缺乏有效的治疗方案，这些致病菌引起的全身感染可导致脓毒血症/脓毒性休克，其病死率超过 50%。上海市胸科医院食管外科围手术期感染发病率最高的是肺部感染（以 HAP 为主），2021 年上海市胸科医院的细菌耐药性监测显示，革兰氏阴性杆菌的检出率超过 90%，其中非发酵菌为 66.4%，肠杆菌科为 33.6%。碳青霉烯类耐药性：铜绿假单胞菌为 30%，鲍曼不动杆菌为 46%，肺炎克雷伯菌为 16%。近年来，抗菌药物的开发及老药新用为碳青霉烯类耐药革兰氏阴性杆菌的治疗带来希望，本节主要介绍近年来用于碳青霉烯类耐药革兰氏阴性杆菌治疗的原则和主要药物。

一、治疗原则

1. 经验性治疗

应根据本地（院）的常见致病菌，经验性选择抗菌药物；建议对病原谱分布及抗菌药物敏感性进行监测，并据此制订经验性治疗方案。

2. 尽早开始治疗

重症患者特别是可能患有脓毒性休克/脓毒症的患者，《2021 拯救脓毒症与脓毒症休克国际管理指南》（以下简称《指南》）推荐立即使用抗菌药物，最好在识别后 1 h 内开始抗感染治疗（《指南》强烈推荐）。

3. 联合用药

对于重症患者或多重耐药菌（包括碳青霉烯类耐药革兰氏阴性杆菌）感染高风险的患者，尤其是脓毒症/脓毒性休克的患者，建议联合使用两种覆盖革兰氏阴性菌的抗菌药物进行经验性治疗。

4. 靶向治疗

尽可能查找病原菌,一旦查明致病菌为碳青霉烯类耐药革兰氏阴性杆菌,建议进行联合药敏实验,有条件的可进行耐药机制鉴定实验,根据药敏、抗菌药物药动学/药效学(PK/PD)、患者病理生理学特点优化抗菌药物给药方案和剂量策略。

5. 降阶梯、短疗程

对于脓毒症/脓毒性休克患者,每日评估降阶梯的可能性,及时降阶梯(《指南》弱推荐);如果感染已充分控制,建议使用较短疗程。抗菌药物停用应根据降钙素原联合临床综合评估(《指南》弱推荐)。

二、常用治疗药物

目前治疗碳青霉烯类耐药革兰氏阴性杆菌感染的主流药物为多黏菌素类、替加环素、头孢他啶/阿维巴坦,此三类药物的合理使用对提高抗感染治疗效果、保护其对 CRO 的敏感性至关重要。

1. 多黏菌素类

国内目前上市的多黏菌素类主要包括硫酸多黏菌素 B、多黏菌素 E 甲磺酸钠、硫酸黏菌素 E。多黏菌素类属于窄谱抗菌药物,仅对革兰氏阴性菌有强大的抗菌活性,对几乎所有碳青霉烯类耐药革兰氏阴性杆菌有效,目前已作为碳青霉烯类耐药革兰氏阴性杆菌(特别是产金属酶菌株)治疗的一线用药。可用于碳青霉烯类耐药革兰氏阴性杆菌引起的血流感染、下呼吸道感染、皮肤软组织、尿路感染及中枢神经系统感染。多黏菌素类药物为浓度依赖性抗菌药物,无抗生素后效应。因受限于人体的最高耐受剂量,多黏菌素类的肺部浓度较低,国际上推荐重症肺炎患者,全身用药结合局部雾化吸入给药。《多黏菌素临床应用中国专家共识(2021)》推荐:侵袭性感染优先选择多黏菌素 B 全身用药,尿路感染优先选择多黏菌素 E 甲磺酸钠,重症肺部感染全身用药结合雾化吸入。

1)硫酸多黏菌素 B 多黏菌素的活性药物,在体内不需要转化即可发挥抗菌活性,常规剂量:静脉输注,负荷剂量 $2\sim2.5$ mg/kg,维持剂量每次 $1.25\sim1.5$ mg/kg,每 12 h 一次,静脉输注 1 h 以上;雾化吸入,每次 $25\sim50$ mg,每日 2 次。硫酸多黏菌素 B 可在肾小管重吸收,仅约 4% 经肾排出,不适用于尿路感染,肾功能不全、肝功能不全一般无须调整剂量。推荐多黏菌素 B 稳态血药浓度-时间曲线下面积,24 h 达到 $50\sim100$ mg/(h·L),相当于稳态平均血药浓度达到 2～4 mg/L，多黏菌素 B 的皮肤不良反应（色素沉着）较高。

2）多黏菌素 E 甲磺酸钠　其自身没有活性，需要在体内转化为多黏菌素 E 才有抗菌活性。其计量单位为多黏菌素 E 基质（colistin base activity，CBA）。常规剂量：静脉滴注，负荷剂量 5 mg CBA/kg 静脉滴注 1 h，维持剂量 2.5 mgCBA/kg，每 12 h 一次；雾化吸入，每次 50～75 mg，每日 2～3 次。多黏菌素 E 甲磺酸钠 60%～70% 经肾脏排出，尤其适用于尿路感染，不同程度的肾功能对多黏菌素 E 甲磺酸钠及其转化的多黏菌素 E 的药物动力学影响较大，肾功能不全时需进行剂量调整，肝功能不全无须调整剂量，多黏菌素 E 的目标稳态平均血药浓度为 2 mg/L。

3）硫酸黏菌素 E　其为活性药物，国内的临床研究较少，临床数据大多参考国外多黏菌素 E 甲磺酸钠的临床研究。常规剂量：每日 100 万～150 万 U，分 2～3 次静脉滴注，每日最大剂量不超过 150 万 U。雾化吸入：每次 25 万～50 万 U，每日 2 次。

2. 替加环素

替加环素为甘氨酰环素类抗菌药物，其结构类似于米诺环素，但其独特的甘氨酰氨基取代基使替加环素没有核糖体保护和外派机制的耐药机制，其耐药性远低于四环素类。并且尚未发现其与其他抗菌药物的交叉耐药性。替加环素对大多数革兰氏阳性菌（包括 MRSA）和革兰氏阴性菌具有体外活性，但是对铜绿假单胞菌天然耐药。替加环素已被批准用于治疗复杂的腹腔感染皮肤和软组织感染、重症的社区获得性细菌性肺炎。目前常用于治疗碳青霉烯类耐药革兰氏阴性杆菌引起的上述部位感染（CRPA 除外），尤其是 CRAB 和 CRKP 感染的一线治疗。但是替加环素单药使用对血流和尿路感染没有足够的疗效。该药说明书推荐剂量：首剂 100 mg，维持 50 mg，每 12 h 一次，近年来的研究普遍认为推荐剂量的替加环素对碳青霉烯类耐药革兰氏阴性杆菌引起的 HAP 疗效不佳，通过加倍剂量首剂 200 mg，维持 100 mg，每 12 h 一次。可获得更好的临床疗效。替加环素经肝脏排泄，肾功能不全和血透患者无须调整剂量。重度肝功能不全需减量 50% 使用。

3. 头孢他啶/阿维巴坦

第三代头孢菌素头孢他啶与 β-内酰胺酶抑制剂阿维巴坦的复合制剂。阿维巴坦不具有 β-内酰胺酶结构，不易被水解，与既往的 β-内酰胺酶抑制剂（如舒巴坦、克拉维酸、他唑巴坦等）比较，作用更广谱，对包括碳青霉烯酶在内的 A 类、C 类 β-内酰胺酶均有抑制作用，并可抑制 D 类酶中的苯唑西林酶

(Oxacillin 酶,OXA-48),可增强头孢他啶对革兰氏阴性菌包括产超广谱β-内酰胺酶(ESBLs)、肺炎克雷伯菌碳青霉烯酶、高产头孢菌素酶和牛津琼脂(OXA)酶菌株的活性。头孢他啶/阿维巴坦半衰期约为 2 h,蛋白结合率低于10%,经肾脏清除,中度和重度肾功能不全需要调整剂量,可以被血液透析清除。常规剂量:2.5 g,每 8 h 一次,静脉滴注 2 h。头孢他啶/阿维巴坦在临床耐受性良好,与头孢他啶的安全性一致。头孢他啶/阿维巴坦被 FDA 批准用于复杂尿路感染、医院获得性肺炎/呼吸机相关性肺炎、复杂腹腔感染的治疗。

三、治疗方案

1. 耐碳青霉烯类肠杆菌

单用氨基糖苷类或头孢拉定/阿维巴坦治疗复杂尿路感染;单用替加环素治疗腹腔感染和皮肤软组织感染。联合用药方案:适用于血流感染、重症肺炎、采用以多黏菌素类为主药的联合治疗。二联方案:多黏菌素 + 碳青霉烯类、多黏菌素 + 替加环素。三联方案:多黏菌素 + 替加环素 + 碳青霉烯类。对于产碳青霉烯酶的肺炎克雷伯菌,头孢他啶/阿维巴坦有较好的抗菌活性,重症推荐以头孢他啶/阿维巴坦为主药的联合用药,可联合替加环素、磷霉素、氨基糖苷类等。

2. 耐碳青霉烯类铜绿假单胞菌

单药氨基糖苷类或多黏菌素 E 主要用于治疗尿路感染;菌血症或重症感染推荐联合治疗。二联方案:多黏菌素 + 碳青霉烯类。三联方案:多黏菌素 + 碳青霉烯类 + 磷霉素或氨基糖苷类。头孢他啶/阿维巴坦对头孢他啶耐药的铜绿假单胞菌也有抗菌活性,可用于 CRPA 的治疗,单用或根据药敏联合磷霉素、氨基糖苷类,针对产 B 类金属酶菌株联合多黏菌素进行治疗。

3. 耐碳青霉烯类鲍曼不动杆菌

单药氨基糖苷类或多黏菌素 E 主要用于治疗尿路感染。菌血症或重症感染推荐联合治疗,因舒巴坦对不动杆菌有很好的抗菌作用,联合含舒巴坦的酶抑制剂复方制剂如头孢哌酮/舒巴坦,可取得较好疗效,舒巴坦的用量达到每日6~9 g,甚至更高,为每日 12 g。二联方案:替加环素 + 头孢哌酮/舒巴坦,多黏菌素 + 替加环素,多黏菌素 + 碳青霉烯类;三联方案:多黏菌素 + 替加环素 + 头孢哌酮/舒巴坦或碳青霉烯类。

四、本中心治疗经验

食管外科围手术期抗菌药物的合理使用对于减少术后并发症、预防和治疗围术期感染具有重要意义,并可降低对细菌耐药性的诱导。食管手术属于Ⅱ～Ⅲ类切口,有使用预防用抗菌药物的指征,但没有使用广谱甚至是超广谱抗菌药物的必要,应根据手术部位定植菌和术前MRSA定植筛查确定合理的预防用药方案。发生围手术期感染时应积极查找病原菌,并结合外科手段去除感染源如引流、切开,保证抗感染治疗的效果。对于严重多重耐药菌感染(包括碳青霉烯类耐药革兰氏阴性杆菌)引起的脓毒症/脓毒性休克,早期、足量、联合的抗感染治疗可以提高疗效及患者的生存率。

(潘　雁　郑冠濠)

参考文献

[1] Ban K A, Minei J P, Laronga C, et al. American College of Surgeons and Surgical Infection Society: Surgical Site Infection Guidelines, 2016 Update [J]. J Am Coll Surg, 2017, 224(1): 59 - 74.

[2] Berrios-Torres S I, Umscheid C A, Bratzler D W, et al. Centers for disease control and prevention guideline for the prevention of surgical site infection, 2017[J]. JAMA Surg, 2017, 152(8): 784 - 791.

[3] Bratzler D W, Dellinger E P, Olsen K M, et al. Clinical practice guidelines for antimicrobial prophylaxis in surgery [J]. Surg Infect (Larchmt), 2013, 14(1): 73 - 156.

[4] Guo W, Ma X, Yang S, et al. Combined thoracoscopic-laparoscopic esophagectomy versus open esophagectomy: a meta-analysis of outcomes [J]. Surg Endosc, 2016, 30(9): 3873 - 3881.

[5] Allegranzi B, Zayed B, Bischoff P, et al. New WHO recommendations on intraoperative and postoperative measures for surgical site infection prevention: an evidence-based global perspective [J]. Lancet Infect Dis, 2016, 16(12): e288 - e303.

[6] Chang S H, Krupnick A S. Perioperative antibiotics in thoracic surgery [J]. Thorac Surg Clin, 2012, 22(1): 35 - 45.

[7] Li L, Li X, Xia Y, et al. Recommendation of antimicrobial dosing optimization during continuous renal replacement therapy [J]. Front Pharmacol, 2020, 11: 786.

[8] Bratzler D W, Houck P M, Surgical Infection Prevention Guideline Writers W. Antimicrobial prophylaxis for surgery: an advisory statement from the National Surgical Infection Prevention Project [J]. Am J Surg, 2005, 189(4): 395 - 404.

[9] Sganga G, Baguneid M, Dohmen P, et al. Management of superficial and deep surgical site infection: an international multidisciplinary consensus [J]. Updates Surg, 2021, 73(4): 1315 - 1325.

[10] Kalil A C, Metersky M L, Klompas M, et al. Management of adults with hospital-

acquired and ventilator-associated pneumonia: 2016 clinical practice guidelines by the Infectious Diseases Society of America and the American Thoracic Society [J]. Clin Infect Dis, 2016,63(5):e61 - e111.

[11] Mazuski J E, Tessier J M, May A K, et al. The Surgical Infection Society revised guidelines on the management of intra-abdominal infection [J]. Surg Infect (Larchmt), 2017,18(1):1 - 76.

[12] Papst L, Beovic B, Pulcini C, et al. Antibiotic treatment of infections caused by carbapenem-resistant Gram-negative bacilli: an international ESCMID cross-sectional survey among infectious diseases specialists practicing in large hospitals [J]. Clin Microbiol Infect, 2018,24(10):1070 - 1076.

第十八章

食管外科围手术期营养支持

引言

60%～80%的食管癌患者在治疗前存在不同程度的营养不良。食管癌患者在术后由于手术创伤、应激反应及进食方式的变化，易导致围手术期出现新的营养不良或营养不良加重。食管癌患者的营养状态会直接影响患者对手术治疗的耐受程度、住院时长和生存率。因此，在整个治疗过程中，对患者开展适宜的营养支持治疗是降低术后并发症和维持长期满意营养状况的重要因素，适宜的营养支持治疗能明显加快患者术后康复，并使患者具备实施术后辅助抗肿瘤治疗的条件。

第一节 营养不良的病因

一、与食管肿瘤位置相关

随着肿瘤在食管中的生长，会导致患者发生吞咽困难、呛食等症状。同时，患者也会因为害怕发生吞咽困难等症状主动减少食物摄取。这些都可能直接导致患者摄入量不足。

二、与食管肿瘤的全身效应相关

许多食管癌患者在疾病进展过程中可能发生癌性恶病质，表现为体重减轻、衰弱和厌食。癌性恶病质被认为与食管肿瘤的全身效应有关。患有癌性恶病质的患者较健康患者葡萄糖消耗、糖异生、蛋白代谢速度均较快。癌性恶病质导致的较高代谢速度让患者需要比健康状态下更多的摄入。对于本来摄入就可能不足的食管癌患者,可能进一步导致营养缺失。

三、与食管肿瘤的治疗相关

食管癌患者可能因为接受食管相关的手术而导致其摄入能力降低。尤其是接受改变胃解剖学结构的手术的患者,其术后可能易发生饱腹感、反酸、恶心呕吐、维生素和矿物质缺乏。如果患者已行迷走神经切段术,患者可能还会发生胃动力减弱,甚至胃迟滞。以上原因均可导致患者在术后摄入量下降。

放化疗可以缩小肿瘤,减轻患者吞咽困难的情况。但放化疗也影响胃肠道,如接受顺铂和 5-氟尿嘧啶的患者出现恶心、呕吐及胃炎等不良反应。接受放疗的患者可能发生放射性食管炎,进一步加重吞咽困难、吞咽疼痛及食管狭窄。放化疗的不良反应也可导致患者的营养状况进一步恶化。

· 第二节 · 营养筛查及评估

目前对于疑似和确诊食管癌的患者应尽早进行营养评估。目前已经有一些量表在癌症患者中得到验证,使用最为广泛的筛查工具为营养风险筛查(nutritional risk screening, NRS)2002。NRS 评分≥3 分的患者具有营养风险,需要进行更为全面的营养评估和综合评估,制订个体化的营养干预。NRS评分由医疗专业人员使用,对患者的营养风险进行筛查(表 18-2-1)。

表 18-2-1 营养风险筛查(NRS)2002 评分系统

评分内容		评 分 分 值
疾病严重程度	评 1 分:	□一般恶性肿瘤 □髋骨骨折 □长期血液透析 □糖尿病 □慢性疾病(如肝硬化、慢阻肺)
	评 2 分:	□血液恶性肿瘤 □重度肺炎 □腹部大手术 □脑卒中
	评 3 分:	□颅脑损伤 □骨髓移植 □重症监护患者(APACHE>10)

（续表）

评分内容		评 分 分 值
营养受损状况	评1分：	□近3个月体重下降＞5%，或近1周内进食量减少1/4～1/2
	评2分：	□近2个月体重下降＞5%，或近1周内进食量减少1/2～3/4，或BMI＜20.5及一般情况差
	评3分：	□近1个月体重下降＞5%，或近1周内进食量减少3/4以上，或BMI＜18.5及一般情况差
年龄	评1分：	□年龄＞70岁

注 营养风险筛查评分＝疾病严重程度评分＋营养受损状况评分＋年龄评分。

此外，针对肿瘤患者常用的营养评估包括：由患者主观描述的患者参与的主观全面评定（patient-generated subjective global assessment，PG‑SGA）（表18‑2‑2～表18‑2‑4）或者由医务人员主观描述的主观全面评定（subjective global assessment，SGA）。其中PG‑SGA是一种专门为肿瘤患者设计的营养状况评估方法，是美国营养协会和中国营养学会等单位为肿瘤患者评估的首选方式。PG‑SGA由患者自我评估和医务人员评估两部分组成，可以系统地对患者的营养情况进行评估。

表18‑2‑2　患者提供的主观整体营养评估记录表（PG‑SGA）

1. 体重			2. 进食情况
1个月内体重下降率（%）	评分	6个月内体重下降率（%）	在过去的1个月里，我的进食情况与平时情况相比：
≥10	4	≥20	□无变化（0分）
5～9.9	3	10～19.9	□大于平常（0分）
3～4.9	2	6～9.9	□小于平常（1分）
2～2.9	1	2～5.9	我目前进食：
0～1.9	0	0～1.9	□正常饮食（0分）
			□正常饮食，但比正常情况少（1分）
			□进食少量固体食物（2分）
			□只能进食流质食物（3分）
			□只能口服营养制剂（3分）
			□几乎吃不下食物（4分）
			□只能依赖管饲或静脉营养（0分）
2周内体重无变化	0		
2周内体重下降	1		
第1项记分：			第2项计分：

（续表）

3. 症状	4. 活动和身体功能

近 2 周来，我有以下的问题，影响我的饮食：

□没有饮食问题(0 分)

□恶心(1 分)□口干(1 分)

□便秘(1 分)□食物没有味道(1 分)

□食物气味不好(1 分)□吃一会儿就饱了(1 分)

□其他(如抑郁、经济问题、牙齿问题)(1 分)

□口腔溃疡(2 分)□吞咽困难(2 分)

□腹泻(3 分)□呕吐(3 分)

□疼痛(部位)(3 分)

□没有食欲，不想吃饭(3 分)

第 3 项计分：

在过去的 1 个月，我的活动：

□正常，无限制(0 分)

□与平常相比稍差，但尚能正常活动(1 分)

□多数时候不想起床活动，但卧床或坐着时间不超过 12 h(2 分)

□活动很少，一天多数时间卧床或坐着(3 分)

□几乎卧床不起，很少下床(3 分)

第 4 项计分：

第 1～4 项计分（A 评分）

5. 合并疾病	
疾病	评分
肿瘤	1
艾滋病	1
呼吸或心脏疾病恶病质	1
存在开放性伤口或肠瘘或压疮	1
创伤	1
年龄	评分
超过 65 岁	1

第 5 项计分（B 评分）

6. 应激				
应激	无(0 分)	轻(1 分)	中(2 分)	重(3 分)
发热(℃)	无	37.2～38.3	38.3～38.8	＞38.8
发热持续时间(h)	无	＜72	72	＞72
是否用激素(泼尼松)	无	低剂量(＜10 mg/d 泼尼松或相当剂量的其他激素)	中剂量(10～30 mg/d 泼尼松或相当剂量的其他激素)	大剂量(＞30 mg/d 泼尼松或相当剂量的其他激素)

第 6 项计分（C 评分）

7. 体格检查				
项目	0 分	1 分	2 分	3 分
肌肉状况				
颞部(颞肌)				
锁骨部位(胸部三角肌)				

(续表)

7. 体格检查				
项目	0分	1分	2分	3分
肩部(三角肌)				
肩胛部(背阔肌、斜方肌、三角肌)				
手背骨间肌				
大腿(四头肌)				
小腿(腓肠肌)				
总体肌肉丢失评分				

第 7 项计分(D 评分)

总分 = A + B + C + D＿＿＿＿＿

表 18-2-3　PG-SGA 评估记录表评分标准

表 14-1 第 1 项计分方法:本项为累计计分。以 1 个月的体重变化情况评分,没有 1 个月体重变化资料时,则以 6 个月体重变化情况评分。2 周内体重下降需另记 1 分,无下降为 0 分。两者相加为体重总分。

无法准确了解具体体重时,可根据患者体重下降程度:无/轻/中/重/极重,自我评分为 0/1/2/3/4。

体重下降百分率是指下降体重占原体重的百分比。例如患者 1 个月前体重 50 kg,目前体重 46 kg, 1 个月内下降 4 kg,则下降百分比为(50 - 46)/50 = 8%。

表 14-1 第 2 项计分方法:本项为多选,但是计分不做累加,以最高分选项为本项计分。

表 14-1 第 3 项计分方法:本项症状为近 2 周内经常出现的症状,偶尔一次出现的症状不能作为选择,本项为多选,累计计分。如没有食欲、不想吃,记 3 分;恶心,记 1 分;呕吐,记 3 分;口腔溃疡,记 2 分;腹泻,记 3 分;该项最后得分为 3 + 1 + 3 + 2 + 3 = 12 分。

表 14-1 第 4 项计分方法:本项为单选,取最符合的一项作为本项计分。

表 14-1 第 5 项计分方法:做单项或多项选择,累计计分。如果患者存在表 14-1 第 5 项中没有列举出来的疾病,不予记分。

表 14-1 第 6 项计分方法:本项为累积积分,患者提问为实测体温,发热持续时间为本次发热已经持续的时间,激素使用为因为本次发热而使用的激素。

表 14-1 第 7 项计分方法:按多数部位情况确定患者肌肉得分,如多数部位肌肉为轻度丢失,则肌肉情况的最终得分即为轻度,记 1 分;如多数部位肌肉为中度丢失,则肌肉情况的最终得分为 2 分。

表 18-2-4　PG-SGA 评估记录表评分标准

得分	评判结果
0~1分	营养良好
2~3分	可疑或轻度营养不良
4~8分	中度营养不良
≥9分	重度营养不良

表 18-2-5 自制肠内营养食谱（推荐）

时间	次数	周一	周二	周三	周四	周五	周六	周日
6:00	第1次	全营养素50g	全营养素50g	全营养素50g	全营养素50g	全营养素50g	全营养素50g	全营养素50g
8:00	第2次	大米50g，青菜150g，鸡蛋1个，豆干25g，油5g、盐2g	馒头50g，红薯50g，鸭蛋1个，黄瓜100g，油5g、盐2g	大米50g，白菜100g，香干30g，鸡蛋1个，油5g、盐2g	杂粮50g，青菜100g，鸡蛋1个，豆腐干张25g，油5g、盐2g	馒头100g，生菜100g，鸡蛋1个，油5g、盐2g	大米50g，鸭蛋1个，番茄100g，内酯豆腐50g，油5g、盐2g	菜包100g，山药50g，豆腐衣30g，鸡蛋1个，油5g、盐2g
10:00	第3次	蛋白补充剂	蛋白补充剂	蛋白补充剂	蛋白补充剂	蛋白补充剂	蛋白补充剂	蛋白补充剂
12:00	第4次	面条50g，虾肉50g，青菜100g，胡萝卜50g，油5g、盐2g	大米50g，瘦猪肉50g，西葫芦100g，卷心菜100g，腐竹30g，油5g、盐2g	面条75g，鱼肉100g，白菜100g，番茄100g，油5g、盐2g	大米50g，虾肉100g，青菜100g，南瓜100g，茄子100g，油5g、盐2g	杂粮米50g，鸭胸肉100g，生菜100g，冬瓜100g，胡萝卜100g，油5g、盐2g	面条50g，猪肝50g，卷心菜100g，四季豆100g，胡萝卜100g，油5g、盐2g	大米50g，鱼肉100g，青菜200g，豆角100g，油5g、盐2g
14:00	第5次	蛋白补充剂	蛋白补充剂	蛋白补充剂	蛋白补充剂	蛋白补充剂	蛋白补充剂	蛋白补充剂
15:30	第6次	水果200g	水果200g	水果200g	水果200g	水果200g	水果200g	水果200g
17:00	第7次	大米50g，西兰花100g，鸡胸肉100g，油5g、盐2g	鱼肉100g，卷心菜200g，鲜木耳25g，油5g、盐2g	大米50g，鸡肉100g，花菜100g，香菇2个，油5g、盐2g	大米50g，瘦猪肉100g，莴笋100g，油5g、盐2g	大米50g，鱼肉100g，丝瓜100g，鲜木耳20g，油5g、盐2g	大米50g，内酯豆腐100g，瘦猪肉50g，香菇25g，青椒50g，油5g、盐2g	面条50g，瘦牛肉100g，苦瓜150g，蘑菇50g，油5g、盐2g
19:00	第8次	全营养素50g	全营养素50g	全营养素50g	全营养素50g	全营养素50g	全营养素50g	全营养素50g

PG‐SGA 的分层方法和对应处理建议如下：

1）0～1 分　此时不需要干预措施，治疗期间保持常规随诊及评估。

2）2～3 分　由营养师、护师或医师对患者或患者家属进行家庭教育，并可根据患者存在的症状和实验室检查结果进行药物干预。

3）4～8 分　由营养师进行干预，并可根据症状的严重程度，与医师、药师及护师联合进行营养干预。

4）≥9 分　急需进行症状改善和/或同时进行营养干预。

·第三节· 营养治疗策略和方法

一、常规营养治疗策略

食管癌患者应遵循三阶梯营养治疗策略：营养风险筛查与评估、营养教育与膳食指导要贯穿于恶性肿瘤诊疗的全过程。对于能够经口进食的患者，应鼓励患者增加经口进食，调整饮食，增加高能量与高蛋白质的摄入。对于经口进食不能满足机体需求的患者，应考虑使用肠内营养补充。首选口服营养补充剂。在食管癌患者中，如因为进食障碍或因治疗无法耐受经口进食，可以考虑管饲喂养。对于肠内营养不耐受、存在肠内营养禁忌证，或者肠内营养无法完全满足需求的患者，应考虑启动补充肠外营养。肠外营养应根据患者肠内营养的摄入量而动态调整，患者肠内营养满足需求后应停止肠外营养。

二、围手术期营养治疗策略

1. 术前营养干预

术前营养治疗的目的在于把术前存在营养风险的食管癌患者的营养状态调整至较佳状态，纠正营养不良及保持水、电解质平衡，从而减少手术并发症的发生，降低围术期病死率，提高患者生活质量。鉴于食管癌的特点以及食管癌患者术前营养风险相对普遍，应该对食管癌患者较早实施营养干预。营养方式的选择上，对还可以进食的患者应首先鼓励高能量、高蛋白饮食，如肉类、鸡蛋、牛奶等。对于吞咽有一定困难的患者，应鼓励其将食物粉碎，或食用软烂、流质食物。

食管癌患者术前 1～2 周内应进行营养评估，重点关注正常进食不能达到能量需求、存在营养不良风险的患者。对于已经存在营养不良或者有严重营养不良风险的患者,应考虑在术前开展 7～14 天营养治疗。重度营养不良患者在进食和肠内营养无法满足需求时,应及时补充肠外营养。对于无营养不良、轻度营养不良或预计术后 7 天内能获得足够肠内营养的患者,术前不建议开展肠外营养。在一些特殊手术情况下,患者在术前应进行全肠外营养,如拟行结肠代食管术的患者、需术前行肠道准备的患者。

2. 术后营养干预

由于手术原因,为减少吻合口刺激和张力,减少术后吻合口瘘的发生和最大限度降低瘘带来的各种不利影响,食管癌患者术后一段时间无法经口进食。术后患者应尽早(24 h 内)开始管饲喂养。尽早对食管癌患者开始肠内营养支持有助于缩短患者住院时长,尽早帮助患者恢复胃肠道功能。管饲喂养应从较低的速度开始,根据患者的耐受性 5～7 天达到足量营养摄入。对于无法耐受肠内营养或存在肠内营养禁忌证的患者应尽早开始肠外营养。并在条件满足的情况下,逐步由肠内营养替代肠外营养。术后患者的营养支持以肠内营养为主,对于肠内营养存在禁忌证的患者可以考虑使用肠外营养,或者肠外营养与肠内营养搭配使用。食管手术患者的肠内营养方案与术前相似。此外,患者也可以自制肠内营养。

三、围手术期营养治疗方法

1. 围手术期营养需求

食管癌患者围手术期营养需求术前及术后计算方式相似。食管癌患者可以使用间接热量测定法测定每日所需能量,对于无法使用该方法时,可以估算患者所需能量。食管癌患者每日至少需要 25～30 kcal/kg 的能量,对于个别特殊患者可以升高到 40 kcal/kg。蛋白质每日需要量为 1～2 g/kg。营养治疗应从低浓度、低容量开始,滴注的速度和总用量应逐日递增,通常第 1 天为目标热量的 50%,第 2 天为目标热量的 75%,目的是为了观察患者的耐受情况和避免再喂养综合征,患者需在随后的 4～7 天内逐步增加到能量目标。

2. 肠内营养的置管及方案

食管癌患者肠内营养治疗在术前应首选口服肠内营养,无法口服或术后患者应首选管饲喂养。管饲喂养分为无创和有创途径,前者指经鼻途径放置鼻胃管、鼻十二指肠管或鼻腔肠管,主要用于短期喂养(一般≤4 周);后者指经微创手术、外科手术、经皮的胃肠造口,主要用于长期肠内营养(>4 周),医师应根据患者的自身情况,结合手术方案和预计管饲时长选择管饲喂养方式。根据不同手术方式,食管癌术后早期营养方式可以分为两类:①单纯胃食管吻合/空肠食管吻合:这类患者只有一个颈部吻合口,在肠外营养支持的早期即可通过十二指肠营养管或空肠造瘘管,逐渐过渡至肠内营养支持;②结肠代食管患者,在全肠外营养支持 10 天,待患者有自主排便、排气,再逐步过渡至肠内营养。

　　大多数管饲食管癌患者可以使用标准平衡的肠内营养制剂进行营养治疗。市面上的肠内营养制剂蛋白质来源的分类参见表 18-3-1。

表 18-3-1　肠内营养制剂分类及特点

肠内营养种类	特　　点
整蛋白型	蛋白质为整蛋白或蛋白质游离物,渗透压接近等渗,用于胃肠道功能较好的患者
短肽型	蛋白质为蛋白质水解物,主要适用于胃肠道消化和吸收功能部分受损的患者
氨基酸型	蛋白质来源为氨基酸,不需要消化液或极少消化液便能消化

　　食管癌术后早期,患者肠道功能尚未完全恢复时,可以先选用无须消化即可直接吸收、成分明确、无残渣的短肽型或氨基酸型肠内营养制剂,但其缺点是输注速度过快易导致腹泻,刺激肠功能代偿的作用较弱。患者如果肠道功能正常,可选用整蛋白型肠内营养。

　　对于容量有限制的患者应该选择热量浓度高的肠内营养制剂,对于需要进行补液的患者应选择热量浓度低的肠内营养制剂。患者也可在术后使用加入免疫调节剂(如 ω-3、精氨酸、谷氨酰胺等)的肠内营养制剂,减少患者术后的炎性反应。

　　对于选择自制肠内营养的患者,应注意营养均衡。自制肠内营养患者也可以补充肠内营养制剂。由于自制肠内营养未经过无菌消毒等流程,应在 4 h 内使用完成。

　　3. 肠外营养的置管及方案

　　对于有肠内营养禁忌证,不适应肠内营养,或肠内营养无法满足营养需求的患者可补充肠外营养。肠外营养可以通过周围静脉或中心静脉给予。为减少血栓性静脉炎,通过周围静脉给予肠外营养渗透压应不超过 900 mOsm/L。通过中心静脉则无此要求。周围静脉通路只适宜于短期给予肠外营养(不超过 10~14 天),如需要长期给予肠外营养,应尽早建立中心静脉通路。

肠外营养主要由脂肪乳、氨基酸制剂、糖类制剂(多为葡萄糖)、维生素制剂、电解质成分和微量元素组成。肠外营养应首先保证患者的蛋白质需求(即氨基酸),再调整其他的需求,并应避免给予单一营养素。医疗团队可根据患者的热量、电解质等需求选择市面上的全合一或多腔袋制剂,或由静脉配置中心配置个体化肠外营养制剂(表 18-3-2)。

表 18-3-2　肠外营养主要营养素能量分布

主要营养素	能量(kcal/g)	日需量占每日总能量的比重(%)
葡萄糖	3.4	50～60
氨基酸	4	10～20
脂肪乳	10	15～30

葡萄糖和脂肪乳是提供能量的主要营养物质,葡萄糖和脂肪乳的作用能达到能量利用的最佳状态。临床上使用的氨基酸溶液大多为复方氨基酸,含有 18 种必需氨基酸和非必需氨基酸。非蛋白质热卡(nonprotein calorie, NPC),即葡萄糖和脂肪供能,是肠外营养中的主要能量底物,充足的 NPC 对蛋白质的有效利用十分重要。肠外营养配备时应使患者维持正氮平衡。因此,建议食管癌稳定患者中的热氮比为 150 kcal NPC：1 g 氮。对于食管癌术后患者或严重营养不良的患者可以提升到 120～150 NPC：1 g 氮

肠外营养中除主要营养素外还应添加电解质,其中应包括适量的钠、钾、氯、钙、磷酸、镁、醋酸根、复合维生素和微量元素。对于伤口愈合困难的患者可以考虑适当增加锌,对于严重腹泻患者可以考虑增加锌和硒。

·第四节· 营养治疗并发症及处理方法

一、再喂养综合征

再喂养综合征(refeeding syndrome)是指严重营养不良的患者,或者长期摄入不足的患者在接受人工喂养时可能发生的致命水、电解质紊乱。再喂养综合征可能发生于使用肠内和肠外营养的患者中。对于严重营养不良,或摄入量不足持续 5 天及以上的患者中应警惕再喂养综合征。再喂养综合征的表现主

要为低磷、低钾、低镁、体液潴留。再喂养综合征多出现于开展营养治疗早期，是由于患者长期进食不足，机体大量消耗脂肪和蛋白质，并减少胰岛素分泌。同时也大量消耗磷、钾、镁和维生素等微量营养素，但血清磷、钾、镁浓度可能正常。启动营养支持治疗后，通过补充糖类等营养物质，胰岛素分泌恢复，导致钾、磷、镁由细胞外向细胞内转移，形成低磷血症、低钾血症、低镁血症。

再喂养综合征的管理以预防为主，建议高风险患者在接受营养治疗的最初两天对功能进行减量，第 1 天通常为 50%，第 2 天可以提升为 75%，患者需在随后的 4～7 天内逐步增加到能量目标。早期应严密监管患者的循环血容量、电解质水平、心率及心律。

二、肠内营养并发症及处理

1. 反流、呕吐和误吸

对于使用肠内营养的食管癌患者，在日常养护过程中可采取以下策略减少和预防患者反流及误吸的风险。

（1）使用肠内营养的患者应采用半卧位（床头抬高 30°～45°）加速胃排空。

（2）改变误吸高风险患者肠内营养管位置，采取幽门后/小肠喂养。

（3）使用促胃肠动力的药物，如甲氧氯普胺、红霉素、枸橼酸莫沙必利片等，或抗反流药物，如质子泵抑制剂。

2. 腹泻

腹泻是食管癌患者使用肠内营养的常见并发症，腹泻与患者的病情、营养液的种类、肠道应激反应、低蛋白血症和药物使用、感染等有关。在日常生活中可以考虑以下策略处理腹泻。

（1）合理使用抗生素及其他药物，减少抗生素及其他药物导致的腹泻。

（2）尽早纠正低蛋白血症。

（3）调整肠内营养制剂，适当增加可溶性纤维（20 g/L）。

（4）给予酵母菌和益生菌预防肠道菌群失调。

（5）调整肠内营养输送速率。

（6）将肠内营养温度调节至接近体温。

3. 腹胀

腹胀是一种主观感受，体格检查时常可见腹部膨隆，叩诊呈鼓音，触诊较硬、移动度降低、紧张度增高。对于主诉腹胀的患者可以采取以下策略：

（1）调整体位，（床头抬高 30°～45°角）加速胃排空。

（2）使用益生菌改善胃肠功能。

（3）腹胀合并便秘患者可使用比沙可啶等刺激性缓泻药。

（4）对于因手术出现胃瘫的食管癌患者可使用甲氧氯普胺促进胃动力。

（5）对营养液缓慢加温，缓慢输入。

（6）向胃肠道补充额外的水分和纤维素。

三、肠外营养并发症及处理

1. 高三酰甘油血症

高三酰甘油血症是使用肠外营养的患者最终常见的并发症之一，高三酰甘油血症的严重程度与患者的血糖、肾功能、激素的使用及肠外营养液中的脂肪乳含量息息相关。高三酰甘油血症往往伴随着肝酶异常，这种异常通常是暂时性的和可逆的。当在血清三酰甘油含量＞400 mg/dl 时应降低肠外营养中脂肪乳的含量，如血清三酰甘油＞1 000 mg/dl 时应停止肠外营养中的脂肪乳。

2. 高血糖

食管癌术后患者在应急期可能出现围手术期高血糖，使用肠外营养可能导致患者产生高血糖。为降低患者高血糖的风险，可以在肠外营养开始时采用低糖营养或降低糖流速，将糖流速控制在 4～7 mg/(kg·min)。对于出现高血糖的患者应密切监测血糖并及时给予胰岛素治疗，血糖应控制在＜10 mmol/L。

3. 导管相关的感染

导管相关的感染多见于长期使用肠外营养的患者中，但在短期使用肠外营养的患者中也可能发生。导管相关的感染主要会导致血流感染。因此，应注意日常导管护理，对于怀疑发生导管感染的患者应及时更换导管并给予抗感染治疗。

（殷怡维）

参考文献

［1］ Weimann A，Braga M，Carli F，et al. ESPEN practical guideline：clinical nutrition in surgery［J］. Clin Nutr，2021，40（7）：4745 - 4761.

［2］ Riccardi D，Allen K. Nutritional management of patients with esophageal and esophagogastric junction cancer［J］. Cancer Control，1999，6（1）：64 - 72.

［3］ Zheng R，Devin C L，Pucci M J，et al. Optimal timing and route of nutritional support after esophagectomy：A review of the literature［J］. World J Gastroenterol，

2019,25(31):4427-4436.

[4] Tham J C, Dovell G, Berrisford R G, et al. Routine use of feeding jejunostomy in oesophageal cancer resections: results of a survey in England [J]. Dis Esophagus, 2020,33(4):doz075.

[5] Low D E, Allum W, De Manzoni G, et al. Guidelines for perioperative care in esophagectomy: Enhanced Recovery After Surgery (ERASR) Society recommendations [J]. World J Surg, 2019,43(2):299-330.

[6] Steenhagen E, Van Vulpen J K, Van Hillegersberg R, et al. Nutrition in perioperative esophageal cancer management [J]. Expert Rev Gastroenterol Hepatol, 2017,11(7):663-672.

[7] Bauer J, Capra S, Ferguson M. Use of the scored Patient-Generated Subjective Global Assessment (PG-SGA) as a nutrition assessment tool in patients with cancer [J]. Eur J Clin Nutr, 2002,56(8):779-785.

[8] Visser E, Marsman M, Van Rossum P S N, et al. Postoperative pain management after esophagectomy: a systematic review and meta-analysis [J]. Dis Esophagus, 2017,30(10):1-11.

[9] Pancorbo-Hidalgo P L, Garcia-Fernandez F P, Ramirez-Perez C. Complications associated with enteral nutrition by nasogastric tube in an internal medicine unit [J]. J Clin Nurs, 2001,10(4):482-490.

[10] Limketkai B N, Shah N D, Sheikh G N, et al. Classifying enteral nutrition: tailored for clinical practice [J]. Curr Gastroenterol Rep, 2019,21(9):47.

[11] Bankhead R, Boullata J, Brantley S, et al. Enteral nutrition practice recommendations [J]. JPEN J Parenter Enteral Nutr, 2009,33(2):122-167.

[12] 中国抗癌协会食管癌专业委员会.食管癌规范化诊治指南[M].2版.北京:中国协和医科大学出版社,2013.

[13] 中国临床肿瘤学会指南工作委员会.恶性肿瘤患者营养治疗指南[M].北京:人民卫生出版社,2021.

[14] CSCO肿瘤营养治疗专家委员会.恶性肿瘤患者的营养治疗专家共识[J].临床肿瘤学杂志,2012,17(1):59-73.

第十九章

食管癌围手术期抗凝管理

引言

　　食管癌平均发病年龄在 65 岁左右,这一年龄段人群心脑血管疾病多发,与之相关的抗血栓类药物也可能被广泛使用,降低这些患者围手术期出血和血栓风险非常重要,具体体现在药物的桥接和管理上。静脉血栓栓塞症是外科术后常见并发症和医院内非预期死亡的重要病因,也是恶性肿瘤患者的第二大死因。食管癌患者在围手术期是静脉血栓栓塞症的高危人群,长期营养不良、手术时间长、术后并发症常见均是诱发因素。

　　本章主要介绍食管癌患者围手术期抗血栓药物治疗管理的具体方案。

·第一节· 术前抗血栓药物管理

一、术前抗血小板药物管理方案

　　抗血小板药物现被广泛应用于降低患者心血管风险,患者可能使用一种或使用多种抗血小板药物,包括阿司匹林、P2Y12 受体拮抗剂(氯吡格雷和替格瑞洛)、西洛他唑及双嘧达莫等。胸外科手术前是否需要停用血小板药物,尤其是阿司匹林目前依然没有统一的标准,在术前是否停用抗血小板药物需要综合患者抗血小板药物的治疗目的,以及患者的围手术期出血风险考虑。

现有的临床数据表明术前服用阿司匹林会增加患者术中出血的风险,但这种风险可能并不会产生威胁生命的临床后果。目前最大的针对术前使用阿司匹林的前瞻性研究显示,术前停用阿司匹林并不会显著升高患者心血管病的发病和死亡风险,安全指标仅在大出血一项具有显著的统计差异(4.6% *vs* 3.8%)。值得注意的是,该项研究仅有约 30% 的患者有既往心血管病史,且仅有 6% 的患者进行的是胸外科手术。同样的,针对 7 项随机对照临床试验的荟萃分析表明,在非心血管手术前使用阿司匹林并不会降低影响心血管风险,可能会增加大出血的风险。但纳入这项荟萃分析的大多数患者并没有心血管病史。另一项纳入 41 项研究的荟萃分析发现,在二级预防的患者中,术前停止使用阿司匹林可能显著增加该人群的心血管事件风险,但术前使用阿司匹林会增加出血风险。因此,术前是否停用阿司匹林应综合考虑患者出血和血栓的风险。对于未发生心血管事件,使用阿司匹林进行一级预防的患者,由于患者心血管风险较低,为降低围手术期出血风险,应考虑停用阿司匹林。对于已发生心血管事件、使用阿司匹林进行治疗或二级预防及 PCI 术后的患者,欧洲心脏学会(ESC)及美国心脏学会(ACC)均建议综合考虑患者风险后决定是否需要停药或停药后是否需要桥接。

对于 P2Y12 受体拮抗剂,ESC 指南建议血栓风险低的患者应在术前 5 天停止替格瑞洛和氯吡格雷。ACC 与 ESC 的建议相似,同时建议在血栓高风险患者中停用 P2Y12 受体拮抗剂,但服用阿司匹林。西洛他唑在临床上多用于阿司匹林过敏或无法耐受的患者,依据其 11~13 h 的半衰期,一般在术前 2~3 天停药。双嘧达莫单独使用通常不会增加具有临床意义的出血事件,但与阿司匹林同时使用时出血风险可能会增加,对于出血风险高的患者,可以考虑在术前 2~3 天停药。

二、术前抗凝血药物管理方案

为减少围手术期出血,术前常停止抗凝药物,或使用半衰期更短的药物进行桥接。患者是否需要桥接,需要根据患者的血栓风险而定。常见的使用抗凝药物的原因包括房颤、心脏瓣膜置换、深静脉血栓、肺栓塞等。何种患者需要接受桥接治疗目前临床上尚无定论。BRIDGE 研究发现,对于出血评分较高的房颤患者,术前桥接并未能显著降低动脉血栓的发生率,反而患者的大出血风险显著增加。因此,ACC 2019 年更新的房颤指南中指出,仅建议在血栓风险很高的患者中使用桥接。对于其他适应证,同样需要仔细评估患者的出血和血栓风险。

华法林目前依然是广泛使用的抗凝药物,其抗凝程度用 INR 来表示,不同的手术根据出血的风险,会有不同的术前目标 INR,术前安全的 INR 通常由手术医师制订。研究表明,超过 90% 的 INR 为 2~3 的患者在停药 5 天后 INR 可下降到 1.5 及以下。如果患者在术前仍然没有达到目标 INR 也可通过临时给予维生素 K 进行拮抗注射。由于较短的半衰期,肝素和低分子肝素常被用于桥接,它们所需的停药时间均较短。

新型口服抗凝剂(NOACs,如利伐沙班、阿哌沙班、依度沙班、达比加群等)近年来被广泛应用,所需的停药时间较短。NOACs 所需清除时间与肾功能相关,肾功能较差的患者可能需要更长的停药时间。PAUSE 研究是目前最大的关于 NOACs 术前管理的研究,研究纳入了因房颤服用 NOACs 的患者,并让接受低出血风险手术的患者术前停药 1 天,高出血风险手术的患者停药 2 天,并未对患者进行桥接,而胸外科手术在该研究中被划为高出血风险手术。研究发现,纳入的患者出血风险(<2%)和脑卒中风险(<1%)均较低。由于 NOACs 在国内缺乏特异性的拮抗剂或拮抗剂昂贵,临床上常对术前停药时间较为保守。

·第二节· 抗血栓药物的剂量调整

一、特殊人群的抗凝药物剂量调整

食管切除手术是食管癌治疗的主流方案,但术后并发症引起的死亡风险依旧居高不下,其中一类就是静脉血栓栓塞症,包括深静脉血栓及肺栓塞。大型手术本身就是静脉血栓栓塞症的主要风险因素之一,食管癌患者更是叠加了辅助放化疗、中央静脉导管、卧床时间延长等额外风险因素。因此,各类指南均推荐常规术前抗凝预防、术后如发生静脉血栓栓塞症在无抗凝禁忌证下应积极治疗,并根据患者风险考虑无限期抗凝。

直接口服抗凝剂(direct oral anticoagulants,DOACs)目前是非癌症患者静脉血栓栓塞症的一线治疗药物。但随着近年来几大临床试验的结果问世,如 HOKUSAI‐VTE 研究(艾多沙班对比达肝素)、SELECT‐D 研究(利伐沙班对比达肝素)和 CARAVAGGIO 研究(阿哌沙班对比达肝素),DOACs 逐渐成为和低分子肝素并驾齐驱的治疗药物。虽然在疗效方面不劣于低分子肝素,但DOACs出血风险有所上升。在临床使用中,特殊人群需要调整给药剂量以降低患者的出血风险。

1. 超大体重

超大体重引起的生理变化可能会影响DOACs药物代谢机制,DOACs在超大体重患者群体中的最佳给药方案尚无定论。尽管在DOACs临床试验中体重并不作为排除标准,且临亚组分析显示超重患者并无有效性和安全性方面的差异,但这一患者群体的代表性严重不足。国际血栓与止血学会(International Society of Thrombosis and Haemostasis,ISTH)建议体重$\leqslant$120 kg(BMI$\leqslant$40 kg/m²)的患者可以使用标准剂量DOACs,但体重$>$120 kg(BMI$>$40 kg/m²)的患者不推荐。之后的单中心回顾性研究对象多为阿哌沙班和利伐沙班。

2. 肾功能不全

慢性肾病患者具有更高的栓塞和出血风险,华法林曾被视为严重肾功能不全的首选药物,但缺乏强有力的有效性和安全性证据。所有的DOACs一定程度上由肾脏清除,其中达比加群经肾途径(占80%),其次依次为艾多沙班、利伐沙班和阿哌沙班。但DOACs的Ⅲ期临床试验没有纳入严重肾功能不全(肌酐清除率$<$30 ml/min)或透析患者,因此临床决策时对于使用DOACs的患者应定期监测肾功能。

目前FDA批准的适应证中并未对独立的肾功能不全要求阿哌沙班进行剂量调整,不论是终末期肾病还是透析患者。阿哌沙班剂量调整必须满足以下标准中的2项及以上:① 年龄$\geqslant$80岁;② 体重$\leqslant$60 kg;③ 肌酐(血)$\geqslant$1.5 mg/dl。

欧洲指南则是根据肌酐清除率划分调整范围:$>$30 ml/min时不做调整;15~30 ml/min之间剂量减量;$<$15 ml/min时不推荐使用。

利伐沙班说明书中建议透析患者减量,但这一做法背后的药物动力学数据有限。针对利伐沙班相比华法林在终末期肾病或透析患者中出血风险的观察性研究结果各异,因此主要指南和共识不推荐利伐沙班在这一患者群体中的使用。

与其他DOACs相比,艾多沙班在肾功能良好的患者中(肌酐清除率$>$95 ml/min)反而有效性不如华法林。因此,FDA警告在正常-高肌酐清除率患者群体中避免使用。

总而言之,在中度慢性肾病(肌酐清除率 30～50 ml/min)患者中,DOACs 是安全且有效的。

长期服用 DOACs 者应严密监测肾功能,至少 1 年 1 次。肾功能监测频率应该考虑到肾脏疾病的特点和合并疾病的情况。如慢性肾功能不全Ⅲ期患者(肌酐清除率 30～60 ml/min)每 6 个月监测 1 次。如遇到可能影响肾功能的急性疾病时,如感染、心力衰竭等,需随时监测。慢性肾功能不全Ⅳ期患者(肌酐清除率≤30 ml/min)每 3 个月监测 1 次。

3. 肝功能不全

肝功能不全患者有着更高的栓塞和出血风险。阿哌沙班是 DOACs 中最依赖肝脏清除途径的药物,其次为利伐沙班、艾多沙班和达比加群。鉴于尚无可靠的安全性监测指标,肝功能不全患者往往不是 DOACs 的目标群体,DOACs 在肝功能不全患者中的剂量调整一般基于 Child-Pugh 评分体系,严重肝功能不全则是 DOACs 的禁忌证之一(表 19-2-1)。

表 19-2-1　DOACs 药物的肝功能不全剂量调整方法

药　物	禁忌证	慎　用	无剂量调整
达比加群	Child-Pugh C 级	Child-Pugh B 级	Child-Pugh A 级
利伐沙班	Child-Pugh C/B 级	NA	Child-Pugh A 级
阿哌沙班	Child-Pugh C 级	Child-Pugh B 级	Child-Pugh A 级
艾多沙班	Child-Pugh C 级	Child-Pugh B 级	Child-Pugh A 级

二、药物-药物相互作用

用华法林治疗时需要仔细考虑多种食物和药物-药物相互作用(表 19-2-2)。尽管 DOACs 的相互作用较少,但在开具 DOACs 处方时,医师应该考虑伴随药物的药动学相互作用。达比加群酯是唯一不被细胞色素 P450 酶(cytochrome P450,CYP)代谢的 DOACs 药物,因此药物相互作用的可能性较低。然而,达比加群酯是外排转运蛋白 P-糖蛋白(P-glycoprotein,P-gp)的底物,与 P-gp 抑制剂同时给药可导致达比加群酯血浓度增加,如达比加群酯与维拉帕米普通片同服,血药浓度增加 180%,与维拉帕米缓释片同服,血药浓度增加 60%。RE-LY 研究数据表明,服用任何剂型维拉帕米患者达比加群酯血浓度平均增加 23%。因此,当与维拉帕米联用时,推荐减少达比加群酯剂量(达比加群酯与 P-gp 强诱导剂、抗血小板药物、非甾体类药物、溶栓药物、肝素联用需谨慎)。肾功能不全患者应避免与维拉帕米、奎尼丁、胺碘酮、克拉霉素等联用。

表 19-2-2　DOACs 的药物-药物相互作用

药　物	相互作用机制	对 DOACs 的影响	建　议
达比加群	P-gp 抑制剂	血药浓度升高	根据肾功能决定减量或避免使用
	P-gp 诱导剂	血药浓度显著下降	避免使用
	抗酸药	血药浓度适度下降	无须调整;考虑间隔 2 h 给药
艾多沙班	P-gp 抑制剂	血药浓度升高	房颤:不减量。VTE 治疗:剂减量
	P-gp 诱导剂	血药浓度显著降低	避免与利福平联用
利伐沙班	强 CYP3A4 抑制剂 + P-gp 抑制剂	血药浓度显著升高	减量或避免使用
	中等强度 CYP3A4 抑制剂 + P-gp 抑制剂	血药浓度适度升高	无须调整减量;谨慎使用;严重肾功能不全患者避免使用
	强 CYP3A4 诱导剂/P-gp 诱导剂	血药浓度显著降低	避免使用
阿哌沙班	强 CYP3A4 抑制剂 + P-gp 抑制剂	血药浓度显著升高	减量或避免使用
	中等强度 CYP3A4 抑制剂 + P-gp 抑制剂	血药浓度适度升高	严重肾功能不全患者避免使用
	强 CYP3A4 诱导剂/P-gp 诱导剂	血药浓度显著降低	避免使用
强 CYP3A4 抑制剂 + P-gp 抑制剂	伊曲康唑、酮康唑、利托那韦		
中等强度 CYP3A4 抑制剂 + P-gp 抑制剂	克拉霉素、地尔硫卓		
强 CYP3A4 诱导剂	苯妥英钠		

利伐沙班和阿哌沙班均主要通过 CYP 介导的(CYP3A4、CYP2J2)肝代谢消除,同时也是 P-gp 的底物。因此,应避免利伐沙班或阿哌沙班与具有 CYP3A4 和 P-gp 抑制特性的药物(如酮康唑、伊曲康唑)联合应用,因为这可能会减少其消除并显著增加全身暴露风险,从而导致过度抗凝。同时,也避免与 HIV 蛋白酶抑制剂、P-gp 与 CYP3A4 强诱导剂(如利福平、卡马西平、苯妥英)等联用。利伐沙班与抗血小板药物、非甾体类药物、溶栓药物、肝素等联用

需谨慎。对于肾功能不全患者,利伐沙班与 P‑gp 与 CYP3A4 弱抑制剂(如维拉帕米、奎尼丁、地尔硫卓、胺碘酮、决奈达隆、非洛地平、红霉素、阿奇霉素)联用需谨慎。

(闻海妮 金 言)

参考文献

[1] Jiron M, Pate V, Hanson L C, et al. Trends in prevalence and determinants of potentially inappropriate prescribing in the United States: 2007 to 2012[J]. J Am Geriatr Soc, 2016,64(4):788‑797.

[2] Johnell K, Klarin I. The relationship between number of drugs and potential drug-drug interactions in the elderly: a study of over 600,000 elderly patients from the Swedish Prescribed Drug Register [J]. Drug Saf, 2007,30(10):911‑918.

[3] Devereaux P J, Mrkobrada M, Sessler D I, et al. Aspirin in patients undergoing noncardiac surgery [J]. N Engl J Med, 2014,370(16):1494‑1503.

[4] Wolff G, Navarese E P, Brockmeyer M, et al. Perioperative aspirin therapy in non-cardiac surgery: A systematic review and meta-analysis of randomized controlled trials [J]. Int J Cardiol, 2018,258:59‑67.

[5] Burger W, Chemnitius J M, Kneissl G D, et al. Low-dose aspirin for secondary cardiovascular prevention-cardiovascular risks after its perioperative withdrawal versus bleeding risks with its continuation-review and meta-analysis [J]. J Intern Med, 2005,257(5):399‑414.

[6] Fleisher L A, Fleischmann K E, Auerbach A D, et al. 2014 ACC/AHA guideline on perioperative cardiovascular evaluation and management of patients undergoing noncardiac surgery: executive summary: a report of the American College of Cardiology/American Heart Association Task Force on Practice Guidelines [J]. Circulation, 2014,130(24):2215‑2245.

[7] Kristensen S D, Knuuti J, Saraste A, et al. 2014 ESC/ESA guidelines on non-cardiac surgery: cardiovascular assessment and management: The Joint Task Force on non-cardiac surgery: cardiovascular assessment and management of the European Society of Cardiology (ESC) and the European Society of Anaesthesiology (ESA) [J]. Eur Heart J, 2014,35(35):2383‑2431.

[8] Baron T H, Kamath P S, Mcbane R D. Management of antithrombotic therapy in patients undergoing invasive procedures [J]. N Engl J Med, 2013,368(22):2113‑2124.

[9] Douketis J D, Spyropoulos A C, Kaatz S, et al. Perioperative bridging anticoagulation in patients with atrial fibrillation [J]. N Engl J Med, 2015,373(9):823‑833.

[10] January C T, Wann L S, Calkins H, et al. 2019 AHA/ACC/HRS focused update of the 2014 AHA/ACC/HRS guideline for the management of patients with atrial fibrillation: a report of the American College of Cardiology/American Heart Association Task Force on Clinical Practice Guidelines and the Heart Rhythm Society in Collaboration with the Society of Thoracic Surgeons [J]. Circulation, 2019, 140 (2): e125 - e151.

[11] Douketis J D, Spyropoulos A C, Duncan J, et al. Perioperative management of patients with atrial fibrillation receiving a direct oral anticoagulant [J]. JAMA Intern Med, 2019, 179(11): 1469 - 1478.

[12] Khorana A A, Francis C W, Culakova E, et al. Frequency, risk factors, and trends for venous thromboembolism among hospitalized cancer patients [J]. Cancer, 2007, 110(10): 2339 - 2346.

[13] Molena D, Mungo B, Stem M, et al. Prevalence, impact, and risk factors for hospital-acquired conditions after major surgical resection for cancer: a NSQIP analysis [J]. J Gastrointest Surg, 2015, 19(1): 142 - 51.

中英文对照索引